HEYNE

Dr. med. Florian Teeg ist seit neun Jahren Arzt, seit zwei Jahren Facharzt für Innere Medizin. Die meiste Zeit war er an einer großen Klinik tätig. Er behandelte Patienten auf der Intensivstation und in der Notaufnahme sowie in den Abteilungen für Gastroenterologie, Hepatologie, Kardiologie, Pulmologie und Onkologie. Nun erzählt er die Geschichten, die er dort erlebt hat.

Dr. med. FLORIAN TEEG

Von Bluterguss bis Exitus
Aus dem Alltag eines Assistenzarztes

WILHELM HEYNE VERLAG
MÜNCHEN

Vorbemerkung

In diesem Buch beschreibe ich die typischen Erfahrungen eines jungen Arztes. Aus persönlichkeitsrechtlichen Gründen sind Namen, Orte und Personen verändert und teilweise fiktionalisiert. Alles worüber ich erzähle, habe ich also erlebt oder hätte ich so erleben können.

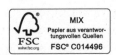

Verlagsgruppe Random House FSC® N001967
Das für dieses Buch verwendete FSC®-zertifizierte Papier
Holmen Book Cream liefert Holmen Paper, Hallstavik, Schweden.

2. Auflage
Originalausgabe 10/2012
Copyright © 2012 by Wilhelm Heyne Verlag, München,
in der Verlagsgruppe Random House GmbH
Printed in Germany 2013
Redaktion: Florian Glässing
Umschlaggestaltung: Büro Überland, München
Satz: Greiner & Reichel GmbH, Köln
Druck und Bindung: GGP Media GmbH, Pößneck
ISBN 978-3-453-60254-0

www.heyne.de

INHALT

Teil 1

Prolog 9
Herr Petzold oder die Fisteln am Po 19
Herr Wolf oder das Wasser im Bauch 31
Prof. Dr. Renner oder die Probleme der oberen Etagen 40
Assistentenleben oder der Alltag der Klinik 56
Herr Wuttke oder »Sedare dolorem divinum est« 76
Herr Pawlowski oder das Versagen der Leber 110
Frau Kramer oder der faulende Fuß sowie
Frau Hagers Problem mit dem Fett 132
Frau Reuter oder der Kampf gegen den Streukrebs 157

Teil 2

Teresa oder die Folgen der Weihnachtsfeier 191
Die europäische Integration oder ein überlastetes Herz 209
Herr Himmelreich oder der überlebte Tod 234
Der Abschied oder alles auf Anfang 278

TEIL I

PROLOG

Am schlimmsten war der Geruch. Es gab viele Patienten, die müffelten. Manche stanken regelrecht. Nicht nur die Obdachlosen, die sich nicht wuschen. Oder die mit offenen Beinen und infizierten diabetischen Füßen. Oder die armen, multimorbiden Schweine, wenn sie Pech mit dem Pflegepersonal hatten. Nein, auch die »Normalen«, die einen Beruf oder eine Rente und Angehörige hatten, die sich um sie kümmerten, rochen selten gut. Es ging los, wenn man ihnen die Socken auszog. Und je weiter man sich nach oben vorarbeitete, umso schlimmer wurde es. Besonders der Intimbereich war immer ein heißer Kandidat. Dort gibt es jede Menge Schweißdrüsen, die Duftstoffe absondern, und die Haut ist behaart. Wenn ich die Unterhose lüpfte, fand ich nicht selten Reste dessen vor, was eigentlich in der Toilette hätte verschwinden sollen. Im schlimmsten Fall schlug mir ein bestialischer Gestank entgegen und erzeugte würgenden Brechreiz. Aber ich hatte keine Wahl. Zur ärztlichen Aufnahme eines Patienten im Krankenhaus gehört die körperliche Untersuchung nun einmal dazu. Also Runterschlucken, Wegdrehen, Weitermachen.

Als ich dem etwa 70-jährigen Mann, der vor mir in dem schmucklosen Einzelzimmer unserer internistischen Station lag, half, die Unterhose auszuziehen, war ich jedoch angenehm überrascht. Sein Name war Herr Wolf, und er schien ein Mann zu sein, der sich pflegte und seinen Körper ernst nahm. Es lag sogar ein Hauch von Eau de Toilette in der Luft. Vielleicht hatte es damit zu tun, dass Herr Wolf Privatpatient war. Das war, wie ich im Laufe der Zeit feststellen sollte, zwar keine Gewähr für gute Körperhygiene, erhöhte aber die Wahrscheinlichkeit.

Gleichzeitig spürte ich, dass Herr Wolf auch bei seiner Behandlung Wert auf gewisse Standards legte. Als Privatpatient hatte er Anspruch auf Chefarztbehandlung, und sein Unmut darüber, dass mit mir nicht das Oberhaupt, sondern der unterste Scherge des ärztlichen Hierarchiegebäudes an ihm herumfuhrwerkte, stand ihm deutlich ins Gesicht geschrieben.

Wäre ich in seiner Lage gewesen, hätte ich vielleicht ähnlich empfunden. Schließlich war ich erst seit knapp fünf Wochen dabei und blutiger Anfänger. Ich war 28 und hatte Ende Juli meinen ersten Arbeitsvertrag unterschrieben. Seitdem war ich Assistenzarzt der Inneren Medizin an dieser Klinik. Und mein Leben ein anderes.

Vor allem war mir aufgefallen, dass ich mehr schwitzte. Das lag nicht nur daran, dass unser Krankenhaus keine Klimaanlage besaß und die spätsommerliche Hitze in den Stationsräumen genauso drückend wie draußen war, sondern vor allem an Patienten wie Herrn Wolf, der jeden meiner Handgriffe misstrauisch beäugte. Ich würde mich gut verkaufen müssen, damit er mich ernst nahm. Schließlich galt es, möglichst viele Informationen aus ihm herauszubekommen und zu einer medizinisch sinnvollen Geschichte zu formen, die ich später meinem Chef erzählen konnte. Nicht gerade leicht, wenn man gerade mal fünf Wochen dabei ist. Der Hauptgrund fürs Schwitzen war also purer Stress.

Die letzten Minuten hatte ich mit der Anamnese zugebracht und Herrn Wolf zu seinem Leben befragt. Trotz seines offensichtlichen Misstrauens hatte er sich bemüht, nett und korrekt zu sein, und mir einiges erzählt. Er war jetzt 70 Jahre alt und hatte bis zu seinem 65. Lebensjahr gearbeitet, obwohl er eigentlich mit 63 Jahren hätte in Rente gehen können. Er war Ingenieur gewesen, leitende Position, und hatte sich sehr mit seinem Job identifiziert. Außerdem war er seit 40 Jahren verheiratet. Krank sei er bisher nie gewesen, wie er betonte. Zumindest war er nie zum Arzt gegangen. Ich schätzte ihn als den Typ »harte Schale, weicher Kern« ein, der zu sich selbst aber eher tough war. Jedenfalls war er nicht gerne auf andere angewiesen und gewohnt, Probleme selbst zu lösen. Jetzt aber hatte er ein Problem, mit dem er nicht alleine fertig wurde. Deswegen war er hier. Bei mir.

Natürlich war er nicht von selbst gekommen, sondern auf Einweisung seines Hausarztes. Sein Problem bestand darin, dass sein Bauch, wie er erzählte, plötzlich sehr schnell sehr dick geworden sei. Innerhalb weniger Tage hätte sich sein leichter Bauchansatz in das verwandelt, was man in Bayern eine Wampe nennt. Herr Wolf war aber kein Bayer. Zwar war er, wie er zugab, dem ein oder anderen Pils nicht abgeneigt, doch um sich ein solches Prachtexemplar von einem Bierbauch anzutrinken, brauchte man schon ein bisschen länger. Außerdem war sein Körper für einen 70-jährigen verhältnismäßig gut trainiert.

Ich konnte mir auf seine Geschichte keinen Reim machen. Bis zu 80 Prozent seiner Diagnosen, hieß es in den Lehrbüchern, könne der erfahrene Arzt bereits durch seine Anamnese stellen, also durch die einfache Befragung des Patienten. Herr Wolf hatte mir mittlerweile allerdings fast sein ganzes Leben erzählt, und ich hatte immer noch keinen blassen Schimmer, was mit seinem Bauch los war. Das wurmte mich. Schließlich hatte ich knapp sieben Jahre studiert und vor drei Monaten mein letztes Examen an der »Arztschule«, der medizinischen Fakultät, mit »gut« abgelegt. Also eine Zwei. Für das Hammerexamen, bei dem alle klinischen Fächer an wenigen Tagen hintereinander geprüft worden waren, war das ziemlich okay. Augenheilkunde, HNO, Kinder und Orthopädie an einem Tag, am nächsten Chirurgie und Neurologie, dann das große Gebiet der Inneren Medizin am übernächsten – so war es tagelang weitergegangen, quer durch den ganzen Bereich der modernen, subspezialisierten Medizin. Ein Hammer eben. Laut Statistik hatte ich genau 89,3 Prozent meiner Kommilitonen hinter mir gelassen. Ich war trotzdem nicht ganz zufrieden gewesen. Ein paar richtige Antworten mehr bei den Multiple-Choice-Fragen und es wäre ein »sehr gut« geworden. Nichtsdestotrotz gehörte ich mit zu den Besten meines Jahrgangs, und das wollte ich natürlich auch beweisen. Mir. Den Patienten. Meinem Chef.

Da die Anamnese nichts gebracht hatte, blieb mir eine Chance von 10 Prozent, die Diagnose über die körperliche Untersuchung zu stellen, die im ärztlichen Ablauf auf die Anamnese folgt. Das behaupten zumindest die Lehrbücher. Die ganzen technischen Untersuchungen, die die moderne Medizin so anbietet, sollen idealerweise nur der Überprüfung und Bestätigung einer bereits gestellten Verdachtsdiagnose dienen.

Also hatte ich die Zunge von Herrn Wolf begutachtet und – während Herr Wolf »Aahh« sagte – in seinen Rachen gesehen. Ich hatte den Hals betastet und seinen Brustkorb beklopft. Anschließend musste er mit offenem Mund tief ein- und ausatmen, während ich Lunge und Herz abhörte. Schließlich kitzelte ich ihn ungewollt an den Füßen, als ich an seinen Knöcheln nach den dortigen Pulsen suchte. Alles war unauffällig.

Die Betastung seiner Superwampe hatte ich mir für den Schluss aufgehoben. Zuvor würde ich mich noch seinem Hinterteil widmen müssen. Digital-rektale Examination, sprich Finger in den Popo. Sie war Teil der körperlichen Untersuchung – zumindest auf unserer Station. Der große Bereich der Inneren Medizin, der alle Organe zwischen Kinn und Steiß und manchmal auch darüber hinaus umfasst, war an der Klinik, an der ich angestellt war, nämlich nochmals in eigene Schwerpunktbereiche unterteilt. In meiner Klinik würde ich mich in den nächsten Jahren vor allem um Magen, Darm, Leber und die sonstigen Bauchorgane kümmern.

Und das Austasten des Enddarms gehörte deswegen bei uns zum Standard einer vollständigen Aufnahmeuntersuchung nun mal dazu. Ich bat Herrn Wolf, der sich inzwischen die Unterhose runtergezogen hatte, sich auf die Seite zu legen. Wie immer, wenn ich aufgeregt war, waren meine Finger kalt. Ich zog mir die mitgebrachten Handschuhe über und entnahm etwas Vaseline aus der Tube in meiner Kitteltasche. Dann zog ich die Pobacken auseinander. Wirklich alles erstaunlich sauber. Hämorrhoiden, Feigwarzen oder zumindest »Mariskenx — harmlose, aber unappetitliche Schleimhautfalten – irgendwas fand man eigentlich immer. Nicht so bei Herrn Wolf. Alles blitzeblank und reizfrei. Quasi ein Babypopo.

Als ich mit dem Finger vorstieß, gab Herr Wolf ein Geräusch des Missempfindens von sich, das ungefähr wie »Hrrgh« klang. Ich verwies auf die zwangsläufige Unannehmlichkeit der notwendigen Prozedur und versuchte, mich nicht aus der Ruhe bringen zu lassen. Schließlich hatte ich meinen Finger nicht zum Spaß in seinem Hinterteil. Ganz vorgeschoben begann ich zu tasten und drehte den Finger vorsichtig um die eigene Achse. Hinten fühlte man immer den harten Knochen des Steißbeins, daran konnte man sich gut orientieren. Vorne, Richtung Bauch, konnte man beim Mann die Prostata fühlen. Wie bei fast allen älteren Männern zeigte sie sich bei Herrn Wolf leicht vergrößert, aber ansonsten nicht weiter auffällig. Bei den Frauen fand sich an etwa derselben Stelle die Portio des Uterus, die auch den schönen Namen »Muttermund« trägt, weil dort die Kinder aus der Gebärmutter schlüpfen, bevor sie sich durch den Vaginalkanal zwängen und schließlich das Licht der Welt erblicken.

Vorsichtig tastete ich weiter. Herr Wolf wurde langsam ungeduldig. Nach der Prostata befühlte ich die Darmschleimhaut. Sie war weich, nachgiebig und bot keine Resistenzen. Ein weiteres Verweilen meines Fingers im Enddarm von Herrn Wolf war aus medizinischer Sicht nicht zu rechtfertigen. Ich zog ihn raus, nicht ohne gedanklich noch den guten Tonus des Sphinkters von Herrn Wolf, seines Schließmuskels, zu notieren. Die minimalen Reste von Stuhl, die sich in seiner Enddarmampulle befunden hatten, waren ebenfalls unauffällig, wie ich mit einem Blick auf den Handschuh feststellte, bevor ich ihn umgestülpt von meinen Fingern zog.

»Schon vorbei, Herr Wolf, war doch gar nicht so schlimm ...«

Herr Wolf grunzte etwas Unverständliches und machte ein Gesicht, als wäre er anderer Meinung.

Die erste der fünf klassischen Lügen des Arztes, dachte ich, eine Abwandlung von »Tut gar nicht weh«. Hoffentlich würde ich die anderen nicht auch noch gebrauchen müssen.

Ich wandte mich wieder an Herrn Wolf: »Dann wollen wir uns jetzt mal ihren Bauch ansehen.«

Bereits während Herr Wolf sich mühsam wieder auf den Rücken drehte, war so etwas wie ein »Nachhinken« seines Bauches zu erkennen. Die gewaltige Kugel wirkte wie eine träge Masse, die nicht zum übrigen Körper dazuzugehören schien. Mit noch immer kalten Fingern fing ich an, vorsichtig den Bauch zu befühlen. Herr Wolf zuckte kurz zusammen. Ich bemühte mich um ein entschuldigendes Lächeln. Ein Blick in sein Gesicht machte klar, dass sein Misstrauen inzwischen einer gewissen Genervtheit gewichen war. Ich sollte besser bald zum Ende kommen.

Vorsichtig tastete ich weiter und befühlte den ganzen Bauch, erst oberflächlich, dann fester drückend, um die inneren Organe zu erspüren. Aber da war nichts zu erspüren. Der Bauch war eine träge, wabbernde Masse Fleisch, die alles, was darunterlag, verdeckte. Ich wurde immer unruhiger. Ich sah kurz nach oben ins Gesicht von Herrn Wolf. Dieser blickte ernst und erwartungsvoll zurück. Ich bemerkte, wie sich zu meinen kalten, feuchten Fingern eine unpassende Gesichtsröte gesellte. Meine Untersuchung näherte sich ihrem Ende, irgendetwas würde ich Herrn Wolf als Ergebnis präsentieren müssen. Und vor allem meinem Chef.

Meine Bewegungen waren hektisch und ein wenig unkoordiniert, als ich mich wieder auf den Bauch konzentrierte. Ungeschickt stieß ich mit meinem Bein gegen das Bettgestell. Der nackte Bauch von Herrn Wolf wackelte wie ein Pudding hin und her. Da machte es bei mir endlich »Klick«. Die wabernde Masse im Bauch von Herrn Wolf war kein Fett oder Fleisch, sondern Wasser! Wie hatte ich nur so lange auf dem Schlauch stehen können! Hatte ich nicht sogar ein Gluckern gehört? Ich wurde noch röter und überprüfte nochmals den Bauch. Eindeutig, es war Wasser. Wenn ich auf der einen Seite anschlug, konnte ich die Welle am anderen Ende spüren. Wie bei Wasser eben. Ich riss mich zusammen und begann fieberhaft zu überlegen.

Wasser im Bauch. Okay. Im Kopf ging ich die möglichen Krankheiten durch, auf die das Vorhandensein von Bauchwasser hindeuten könnte. Am häufigsten trat es als typisches Symptom einer Leberzirrhose mit konsekutiver Ascites-, sprich Bauchwasserbildung auf. Trotzdem war ich mir nicht sicher. Nach Aussage von Herrn Wolf war sein Bauch derart schnell angeschwollen, dass es sich nur um eine rasche Verschlechterung einer bereits vorbestehenden Leberzirrhose hätte handeln können. In der Anamnese von Herrn Wolf gab es dafür aber keine Hinweise. Auch der Rest passte nicht. Neben der Bauchwasserbildung hat eine Leberzirrhose, egal welcher Ursache, nämlich noch andere typische Folgen und Symptome. Leberhautzeichen zum Beispiel – eine rötliche Verfärbung der Handinnenflächen, eine glänzende rote Zunge, »Lackzunge« genannt, oder sogenannte »Spider naevi«,

Spinnenflecke, die als Folge von Gefäßerweiterungen der Haut vor allem im Bereich des Rückens und des Dekolletés auftreten. Nichts von alledem bei Herrn Wolf. Auch ein »Caput medusae«, ein Gefäßkonvolut um den Nabel herum, das die alten Mediziner an das schreckliche Antlitz der mythologischen Medusa erinnert hatte, ließ sich nicht feststellen. Es kann bei einer Leberzirrhose als Folge des Blutstaus in den Lebergefäßen auftreten, wenn das Blut nicht mehr schnell genug durch die geschrumpfte, verhutzelte Leber kommt und sich andere Wege sucht. Zu guter Letzt gab es bei Herrn Wolf keinerlei Anzeichen für die berüchtigte »Bauchglatze«. So nennt man den Ausfall der männlichen Sekundärbehaarung, die eintritt, wenn die kaputte Leber die weiblichen Geschlechtshormone nicht mehr ausreichend abbauen kann. Haare hatte Herr Wolf nämlich genug. Außer vielleicht am Kopf, da waren es sicher mal mehr gewesen.

Nur das Wasser im Bauch – das war da. Und würde wiederum gut zu einer Leberzirrhose passen. Fast alle Zirrhose-Patienten bekommen es als Folge des erhöhten Drucks auf die Pfortader, die das Blut aus dem Magen, dem Darm, der Milz und der Bauchspeicheldrüse durch die Leber hindurchleitet. Viel Blut – im Schnitt ein Liter pro Minute – und das bereits im nüchternen Zustand. Nach dem Essen ist es eher noch mehr. Wenn dieses ganze Blut nicht schnell genug weiterkommt, weil es sich vor der schwächelnden Leber staut, steigt der Druck auf die Ader. Pure Physik. Pfortaderhochdruck ist die Folge. Das Blut wird durch die Gefäßwand hindurch in den Bauchraum gepresst. Nicht die Blutzellen und die Plättchen, die bleiben in der Pfortader. Die Flüssigkeit jedoch findet man im Bauch wieder. Dort heißt sie dann Ascites und sieht aus wie Urin. Mal dunkler, mal heller, mal durchsichtig, mal pissgelb.

Die ausgepresste Flüssigkeit fehlt dann natürlich im Blut. Was dazu führt, dass die Patienten Durst bekommen und trinken. Na, ja, und das, was sie trinken, wird dann wieder abgepresst und landet im Bauch, der dicker und dicker wird. Normalerweise gibt der Arzt dann Medikamente, die die Urinproduktion der Nieren hochfahren und bewirken, dass der Patient die Flüssigkeit ausscheidet, bevor sie im Bauch landen kann. Wenn das jedoch nicht ausreicht und der Bauch des Patienten trotzdem weiter anschwillt, muss man ihn punktieren. Das Bauchwasser nach außen ablassen.

Und genau so eine »Ascitespunktion« würde man bei Herrn Wolf auf jeden Fall durchführen müssen, schloss ich meine vorläufigen Überlegungen ab. Alleine schon um rauszukriegen, was genau los war. Denn das aus dem Bauchraum abgelassene Wasser konnte man untersuchen. Und dann würde man vielleicht schon wissen, was bei Herrn Wolf los war.

Meine Unsicherheit war einer gewissen Euphorie gewichen. Zwar wusste ich immer noch nicht, was für das Wasser in Herrn Wolfs Bauch verantwortlich war, aber ich würde es herausfinden! Auch hatte ich eine Ascitespunktion noch nie selbst ausgeführt, beschloss jedoch, mich davon nicht bremsen zu lassen. Schließlich hatte ich schon einmal zugeguckt und mir sagen lassen, dass es kinderleicht sei und ich es in Zukunft alleine machen sollte. »See one – do one« war schließlich ein gängiges Vorgehen in der Ausbildung junger Mediziner.

Herr Wolf, der mich immer noch genervt und ungeduldig ansah, hatte wohl bemerkt, dass mir ein Licht aufgegangen war, und wollte nun endlich wissen, was ich herausgefunden hatte.

»Wir müssen einmal in Ihren Bauch hineinpieken und das Wasser darin ablassen, um es zu untersuchen«, erklärte ich Herrn Wolf gut gelaunt, der ob meines plötzlichen Stimmungswechsels nun seinerseits verunsichert wirkte. »Ich komme gleich wieder mit dem Ultraschallgerät und dem notwendigen Equipment. Keine Angst, tut nicht weh. Wir machen das hier fast täglich.«

Wow, dachte ich, als ich die Zimmertür öffnete, um das Ultraschallgerät zu holen. Gleich drei der klassischen Arztlügen auf einmal: »Ich komme gleich wieder«, »Tut nicht weh« und »Wir machen das hier fast täglich«. Ich ging aus dem Zimmer. Zum Glück fielen mir die anderen Lügen nicht mehr ein.

HERR PETZOLD ODER
DIE FISTELN AM PO

Langsam lief ich den langen Stationsflur entlang, der mit grün gesprenkeltem Linoleum ausgelegt war, und orientierte mich Richtung Arztzimmer. Es befand sich in der Mitte der Station und war ein circa 20 Quadratmeter großer, weiß getünchter Raum mit drei hintereinander angeordneten Schreibtischen älteren Datums. Darauf stand jeweils ein Computer, ebenfalls älteren Datums, zum Schreiben und Korrigieren der Arztbriefe. Meist waren sie von herumliegenden Akten eingemauert. Obwohl dadurch ein Gefühl permanenten Platzmangels entstand, waren meine bisherigen Aufrufe und Initiativen, mehr Ordnung zu halten, bisher allesamt gescheitert. Die Wandschränke im Holzdesign quollen über vor frischen und nicht mehr ganz so frischen Arztklamotten, weiteren Akten älterer Fälle, wo die fehlenden Briefe wohl nie mehr geschrieben werden würden, sowie allerlei Krimskrams vorausgegangener Ärztegenerationen. Es fanden sich Einladungen zu nie besuchten Kongressen, niemals abgeholte Zertifikate für Fortbildungsveranstaltungen, DVDs und VHS-Videobänder interessanter Befunde, die irgendwann einmal zur Veröffentlichung vorgesehen waren, kaputte medizinische Taschenlampen, Thermometer oder Ohrenspiegel. Dazu gesellten sich persönlichere Utensilien wie abgelaufene Deos, alte Namensschilder, eingetrocknete Eyeliner und verblichene Fotos stolzer Jungärzte, die ihre Karrieren inzwischen längst woanders fortsetzten. Als ich auf die Station gekommen war, hatte ich mir einen kleinen Schrankteil für meine eigenen Belange frei geräumt. Den Rest hatte ich, teils aus Faulheit, teils aus Respekt gegenüber meinen Vorgängern, nicht angerührt.

Trotz des Chaos mochte ich den Raum. Das Arztzimmer war ein Rückzugsort für uns Ärzte, gemütlich und hell. Die Station befand sich im fünften Stock des riesigen Krankenhauskomplexes, sodass viel Licht durch die beiden Panoramafenster hereinfiel und man weit in die Ferne und über die Stadt gucken konnte.

Gleich neben dem Arztzimmer befand sich die »Kanzel«, eine Art Zentrale, die zugleich das Reich der Schwestern war. Dieser Raum war ebenfalls weiß gestrichen, dafür schimmerten die zahlreichen Schränke und die ringsum laufende Arbeitsfläche in einem matten hellgrünen Ton. Außerdem war alles viel ordentlicher.

Auf der Arbeitsfläche summten einige Computer für die Pflegedokumentation, die oft Stunden in Anspruch nahm. Daneben standen die Rollwägen mit den Utensilien zum Blutdruck- und Fiebermessen, zum Austeilen der Medikamente oder zum Bauch-Spritzen-Geben.

Von diesen beiden Räumen, die sich ziemlich genau in der Mitte der Station befanden, liefen Flure in beide Richtungen. Sie waren nicht nur mit grünem Linoleum ausgelegt, sondern auch in einem hellen Grünton gestrichen. Vielleicht hatte das Ganze farbsymbolisch einen tieferen Sinn. Grün war schließlich die Hoffnung. Von den Fluren gingen die Einzel- bis Vierbettzimmer unserer 30-Betten-Station sowie der »reine« und der »unreine« Arbeitsraum ab. Im »reinen« Arbeitsraum befanden sich die sterilen Utensilien für Blutabnahmen, Punktionen oder Infusionen, die in bis unter die Decke reichenden Schränke gelagert waren, zusammen mit Verbänden, Windeln und Kathetern; kurzum alles, was man im Krankenhaus für die pflegerische und medizinische Versorgung täglich brauchte. Nach Gebrauch wanderten all diese Dinge dann in den »unreinen« Arbeitsraum, der im Wesentlichen diverse Müllsäcke, Abfallbehälter sowie Spülbecken und -maschinen beinhaltete. Da es dort meist nicht so gut roch, war es von Vorteil, dass der »unreine Raum« am Ende der Station lag. Auch wenn die Schwestern oft schimpften, dass sie mit ihren gefüllten »Toilettenpfannen« oder Windeln so weit laufen mussten. Hinter dem »unreinen Arbeitsraum« befand sich nur noch ein »Patientenbad« für den Fall, dass ein Patient sich nicht selbst in einem der kleinen Bäder duschen konnte, die sich in allen Krankenzimmern befanden, und von den Schwestern gewaschen werden musste. Während ich den langen Flur entlanglief, um die Utensilien für die Punktion aus dem »reinen Arbeitsraum« zu holen, spielte ich in Gedanken den Ablauf einer Ascitespunktion durch. Als ich das Arztzimmer passierte, zerstörte eine spöttische Stimme das Happy End des vor meinem geistigen Auge ablaufenden Punktionslehrfilms.

»He, Florian, bist du endlich fertig mit deiner Aufnahme?«

Die Stimme gehörte Dr. Sebastian Schlunk, der gerade aus der Tür des Arztzimmers trat. Er war 33 Jahre alt, Facharzt für Innere Medizin und schon mindestens sechs Jahre dabei. Schlunk war mittelgroß gewachsen, etwa 1,80 Meter, und damit minimal kleiner als ich. Dafür war er aber auch noch etwas schlaksiger. Er kam aus dem tiefen Westen Deutschlands, irgendwo vom Rhein. Sein mittelblondes bis bräunliches Haar trug er kurz geschnitten und gepflegt, was im merkwürdigen Gegensatz zu seinen buschigen Augenbrauen stand, unter denen ein Paar graublaue Augen hervorleuchteten, aus denen er mich jetzt herausfordernd anblickte.

Schlunk war der Stationsarzt, gewährleistete den rechtlich geforderten »Facharztstandard« und leitete jüngere Kollegen wie mich an. Manchmal nahm er sich etwas wichtig, dafür war er fachlich gut. Zumindest wusste er auf eigentlich alle Fragen immer eine Antwort.

»Ich muss den Patienten noch ascitespunktieren«, antwortete ich und blieb stehen. Schlunk blickte mich weiter fragend an. Er wollte wohl noch mehr hören. Widerwillig fuhr ich fort: »Herr Wolf ist bis jetzt noch nicht bei uns gewesen. Er ist 70 Jahre alt und hat seit ungefähr einer Woche einen dicken Bauch. War vorher wohl gesund. Sieht nicht nach Leberzirrhose aus. Und er verneint glaubhaft zu trinken. Keine Ahnung, was der hat.«

Schlunk grinste: »Aber Ascites ist es schon? Der Gute hat nicht einfach nur Blähungen?«

Ich ärgerte mich über den überheblichen Ton – umso mehr als ich dachte, ich hätte mich in den letzten vier Wochen daran gewöhnt. Und gleich würde es sicher noch schlimmer werden. Denn just in diesem Moment trat Nina aus einem der hinteren Krankenzimmer und steuerte auf uns zu. Nina war das dritte ärztliche Wesen auf unserer Station. Sie war etwas jünger als ich, aber schon einige Monate länger dabei, und Schlunk kümmerte sich für meinen Geschmack etwas zu fürsorglich um sie. Wenn man ihr zusah, wie sie mit ihrem glatten, in der Mitte gescheitelten brünetten Haar, ihrem hübschen Elfengesicht und ihrer selbst unter dem unvorteilhaften Kittel erkennbar schlanken Figur grazil auf uns zuschwebte, war das auch irgendwie verständlich. Aber es war auch ein bisschen billig. Und ungerecht mir gegenüber.

Immerhin musste ich den Angriff von Schlunk nicht mehr kontern, da er nur noch Augen für Nina hatte. Diesmal wartete er höflich mit seiner Ansprache, bis sie zu uns herangetreten war:

»Und du, Nina? Was hat dein Patient zu bieten? Hast du auch keine Ahnung, was er hat?«

Sein Seitenblick in meine Richtung machte klar, dass der Spott mir galt.

Ich war nicht sicher, ob sein Ton in Ninas Gegenwart noch

ätzender oder ich selbst nur empfindlicher war. Eigentlich gab es keinen Grund, empfindlich zu sein. Ich kannte Nina schon lange, wir hatten eine Weile gemeinsam studiert, dann hatte sie mich überholt, weil sie für ihre Doktorarbeit nicht so lange pausiert hatte wie ich. Im Gegensatz zu mir hatte sie ihre Promotion auch schon eingereicht und musste sie nur noch vor dem Promotionsausschuss verteidigen. Dann würde sie ihren Doktor verliehen bekommen. Schließlich waren Doktor und Arzt keine Synonyme. Um den »Dr.« zu bekommen, muss man nicht nur Medizin studieren, sondern dazu noch eine Promotion machen, mehr oder weniger wissenschaftlich arbeiten, die Ergebnisse zusammenschreiben, einreichen und begutachten lassen. Sonst ist man halt nur Arzt. Als solcher ist man zwar nicht besser oder schlechter als einer mit »Dr.« vor dem Namen, aber »Dr. Teeg« klingt natürlich schon besser als nur »Herr Teeg«. Fand ich zumindest. Dummerweise war ich in meinem Freisemester, das ich mir extra für die Doktorarbeit genommen hatte, nicht ganz fertig geworden, und meine etwas unausgegorene Arbeit lag halb fertig im Ordner »Promotion« auf dem Desktop meines Rechners. »Herr Teeg« also, zumindest vorerst noch.

Dass Nina im Gegensatz zu mir ihren Doktor quasi schon in der Tasche hatte, war eigentlich das Einzige, was mich an ihr wurmte. Ansonsten kam ich gut mit ihr aus, zumindest wenn Schlunk nicht in der Nähe war. Da sie schon etwas länger dabei war, konnte ich mir bei ihr auch vieles abgucken, ohne Schlunk fragen und seinen Spott ertragen zu müssen. Außerdem war ich nicht – wie ich es von Schlunk annahm – in Nina verschossen, auch wenn sie zugegeben attraktiv war. Viel interessanter fand ich Teresa, eine der jüngeren Schwestern.

Ninas Miene verriet, dass sie die Anspielung von Schlunk richtig deutete. Sie blickte kurz und eine Spur abschätzig in meine Richtung, dann lächelte sie Schlunk strahlend an und erklärte:

»Ich habe Herrn Petzold aufgenommen, du kennst ihn doch, der Crohn-Patient mit den vielen Fisteln. Es geht ihm wieder schlechter. Mehr Durchfälle und Schmerzen, der Bauch sieht nicht gut aus. Er gefällt mir irgendwie nicht. Willst du vielleicht gleich mal zu ihm mitkommen?«

Ninas übliche Masche, dachte ich. Schlunk nett anlächeln und um seine kompetente Hilfe bitten. Diesem Doppelappell an seinen männlichen Beschützerinstinkt einerseits und seinen fachlichen Ehrgeiz andererseits konnte er natürlich nicht widerstehen:

»Gerne, Nina. Und Florian kommt auch mit. Vielleicht kann er ja noch was lernen.«

Ich wollte aufbegehren und mit Verweis auf den wartenden Herrn Wolf und die ihm und mir noch bevorstehende Punktion aus der Ärztetroika ausscheren, die sich in Richtung des Patientenzimmers in Bewegung setzte, aus dem Nina eben gekommen war. Für mein Dafürhalten verlief meine Lernkurve an diesem Tag bereits steil genug. Ein stechender Seitenblick von Schlunk jedoch bewirkte, dass ich die Widerworte, die mir bereits auf der Zunge lagen, wieder verschluckte. Es war so ein »Na-was-machst-du-jetzt-Kleiner?«-Blick gewesen. So eine »Bist-du-ein-Mann-oder-eine-Memme?« – Schicksalsfrage. Das war zumindest meine Interpretation. Und natürlich wollte ich ein Mann sein. Keine Memme. Also schwieg ich und trottete den beiden hinterher.

In der Hoffnung, dass das Ganze nicht lange dauern würde, versuchte ich, meine Gedanken von dem Wasser in Herrn Wolfs Bauch auf den Darm zu lenken. Schlunk würde mir sicher gleich eine fachliche Frage stellen, um sich auf meine Kosten vor Nina zu produzieren. Morbus Crohn war dafür ideal. Die Krankheit ist selten und zählt zu den chronisch entzündlichen Darmerkrankungen noch immer ungeklärter Ursache. Am wahrscheinlichsten ist eine Überreaktion des Immunsystems auf die Bakterienflora des Darms. Immerhin leben circa 100 Billionen Bakterien im Darm – zehnmal mehr, als der Mensch Zellen hat. Je weiter Richtung Anus, desto dichter das Gewimmel. Bei Morbus Crohn stellen die an sich harmlosen Bakterien allerdings plötzlich ein Problem dar. Die Permeabilität des Darms ist gestört, und die Darmschleimhaut wird übermäßig durchlässig, was beim Crohn-Patienten im Zusammenspiel mit seinem überaktiven Immunsystem eine Entzündung auslöst. Diese kann im ganzen Verdauungstrakt auftreten, das Spektrum reicht von Aphten im Mund bis hin zu Fisteln im Analbereich. Der fistulierende Verlauf ist die schlimmste Form. Eine sich durch den Körper fressende, durchätzende Entzündung, die woanders wieder austritt, zum Beispiel in der Haut des Analbereiches. Oder in der Blase, was zu Schaumbildung beim Pinkeln durch die mit austretende Darmluft und zu chronischen Harnwegsinfekten führt. Oder, bei Frauen, in der Vagina. *Worst case scenario*, würde ich sagen.

Als wir die Tür öffneten, sahen wir im ersten Bett des ansonsten leeren Zweibettzimmers einen vielleicht 30-jährigen, ausgezehrt wirkenden Mann mit seltsam flackernden Augen, der leicht gekrümmt auf der Seite lag. Es ging ihm augenscheinlich schlecht. Er schien zu frieren und zitterte am ganzen Körper. Sein Atem ging schnell und hörbar, sein Brustkorb hob und senkte sich sichtbar unter der bis an sein Kinn hochgezogenen Bettdecke.

»Herr Petzold, was ist los?«

Zielstrebig trat Schlunk ans Bett des jungen Mannes und ergriff seine Hand. Sehr gut, dachte ich, Körperkontakt schafft Vertrauen, erzeugt Empathie. Lehrbuch, ganz weit vorne. Gleichzeitig bedeutete Schlunk Nina, das noch unbenutzte Bettzeug des zweiten Bettes zu holen und zusätzlich über Herrn Petzold zu decken. Herr Petzold mühte sich um ein dankbares Lächeln und sagte mit abgehackter Stimme:

»Weiß nicht, Dr. Schlunk, bis vorgestern war eigentlich alles gut, seitdem ist alles scheiße. Mindestens 15-mal auf die Toilette am Tag und Bauchschmerzen kaum zum Aushalten. Und jetzt ist mir furchtbar kalt ...«

Während Herr Petzold sprach, hatte Schlunk bereits seine Stirn und seinen Puls befühlt und mit entschuldigender Miene die Decke des Patienten gelüftet. Nachdem er auch sein T-Shirt leicht hochgeschoben hatte, betastete seine Hand vorsichtig den Bauch. Dieser schien gespannt, bereits Schlunks leichte Berührung war offensichtlich schmerzhaft. Herr Petzold lächelte nicht mehr. Als Schlunk etwas fester drückte, schrie er auf.

»Sorry, Herr Petzold, ist gleich vorbei. Was machen die Fisteln am Gesäß?«

Der Patient nahm sich mühsam zusammen. Er raffte T-Shirt und Decke eilig wieder über seinen zitternden Körper.

»Auch scheiße. Tut weh und ist geschwollen. Bitte nicht anfassen dort, das halte ich nicht aus ...« Seine Augen blickten flehentlich zu Schlunk.

»Na, zeigen müssen Sie es mir schon, damit ich weiß, was los ist. Kommen Sie, drehen Sie sich kurz zur Seite.«

Noch während er sprach, begann Schlunk, Herrn Petzold in die für die Begutachtung des Gesäßes richtige Position zu zerren. Würde ich anders machen, dachte ich, vorsichtiger. Herr Petzold keuchte. Der Po sah ebenfalls nicht gut aus. Die ganze linke Backe war gerötet und geschwollen. Einzelne Fistelöffnungen waren zu erkennen, aus denen sich auf leichten Druck eine Mischung aus Stuhl und Eiter ergoss. Geruch unangenehm. Sehr unangenehm. Als Schlunk die Pobacken auseinanderzog, schrie Herr Petzold erneut auf. Zwischen den Backen war ein blutiger Krater zu erkennen. Schlunk ließ los, Herr Petzold wimmerte. Schlunk ließ sich jedoch nicht aus der Ruhe bringen.

»Das kriegen wir schon wieder hin«, sagte er laut zu Herrn Petzold.

Abgewandt und deutlich leiser murmelte er zu Nina und mir:

»Perianaler Abszess, beginnendes akutes Abdomen. Dazu ist er septisch und schwemmt gerade ein. Florian, wir brauchen einen Zugang und Blutkulturen. Dann soll die Schwester Wasser im Strahl reinlaufen lassen. Nina, organisier schon mal ein CT. Und dann brauchen wir einen Chirurgen hier am Bett. Ich überleg mir inzwischen eine Antibiose.«

Ich eilte aus dem Zimmer. Eigentlich hätte Nina beides übernehmen können, die Organisation des CT wie auch das Legen eines Zugangs. Schließlich hatte ich noch einen eigenen Patienten, um den ich mich kümmern musste und der auf mich wartete. Ich schluckte meinen Ärger hinunter, ging in den »reinen Arbeitsraum«, sammelte die Utensilien zum Legen einer Venenkanüle zusammen – dem geforderten Zugang – und eilte zurück in das Zimmer, das Nina und Schlunk inzwischen verlassen hatten. Auch an die Flaschen mit Nährmedien für Bakterien hatte ich gedacht, mit deren Hilfe wir versuchen wollten, Bakterien aus dem Blut des Patienten anzuzüchten. Ich trat an das Bett, in dem Herr Petzold mit geschlossenen Augen lag und am ganzen Leib zitterte. Ich atmete tief durch. Wenn ich jetzt nicht danebenstach, wäre die Sache in fünf Minuten erledigt.

Zum Glück hatte Herr Petzold gute Venen. Ich entschied mich für ein geradlinig verlaufendes Gefäß am Handrücken. Desinfektion, Abwischen, Ansetzen, Stich. Blut floss in die Kanüle zurück. Ich hatte getroffen. Noch etwas vorschieben, dann die Stahlnadel zurückziehen und die Plastikkanüle gleichzeitig weiter nach vorne drücken. Easy. Inzwischen selbst für mich.

Mit einer Spritze entnahm ich 20 Milliliter Blut und spritzte es in die Blutkulturflaschen. Unser Ziel war es, mit dem Blut ein paar der Bakterien aus dem Körper von Herrn Petzold zu entnehmen und zu kultivieren. Auf diese Weise hofften wir herauszufinden, was für Bakterien es waren, die Herrn Petzold die Probleme bereiteten. Wenn wir das erst einmal wussten, konnten wir sie mit

Antibiotika gezielt bekämpfen. Leider gelang das Anzüchten nur bei circa 30 Prozent aller Blutkulturen. Andererseits standen die Chancen bei Herrn Petzold etwas besser. Denn sein Schüttelfrost war das sichere Zeichen für einen Fieberanstieg als Reaktion auf die Bakterien, die gerade in sein Blut einschwemmten. Sein Körper verstellte die Sollwerttemperatur, er wollte nicht mehr 37 Grad warm sein, sondern 38 oder 39 Grad. Das Zittern war nichts anderes als der verzweifelte Versuch des Körpers, Wärme zu generieren um diese Temperatur zu erreichen. Das Ganze nennt man dann Fieber. Es dient dazu, die Bakterien zu killen, die ins Blut geschwemmt und vom Körper als Feinde erkannt werden. Der fiebernde Körper wehrt sich und befiehlt die Generalmobilmachung. Er fördert die Durchblutung und aktiviert die Abwehrzellen, um die Bakterien in seinem Blut zu eliminieren. Würde ihm das nicht gelingen, sähe es schlecht aus. Dann hätten die Bakterien gewonnen. Und der Körper verloren. Und der Patient wäre tot. Gestorben an »Sepsis« – Blutvergiftung. Manchmal wird der Ablauf einer solchen Entzündungsreaktion mit einem Gewitter verglichen: Kommt schnell, heftig und alles passiert auf einmal. Eine sinnvolle Strategie im Kampf gegen Bakterien. Für den Patienten allerdings eher unangenehm.

Ich war gerade mit der Blutentnahme fertig, als die Schwester mit der ersten Flasche Kochsalzlösung kam. Herr Petzold zitterte immer noch, und auf seiner Stirn hatten sich Schweißperlen gebildet. Ich ließ die Schwester den Kochsalztropf anschließen, bat sie, noch einmal Fieber zu messen, und verließ mit meinen beiden tiefroten Blutkulturflaschen das Zimmer.

Nachdem ich die Flaschen im unreinen Arbeitsraum abgestellt hatte und in das Arztzimmer zurückkehrte, war ich gedanklich bereits wieder bei Herrn Wolf und der bevorstehenden Punktion. Schlunk saß neben Nina. Beide beugten sich über die Patientenkurve, wo die Anordnungen für die Schwestern einzutragen waren. Schlunk schien immer noch darauf aus, mir eins auszuwischen:

»Na, Florian, fertig? Wir überlegen gerade, welche Antibiose wir ansetzen und ob man Herrn Petzolds Zustand tatsächlich schon als »Sepsis« bezeichnen muss. Vielleicht kannst du uns ja helfen. Was waren noch mal die Kriterien für Sepsis?«

Seine Frage brachte mich aus dem Konzept. Morbus Crohn und der Ascites waren genug an Krankheitsbildern, die ich bis dato noch nie gesehen hatte. Natürlich wusste ich, dass Sepsis das medizinische Wort für »Blutvergiftung« ist und letztlich nichts anderes bedeutet, als dass Bakterien in die Blutbahn gelangten und der Körper darauf reagierte. Allerdings gibt es für das Vorliegen einer Sepsis definierte Kriterien. Ich erinnerte mich dunkel an erhöhte Entzündungszeichen, Beschleunigung von Atmung und Puls, außerdem Fieber. Während ich versuchte, mein Wissen zu ordnen, um eine sinnvolle Antwort zu geben, schien Schlunk jedoch die Lust zu verlieren. Vielleicht lag es daran, dass Nina inzwischen aus dem Raum geschlüpft war, um noch mal nach Herrn Petzold zu sehen. Vielleicht aber auch daran, dass die Uhr über der Tür bereits kurz nach drei zeigte. Das bedeutete, dass bald der Oberarzt zur täglichen Besprechung kommen würde. Jedenfalls entließ Schlunk mich wie eine zu leichte Beute:

»Na, vielleicht wird es jetzt auch zu viel. Mach erst mal die Ascitespunktion. Wenn du um halb vier nicht wieder da bist, komme ich besser mal vorbei.«

Erleichtert entließ mein Geist das Bild des sich schüttelnden und vielleicht schon septischen Herrn Petzold. Das Bild des wartenden Herrn Wolf mit seinem dicken Bauch, das unmittelbar an seine Stelle trat, ließ jegliche Leichtigkeit jedoch sofort wieder verfliegen. Die eigentliche Herausforderung dieses Nachmittags stand mir noch bevor. Ich schluckte und merkte, wie angenehm es in den letzten Minuten gewesen war, nicht selbst denken und

Verantwortung übernehmen zu müssen, sondern Schlunks sicheren und selbstbewussten Anweisungen zu folgen – trotz seiner kleinen Demütigungen. Auch Schlunks spöttische Ankündigung, um halb vier bei mir vorbeizusehen, war mir im Grunde willkommen. Andererseits bestätigte Schlunks prüfender Blick mein dumpfes Gefühl, dass das »Mann-oder-Memme?«-Spiel noch nicht zu Ende war. Ich nahm mich also zusammen:

»Brauchst du nicht«, antwortete ich und sah Schlunk fest in die Augen. »Vorbeikommen, meine ich.«

Schnell verließ ich das Arztzimmer.

HERR WOLF ODER
DAS WASSER IM BAUCH

Ich ging wieder in den »reinen Arbeitsraum« und suchte zusammen, was ich für die Punktion brauchen würde: Nadeln, Spritzen, Tupfer, Röhrchen für die Diagnostik, Beutel zum Ablaufenlassen. Ich hoffte, nichts vergessen zu haben. Ich legte die Utensilien auf das fahrbare Ultraschallgerät und schob alles zusammen Richtung Zimmer von Herrn Wolf. Als ich die Klinke drückte, merkte ich, dass meine Hände wieder ganz kalt und schwitzig waren. Richtig, Handschuhe würde ich auch noch brauchen. Nicht die normalen, mit denen sich der Arzt vor den diversen Ausscheidungen des Patienten schützt, sondern die sterile Version. Sie waren dafür da, den Patienten vor mir zu schützen. Zumindest vor meinen Keimen.

Ich ging noch einmal zurück. Über dem Aufenthaltsraum der Schwestern leuchtete das grüne Licht, das die Anwesenheit von Pflegepersonal verriet. Hinter der Tür hörte ich munteres Geschnatter. Ich haderte, ob ich hineingehen und mir Hilfe holen sollte. Eigentlich war es Standard, dass bei steril durchzuführenden Punktionen jemand assistierte und anreichte. Sonst wurde aus steril ganz schnell semisteril, sprich halbe Sache. Andererseits musste dann der Arzt auch den Chef mimen und die Ansagen machen. Ich aber fühlte mich alles andere als cheflike und wollte nicht, dass mir jemand zusah. Trotzdem, es war meine erste Punktion und ich wollte alles richtig machen. Also riss ich mich zusammen und trat nach kurzem Zögern in das Schwesternzimmer. Als ich die Tür öffnete, verstummte das Geschnatter schlagartig. Über mir leuchtete die grüne Leuchte, hinter mir lag der grün gesprenkelte Flur, und ich gab das Bild eines Grünschnabels, wie ich so im hellen Licht der frühnachmittäglichen Sonne stand, die durch das Fenster des Schwesternzimmers hereinstrahlte. In der Luft lag der Geruch von frisch gebrühtem Bohnenkaffee. Ich war leicht geblendet, identifizierte im Gegenlicht aber mindestens fünf weibliche Silhouetten, die mich missbilligend anstarrten.

Im gleichen Moment wurde mir klar, warum. Ich hatte vergessen, auf die Uhr zu gucken. Es war kurz nach drei, die Zeit der »Übergabe« zwischen Früh- und Spätschicht. Die fünf Grazien, die hier beisammensaßen, waren gerade dabei, wichtige Patienteninformationen auszutauschen und nebenbei zünftig miteinander zu tratschen. Das Verhältnis zwischen Tratsch und Infos betrug nach Ansicht von uns Ärzten dabei circa zehn zu eins, aber unsere Meinung war in diesem Fall nicht gefragt. Deswegen sollten wir die Übergabe möglichst auch nicht stören. Ich hatte beobachtet, dass selbst Schlunk es nur im Notfall wagte, zur Übergabezeit eine Schwester um Hilfe zu bitten. Auch die Patienten hatten während dieser etwa halbstündigen Zeitspanne meist Pech. Ich begriff, dass ich ohne Assistenz würde auskommen müssen, so wie es ohnehin mein Plan gewesen war. Ich ärgerte mich, dass ich das Zimmer überhaupt betreten hatte, und wusste nicht, was ich sagen sollte.

Auch das Schweigen der Schwestern dauerte an. Der verdammte Kaffeegeruch lag wie ein zäher Film über der Stille. Ich sollte wohl endlich etwas sagen, aber mir fiel einfach nichts ein. Meine Zunge klebte an meinem trockenen Gaumen, und die Schwestern ließen mich zappeln. Es vergingen noch einmal einige Sekunden. Dann wurde ich endlich von einer hellen Stimme erlöst, die viel netter klang, als ich es erwartet hätte:

»Na, Doktor, wo drückt der Schuh? Brauchen Sie Hilfe?«

Meine Augen hatten sich inzwischen an das blendende Licht gewöhnt, und ich erkannte ganz hinten in der Ecke, versteckt hinter dem Schrank, eine sechste weibliche Person. Sofort identifizierte ich die Stimme und das Gesicht. Dunkle, tiefschwarze Locken, braune, leuchtende Augen, warmer, sanfter Blick. Teresa.

Als unsere Augen sich trafen, gelang es mir, den Kloß in meinem Hals hinunterzuschlucken. Ich räusperte mich.

»Äh, ich wollte nur sagen, dass ich, äh, jetzt die Neuaufnahme in Zimmer eins ascitespunktieren werde.«

»Soll ich Ihnen helfen?«, fragte Teresa. Ihre Stimme klang ehrlich und authentisch.

Als sie Anstalten machte, sich von ihrem Stuhl zu erheben, begannen die bösen Blicke der übrigen Schwestern, die bisher auf mir geruht hatten, sich gleichmäßig zwischen Teresa und mir zu verteilen. Mein »Einer-gegen-alle«-Empfinden verwandelte sich in ein »Zu-zweit-gegen-den-Rest-der-Welt«-Gefühl. Das fühlte sich deutlich besser an, und ich war Teresa dankbar. Trotzdem wollte ich die Punktion jetzt erst recht alleine machen. Denn ich wollte auf keinen Fall, dass ausgerechnet Teresa mich dabei beobachtete. Die Prinzessin soll dem Helden schließlich nicht bei seiner Prüfung zusehen, sondern er soll sie gefälligst alleine bestehen und danach siegreich und strahlend zu ihr zurückkehren. Oder so ähnlich.

»Äh, nein danke, ich komm schon klar. Ich wollte, äh, also, ich wollte es nur ankündigen, also, falls ich Hilfe brauchen sollte, dann, äh, würd ich klingeln, und dann müsste bitte jemand kommen ...«

Teresa wirkte fast ein bisschen enttäuscht, als sie sich wieder setzte. Auf den Gesichtern der anderen Schwestern zeigte sich, wie mir schien, ein schadenfrohes Grinsen. Ich wartete eine weitere Antwort jedoch nicht mehr ab, sondern beeilte mich, den Rückzug anzutreten. Schnell ging ich zurück in den Flur und schloss die Tür hinter mir.

Ich ging noch mal in den »reinen Arbeitsraum«, um mir sterile Handschuhe zu holen. In mir kämpfte der Ärger über meine eigene Unsicherheit im Umgang mit den Schwestern mit dem Groll über die Selbstherrlichkeit des Pflegepersonals. Meine negativen Gefühle wurden allerdings abgemildert durch die Erinnerung an Teresas enttäuschtes Gesicht, als ich ihre Hilfe ausgeschlagen hatte. An meinem Umgang mit den Pflegenden würde ich jedoch noch feilen müssen. Das Ausfüllen der Arztrolle erforderte irgendwie mehr als nur medizinische Kompetenz. Davon hatte man uns an der Uni allerdings nichts erzählt. Und so war ich zu Beginn meiner Tätigkeit vor ein paar Wochen in jeden erdenklichen Fettnapf getappt. Zum Beispiel hatte ich allen, die mir über den Weg liefen, das »Du« angeboten. Die Zeiten der »Halbgötter in Weiß« waren schließlich vorbei, dachte ich. Ich wollte ein umgänglicher Typ sein, auf keinen Fall arrogant wirken. Vielleicht war es aber auch nur meine eigene Unsicherheit gewesen, das Bedürfnis, gemocht zu werden. Jedenfalls war es ein Fehler gewesen, wie ich im Nachhinein festgestellt hatte. Die meisten Schwestern hatten mich nur spöttisch gemustert und waren einfach beim »Sie« geblieben. Im weiteren Verlauf hatte ich festgestellt, dass Schwestern generell eher auf Autorität und klare Anweisungen standen. Meine gelegentlichen Fragen nach ihrer Meinung zu bestimmten Fällen waren mit Bemerkungen wie »Sie sind doch der Arzt!« zurückgespielt worden. Gegenüber den älteren Ärzten, besonders denen mit Ober- oder Chef-Zusatz, wurde dagegen eher gekuscht. Dafür wurde dann hinter ihrem Rücken über sie gelästert. Vielleicht war es das alte »Akademiker-gegen-Nichtakademiker«-Spiel, das wohl überall gespielt wird, wo Menschen verschiedener Bildungsgrade und Einkommensgruppen eng zusammenarbeiten. Vielleicht war Hierarchie im Krankenhaus aber auch einfach wichtiger, als ich dachte. Ich war mir noch nicht sicher.

Nachdem ich die sterilen Handschuhe endlich gefunden hatte, hetzte ich zurück ins Zimmer von Herrn Wolf. Als ich eintrat, blickte er demonstrativ auf seine Armbanduhr. Offensichtlich hatte ich ihn zu lange warten lassen. Ich strich meinen verrutschten Kittel glatt, schob die Brust vor, zog die Schultern nach hinten und schlüpfte wieder in meine Rolle. Herr Teeg, der Arzt ihres Vertrauens!

»Hallo, Herr Wolf, Verzeihung, dass es etwas länger gedauert hat. Wir hatten noch einen Notfall.«

Da war sie ja, die nächste Lüge! Die übliche Ausrede für Wartezeiten, so viel hatte ich schon gelernt.

»Aber jetzt geht es los. Bitte legen Sie sich auf den Rücken und machen den Bauch frei. Keine Angst. Ich gucke erst mal mit dem Ultraschallgerät und erkläre Ihnen alles, was ich mache.«

Herr Wolfs Blick war eher misstrauisch als ängstlich. Aber er legte sich wie gewünscht auf sein Bett. Dabei wackelte sein massiger Bauch wieder wie Pudding hin und her. Ich steckte das Ultraschallgerät ein und betätigte den »On«-Knopf. Summend setzte sich das Gerät in Gang, auf dem Bildschirm erwachte die graue Mattscheibe zum Leben. Ich nahm mir den Schallkopf für das Abdomen, drückte aus der beiliegenden Tube etwas Gel zur besseren Kontaktherstellung darauf und platzierte ihn in der Mitte des Oberbauchs von Herrn Wolf. Auf dem Bildschirm wich die graue Mattscheibe den Umrissen seiner Bauchspeicheldrüse. Sie »ritt« auf der Milzvene, und der Schwanz der länglichen Drüse »peitschte die Milz«, wie es in Fachkreisen hieß. Gut zu sehen. Normal.

Ich schwenkte den Schallkopf weiter nach rechts, wo sich die Leber befand, das größte und sonografisch schwierigste zu beurteilende Organ. Die Kontur war in Ordnung, ihr Gewebe minimal zu hell, also etwas verfettet, aber das war nichts Besonderes bei einem 70-jährigen Patienten. Die Gallenblase klebte von unten an der Leber dran, und bereits beim kurzen Überblickschallen konnte ich ein, zwei kleine Steinchen ausmachen – helle, scharfe Reflexe mit nachfolgendem Schallschatten, da die Ultraschallwellen die Steine nicht passieren konnten. Die Steine hatte Herr Wolf aber sicherlich schon länger, für seine Probleme taugten sie nicht als Erklärung. Im nächsten Schnitt zeigte sich die Pfortader normal weit, ihre Aufteilung ohne Besonderheiten. Zumindest soweit ich das beurteilen konnte. Die genaue Begutachtung der Pfortader war nämlich in meinem Einführungskurs-Ultraschall noch nicht Thema gewesen. Definitiv handelte es sich jedoch nicht um eine Zirrhose der Leber. So viel konnte selbst ich sagen. Mehr musste ich im Augenblick auch nicht wissen.

Allerdings war mir beim Scannen der Leber bereits der dunkle Randsaum rund um das Organ aufgefallen. Je weiter ich nach hinten schallte, desto deutlicher wurde er sichtbar. Als ich schließlich den Schallkopf Richtung Unterbauch schwenkte, wurde der ganze Bildschirm auf einmal dunkel. Beinahe schwarz. Ich zuckte ein wenig zusammen. Dann fiel mir ein, dass das, was ich sah, genau meiner Diagnose entsprach. Das Schwarze war Wasser. Nur: So viel hatte ich noch nie in einem Bauch gesehen. Dieser Bauch von Herrn Wolf war eine veritable Wasserbombe! Wenigstens würde die Punktion einfach werden. Vorbeistechen war ausgeschlossen.

Herr Wolf hatte mein Zucken natürlich bemerkt. Argwöhnisch, aber dennoch ruhig hatte er mein bisheriges Tun über sich ergehen lassen. Jetzt aber platzte es aus ihm heraus.

»Was ist? Was sehen Sie?«

»Das Schwarze auf dem Bildschirm, sehen Sie? Das ist Wasser. So wie wir vermutet haben. Das gehört dort nicht hin. Deswegen wollen wir das jetzt ablassen.«

Ich mühte mich, möglichst routiniert zu klingen. Um den Patienten zu beruhigen, benutzte ich das kumpelhafte »Wir«. Auch wenn eindeutig ich es war, der Herrn Wolf gleich eine Nadel in den Leib rammen würde. Vielleicht war es auch ein Pluralis Majestatis. Jedenfalls verstummte Herr Wolf vorerst wieder.

Ich erklärte Herrn Wolf, warum ich anschließend auf seinem Bauch herummalte, und machte mir seitlich am linken Unterbauch Markierungen für die Punktion. Ein Fadenkreuz, Treffer möglichst in der Mitte. Dann legte ich den Schallkopf zurück, wischte das Gel von Herrn Wolfs Bauch und legte mir die mitgebrachten Utensilien zurecht. Als ich fertig war, erklärte ich Herrn Wolf:

»Ich werde Ihren Bauch jetzt punktieren.«

Als ich seinen ängstlichen Blick bemerkte, ergänzte ich: »Es wird kaum wehtun. Als Erstes bekommen Sie von mir eine Betäubungsspritze in die Bauchhaut. Das könnte ein bisschen pieksen, danach dürften Sie vom weiteren Ablauf der Punktion nichts mehr mitbekommen. Das Ganze ist wie beim Zahnarzt«, fügte ich souverän lächelnd hinzu. »Eine kleine Spritze und dann merken Sie gar nichts mehr.« Herr Wolf lächelte nicht zurück.

Ich begann, großzügig Desinfektionsspray auf Herrn Wolfs Bauchhaut im Bereich des Fadenkreuzes zu versprühen und sah auf meiner Armbanduhr, dass es bereits kurz vor halb vier war. Ich würde mich beeilen müssen, um fertig zu sein, bevor Schlunk auftauchte.

Als ich die Spritze mit der Lokalanästhesie auf der Bauchhaut ansetzte, zitterten meine Finger leicht. Noch war es ein komisches Gefühl, einfach in den Körper eines Menschen hineinzustechen. Vor allem, wenn es kein klares Ziel gab, das man sehen konnte und treffen wollte wie bei einer Venenpunktion. Hier ging es einfach nur rein. Ab in die Tiefe. Wie bei einer Erdölbohrung.

Beim Eindringen der Nadel zuckte Herr Wolf kurz zusammen, blieb jedoch stumm. Ich setzte eine Hautquaddel, um die oberflächlichen Nerven zu betäuben, und stieß dann senkrecht nach unten. Ein leicht federnder Widerstand zeigte das Ende der Fett-

und Muskelschicht an. Das Peritoneum, auch Bauchfell genannt, das die meisten inneren Organe unterhalb des Zwerchfells umgibt, war erreicht. Dahinter lag das Wasser. Nochmals setzte ich eine Quaddel, um das mit vielen Nerven versehene Bauchfell und den bereits leicht das Gesicht verziehenden Herrn Wolf zu beruhigen. Die Spritze war jetzt fast leer. Mit einem letzten, beherzten Stich drang ich durch das Peritoneum. Gleichzeitig zog ich den Spritzenkolben zurück, und die Spritze füllte sich mit einer leicht gelblichen, urinähnlichen Flüssigkeit. Na bitte. Ascites.

Ich zog die Spritze wieder aus Herrn Wolfs Bauch heraus. Schließlich war das nur die Vorpunktion zur Betäubung gewesen. Die eigentliche Punktion würde mit einer deutlich dickeren Nadel erfolgen. Jetzt erst zog ich mir die sterilen Handschuhe über. Eigentlich wäre es korrekter gewesen, auch schon die Vorpunktion steril durchzuführen. Aber dazu hätte ich eine Assistenz benötigt, die mir die weiteren Gerätschaften steril angereicht hätte. Wie in den Arztserien: »Schwester, Tupfer bitte!« Nun hatte ich diese Option ja leider vergeigt. Also musste ich mir die für das weitere Vorgehen notwendigen Utensilien selbst so zurechtlegen, dass ich sie anschließend mehr oder weniger steril würde greifen können.

Als der Daumen zunächst im falschen Fingerloch landete, guckte Herr Wolf, der zwischenzeitlich ein wenig Vertrauen gefasst zu haben schien, wieder ungnädiger. Als ich anschließend die dicke Punktionsnadel vollständig aus ihrer Verpackung holte und dabei fast fallen ließ, pfiff er hörbar durch die Zähne. Dann starrte er die Nadel an. Mir stand der Schweiß auf der Stirn, mein Rücken war klatschnass. Die Uhr unter dem sterilen Handschuh an meinem Handgelenk musste inzwischen auf halb vier stehen. Doch darauf konnte ich jetzt keine Rücksicht nehmen. Außerdem passierte im nächsten Moment etwas, das die Zeit kurzzeitig stillstehen ließ.

Als ich die Punktionsnadel beherzt und mit einem »Plopp«-Laut im Bauch von Herrn Wolf versenkte und die Stahlkanüle zurückzog, war die Flüssigkeit, die mir durch den Plastikschlauch entgegenschoss, nicht mehr pissgelb, sondern blutrot. Durch den hohen Druck im Bauchraum spritzte sie in einem dicken Strahl auf die weiße Bettdecke von Herrn Wolf, wo ich vergessen hatte, ein Tuch unterzulegen. Herr Wolf schaute zunächst geschockt, dann begann er zu schreien. Weniger vor Schmerz als aus purer Panik. Ich sagte laut: »Scheiße«, und erinnerte mich im gleichen Augenblick daran, dass ich Herrn Wolf nicht aufgeklärt hatte. »Zu möglichen Risiken und Nebenwirkungen der Punktion fragen Sie Ihren Arzt oder Apotheker.« Vergessen.

Herr Wolf begann, unkontrolliert zu zappeln. Dadurch fiel der sterile Ansatzadapter, den ich eigentlich vor der Punktion am Ende des Ablaufschlauchs hätte platzieren sollen, zu Boden zusammen mit der herausgezogenen Stahlkanüle, die sich mit ihrer Spitze in meinen Schuh bohrte. Birkenstock. Zum Glück vorne geschlossen. Ich sprang auf, und der Strahl roter Flüssigkeit, die immer noch aus dem Bauch von Herrn Wolf spritzte, traf mich mitten auf Hemd und Hose, die sofort tiefrote Flecken bekamen. Herr Wolf schrie weiter. Die Tür ging auf. Schlunk stürmte herein.

Es war kurz nach halb vier.

PROF. DR. RENNER ODER
DIE PROBLEME DER OBEREN ETAGEN

Ungefähr zum selben Zeitpunkt muss Prof. Dr. Renner sich von seinem großen schwarzen Schreibtischstuhl erhoben und in Richtung unserer Station in Bewegung gesetzt haben. Vielleicht wollte er ein paar Privatpatienten die Hand schütteln. Oder einfach Präsenz zeigen und nach dem Rechten sehen. Schließlich war er der Klinikdirektor und Chefarzt. Wahrscheinlich war er gerade damit fertig geworden, die E-Mails seiner umfangreichen Korrespondenz zu beantworten. Damals, vor knapp zwei Monaten, als ich bei meinem Einstellungsgespräch zum bisher einzigen Mal in seinem überdimensionierten, mit dunklem Parkett ausgelegten Bürozimmer gewesen bin, hatte er mir erklärt, dass er 50 Mails täglich schreiben würde. Mindestens. Und das seien nur die wichtigsten. Die weniger Wichtigen würde er sowieso nicht beantworten. Und die Mittelwichtigen, hatte er maliziös lächelnd hinzugefügt, frühestens bei der zweiten Anfrage. Mir war klar geworden, warum meine Bitte um ein Vorstellungsgespräch erst bei der dritten E-Mail und zusätzlichem telefonischem Kontakt gehört worden war.

Der Rest des Gesprächs war dann allerdings positiv verlaufen. Prof. Dr. Renner hatte mir einige kurze Fragen zu meinen bisherigen Praktika, meiner Motivation und meinen Hobbys gestellt – das Übliche. Wenn ich ansetzte, seine Fragen zu beantworten, hatte er mich bald wieder unterbrochen und von sich selbst erzählt. Er fand sein eigenes Leben offensichtlich spannender als meins und erzählte Anekdoten aus seinen eigenen Studententagen, welche die etwas steife Vorstellungsgesprächsatmosphäre entspannten. Irgendwann im Laufe des Gesprächs war Prof. Dr. Ranner dann sogar dazu übergegangen, mir die Geschichten zu den zahlreichen, etwas lieblos in einer Glasvitrine ausgestellten Briefe dankbarer Patienten zu erzählen. Diesen waren offenbar jede Menge Sektflaschen und härtere Alkoholika beigefügt gewesen. Viele Flaschen waren mit kurzen Botschaften beschriftet, die von »Vielen Dank für alles!« bis hin zu einfach nur »Sieg!« reichten. Alle Flaschen waren, wie Prof. Dr. Renner betonte, ungeöffnet. Mit seinem schwer zu deutenden Lächeln hatte er erklärt, dass er die Flaschen früher oder später seinem Kollegen Prof. Dr. Dr. Henstein weiterreichen werde. Der würde sie dann schon leeren. Wie ich mir später hatte sagen lassen, stammten diese Briefe meist von älteren Damen, bei denen Prof. Dr. Renner wie jeder Chefarzt, der etwas auf sich hält, Schlag hatte. Schließlich war er Professor. Außerdem sah er für seine 63 Jahre noch gut aus, auch wenn er nicht mehr viele Haare hatte und einen etwas eigenwilligen Backenbart trug. Später sollte ich außerdem erfahren, dass Prof. Dr. Renner ein großer Charmeur sein konnte. Zumindest bei seinen Patientinnen.

Auf die Briefe war Prof. Dr. Renner besonders stolz. Jedenfalls schien er die Patienten, die ihm geschrieben hatten, alle noch zu kennen. Ein exotisch aussehender Brief stammte von einem rumänischen Patienten mit Dickdarmkrebs. Er hätte sich immer gewundert, wie der einfache Mann mit seiner Leidenschaft für Bienen sich die Privatsprechstunde beim Chefarzt und die Medikamente für die Chemotherapie hatte leisten können. Umso mehr, dass er ihn immer in bar bezahlt hätte. Das ganze Geld hätte dann allerdings auch nichts genutzt. Der Mann war nach acht Monaten gestorben und hätte damit nur knapp über der statistischen Lebenserwartung eines Patienten mit bereits metastasiertem Dickdarmtumor gelegen – eines untherapierten Patienten wohlgemerkt, wie Prof. Dr. Renner aufrichtig betroffen berichtet hatte. Unter Ausschöpfung aller derzeit möglichen Therapieverfahren, läge – wie ich sicher wissen würde – die durchschnittliche Überlebensdauer von Dickdarmkrebspatienten inzwischen bei bis zu 24 Monaten. Ich hatte eifrig genickt, um meine Wissenslücken zu überspielen. Prof. Dr. Renner war dann fast leidenschaftlich geworden. Eine mittlere Lebenserwartung von 24 Monaten würde immerhin bedeuten, dass manche Patienten noch deutlich länger lebten. Das Ganze sei ein wirklich großer Erfolg für die onkologische Therapie. Prof. Dr. Renner blickte nun fast trotzig, und ich hatte das Gefühl, dass er eine ähnliche Begeisterung von mir erwartete. Ich hatte mich redlich bemüht, die richtige Mischung aus Mitgefühl für den Patienten, Bewunderung für Prof. Renner und professioneller Abgeklärtheit zu finden. Es schien mir ganz gut gelungen zu sein. Am nächsten Tag hatte mich seine Sekretärin angerufen. Ich hatte den Job. Und so war Prof. Dr. Renner mein oberster Vorgesetzter geworden. Das absolute Oberkommando sozusagen.

Dass das Oberkommando knapp zwei Monate später ausgerechnet in dem Moment um die Ecke des Stationsflures biegen musste, als ich ihn blutverschmiert entlangstürmte, war ziemlich schlechtes Timing. Mir gelang gerade noch eine Vollbremsung.

Verdattert blickte ich Prof. Dr. Renner an. Meine Gedanken rasten. Was hatte der Chef hier zu suchen? Schließlich war heute Dienstag. Die wöchentliche Chefvisite, bei der er mich letzte Woche wieder einmal zusammengefaltet hatte, fand mittwochs statt. Normalerweise bereiteten wir uns sorgfältig auf seinen Besuch vor und sahen zu, dass die Station auf Vordermann war. Davon konnte im Augenblick aber keine Rede sein. Mein Kittel war blutverschmiert, mein Gesicht schweißnass, und mein Atem ging schnell. Und zwei Zimmer weiter lag Herr Wolf und hatte vermutlich eine innere Blutung.

Ich wollte eigentlich nur so schnell wie möglich Flexülen, Blutabnahmeröhrchen und vor allem eine Schwester holen und dann wieder zurück ins Zimmer. Das hatte Schlunk mir schließlich aufgetragen. Als er ins Zimmer gekommen war und mich schockgefrostet neben dem immer noch spritzenden Bauch von Herrn Wolf stehen sah, hatte er mich eine Sekunde lang ungläubig angestarrt. Dann hatte er die Situation wie üblich schnell begriffen und sofort gehandelt. Er hatte sich Handschuhe aus der Box an der Wand genommen, war ans Bett getreten und hatte die dicke Asciteskanüle einfach aus Herrn Wolf herausgezogen. Plopp. Der Blutstrahl war versiegt. Das Bettlaken war allerdings inzwischen überwiegend rot verfärbt, und auf dem Boden hatte sich eine kleine Pfütze gebildet. Dann hatte Schlunk Herrn Wolf und mir mit bewundernswert ruhiger Stimme erklärt, dass vermutlich eine Einblutung in den Ascites stattgefunden habe, eventuell ausgelöst durch die Punktion. Das komme schon mal vor und sei meist harmlos. Blut färbe Flüssigkeiten nun mal sehr schnell rot, wie jeder wisse, der schon einmal einen Tropfen in ein Glas Wasser gegeben hätte. Der Blutverlust selbst sei meistens unbedeutend.

Herr Wolf war sichtlich beruhigt gewesen, dass sich endlich ein richtiger Arzt um ihn kümmerte und offensichtlich gewillt, jede Erklärung zu akzeptieren. Hauptsache, sie klang kompetent. Schlunk war fortgefahren, dass man jetzt trotzdem und nur vorsichtshalber ein Blutbild machen und, nur für den Fall, dass es – innerlich – weiterbluten würde, Blutkonserven einkreuzen werde. Dafür müsse man noch ein Röhrchen mehr abnehmen und es an die Blutbank schicken, damit diese gegebenenfalls die richtigen Konserven für Herrn Wolf auswählen könne. Außerdem würde

Herr Wolf Flüssigkeit über die Vene bekommen, da er vorerst nichts essen und trinken sollte.

Es war das typische Vorgehen bei einer inneren Blutung. Zunächst benötigt man große Flexülen in den Venen, um schnell viel Blut und Flüssigkeit in den Körper des Patienten hineinzubekommen Dann macht man ein Blutbild, um zu sehen, wie viele rote Blutkörperchen der Patient verloren hat. Das ist das Entscheidende, die Flüssigkeit lässt sich viel leichter wieder ersetzen.

Anschließend bestimmt man die Gerinnungswerte, um zu überprüfen, ob der Körper ausreichend in der Lage ist, die Blutung wieder abzudichten. Das hätte ich eigentlich vor der Punktion checken müssen. Hatte ich aber vergessen. Und so musste ich lügen, als Schlunk mich nach den Gerinnungswerten fragte. Ich behauptete einfach, dass sie okay gewesen seien, und betete, dass das auch stimmt.

Als Nächstes lässt man Vollelektrolyt- oder Kochsalzlösung in den Patienten laufen, um sich nicht nur auf die körpereigene Blutdruckstützung verlassen zu müssen. Über die Hälfte der fünf bis sechs Liter Blut des Menschen lässt sich durch Kochsalztröpfe ersetzen, ohne dass der Patient einen wirklichen Schaden davonträgt. Erst wenn der Blutverlust größer ist, wird es kritisch, und man benötigt fremdes Blut. Dafür schickt man ein Blutröhrchen des Patienten an die Blutbank, die seine Blutgruppe bestimmt und zur Kontrolle ein bisschen seines Blutes mit dem passender Konserven vermischt. Vermengen sich die beiden Blutanteile ohne Probleme, werden diese Konserven dem Patienten zur Verfügung gestellt.

Eine solche Konserve ist allerdings kein Vollblut, wie es dem edlen Spender aus der Vene läuft, sondern ein Erythrozytenkonzentrat, das nur noch aus roten Blutkörperchen, »Erys« genannt, besteht. Die »Erys« sind jene Zellen, die den Sauerstoff durch die Blutbahn transportieren und ihn im Gehirn, im Herz und im Rest des Körpers abliefern. Die anderen Blutzellen und das Plasma des Spenderblutes benötigt man zunächst nicht, sie sind zuvor abgefiltert worden. Das ist auch besser verträglich.

Ansonsten könnte man den Spender und den Empfänger ja auch gleich zusammenschließen. In den Lehrbüchern finden sich Bilder von den Anfangszeiten der Blutübertragung, auf denen zwei Menschen über ihre Armvenen mit einem roten Schlauch verbunden sind. An der Uni hatte ich sogar einmal ein Bild gesehen, auf dem ein Patient an ein Schaf angeschlossen war. Das ist für den Patienten ohne Zweifel tödlich verlaufen. Schaferythrozyten würde das menschliche Blut sofort als fremd erkennen und killen. So wie es auch menschliche Erys der falschen Blutgruppe erkennt und tötet, indem es sie angreift und zum Platzen bringt. Das nennt man Transfusionszwischenfall, wenn so was passiert. Mit dem Ergebnis, dass es dem Patienten meistens sehr schlecht geht – zum Glück ist das heutzutage sehr selten geworden. Wenn das alles nicht hilft und man eine Blutung mit diesen Maßnahmen nicht in den Griff bekommt, dann ist das Internistenlatein am Ende, und man muss den Chirurgen holen, damit dieser den Patienten aufschneidet und nachsieht, was da eigentlich blutet und anscheinend nicht von selber aufhören will. Aus diesem Grund sollte Herr Wolf vorerst nichts mehr essen und trinken. Das war besser für die eventuelle Narkose.

Als ich von Schlunk hinausgeschickt worden war, um die Blutabnahmeröhrchen und die übrigen Notwendigkeiten zu holen, hatte ich den Ablauf, den ich Jahre später aus dem Effeff beherrschen sollte, noch nicht internalisiert. Und ich war heilfroh gewesen, dass Schlunk das Kommando übernommen hatte. Jetzt wollte ich so schnell wie möglich seine Anweisungen ausführen, damit der Horror mit Herrn Wolf ein Ende nahm.

Prof. Dr. Renner konnte ich dabei definitiv nicht gebrauchen. Ich murmelte eine Begrüßung, sagte, dass ich es gerade furchtbar eilig hätte und wollte mich an ihm vorbeidrücken. Prof. Dr. Renner erschien die Situation jedoch interessant, und er entschied, den Chef raushängen zu lassen.

»Herr Teeg! Einen Moment! Was ist los? Und was haben Sie gemacht, dass Sie so aussehen?«

Während er irritiert meinen blutverschmierten Kittel begutachtete, lief ich rot an. Mein Gestammel von der fehlgeschlagenen Ascitespunktion, die wir nun aber im Griff hätten, klang zugegebenermaßen wenig überzeugend. Renner unterbrach mich auch prompt und wies mich an, mit ins Arztzimmer zu kommen. Mein Versuch zu widersprechen wurde mit chefärztlicher Gestik im Keim erstickt.

Als wir ins Arztzimmer traten, herrschte das übliche Chaos. Überall lagen angefangene Arztbriefe, unbeantwortete Krankenkassenanfragen, unfertige Rehabilitationsanträge und noch auszufüllende Studienunterlagen herum. Dazu leere Kaffeebecher, schmutzige Gläser, halbgegessene Schokoladenriegel. Das war aber noch nicht alles. Inmitten des ganzen Durcheinanders stand eine schlanke Person in weißem Kittel und blätterte lustlos in einem Papierstapel. Es war Privatdozent Dr. Ranner, der Oberarzt der Station. Siedendheiß fiel mir die Besprechung der neu aufgenommenen Patienten wieder ein, die eigentlich vor zehn Minuten hätte beginnen sollen. Ich konnte mein Pech kaum fassen. Wenn es eine Person gab, die für mich die Lage noch komplizierter machen konnte, kam nur der Oberarzt infrage. Voilà. Hier war er.

Privatdozent Dr. Ranner war nach Prof. Dr. Renner mein zweithöchster Vorgesetzter. Somit würden gleich beide Chefs Zeuge meines Versagens werden. Doch damit nicht genug. Das Verhältnis zwischen Chef- und Oberarzt war äußerst schwierig. Schon die Ähnlichkeit der beiden Namen führte oft zu Verwechslungen. Das war beiden nicht recht. Prof. Dr. Renner war es wichtig, dass er als Chefarzt wahrgenommen wurde, und bestand auf seinem Professorentitel. Ranner hielt er insgeheim vielleicht für einen Wichtigtuer, von dem er sich abgrenzen wollte. Für ihn war Ranner wahrscheinlich jemand, der von klinischer Medizin keine Ahnung hatte. Oder zumindest wenig. Ein Laborfuzzi. Wahrscheinlich gefiel ihm der Gedanke nicht, dass Ranner schon aus biologischen Gründen sein Nachfolger werden könnte, was die ganze Klinik vermutete und ihn schon als solchen behandelte. Schließlich war Dr. Ranner deutlich jünger als Prof. Dr. Renner, so Anfang/Mitte 40. Und bis jetzt war in seiner Karriere alles glattgelaufen. Immer war es steil nach oben gegangen. Beste Noten, Auszeichnungen, Stipendien. Forschungsaufenthalt in Amerika, Harvard. Alles wie im Bilderbuch. Jetzt war er seit fünf Jahren Privatdozent. In der akademischen Hierarchie bedeutete dies, dass er sich habilitiert und damit die Voraussetzung geschaffen hatte, Professor zu werden. Sein Antrag auf eine »APL«, eine außerplanmäßige Professur, lag nun allerdings schon seit einigen Monaten beim Habilitationsausschuss. Renner dürfte darüber nicht traurig gewesen sein.

Konnte man ja auch verstehen. Wer will schon einen zweiten Professor neben sich in der Klinik haben. Dazu kam, dass Dr. Ranner, wie man sich erzählte, dem Chefarzt auch persönlich ein Dorn im Auge war. Das lag allerdings nicht an der Bilderbuchkarriere. Auch nicht daran, dass Ranner so gar nichts von einem Revoluzzer hatte – etwas, das Prof. Dr. Renner nach seinem eigenen Dafürhalten immer ausgezeichnet hatte. »Der Revoluzzer, der doch noch Professor wurde.« Dieses Selbstbild trug Prof. Dr. Renner gerne vor sich her und machte ab und an irgendetwas Verrücktes, um es zu polieren. Ging zu irgendwelchen antifaschistischen Demos. Oder rauchte heimlich auf dem Klinikbalkon, nur halb bemüht, dass es keiner merkte. Altachtundsechziger halt.

Ganz anders Ranner. Er war Jahrgang 1967 und schwul. Zumindest glaubten das alle. Keine Frau, keine Kinder, kein Privatleben, dabei gepflegt und gut aussehend. Außerdem war bekannt, dass er längst Klinikchef in der Provinz hätte werden können. Wollte er aber nicht. Er wollte lieber in der Stadt bleiben. Na, hallo! Warum wohl? Die jüngeren Schwestern wollten ihn manchmal bei nächtlichen Ausflügen gesehen haben, wie er in einem angesagten Klub in Lack und Leder die Tanzfläche gerockt hätte. Ganz sicher waren sie sich nicht, es war ziemlich dunkel gewesen. Aber es passte alles zusammen.

Doch auch das war es nicht, was Prof. Dr. Renner an ihm störte. Renner war aufgeklärt, tolerant und immer noch »Grünen«-Wähler. Die sexuelle Orientierung eines Menschen war ihm egal. Nein. Der Grund, warum er Ranners Professur seit Monaten sabotierte, war ein anderer. Prof. Dr. Renner fühlte sich von Ranner verraten. Das wichtigste Kriterium für akademisches Ansehen in der medizinischen Welt sind nämlich nicht die Dr.- oder Prof.- Titel vor dem Namen. Die sind vor allem in der Außendarstellung wichtig. Also gegenüber Nichtakademikern, Patienten, Angehörigen, Schwestern, Putzpersonal. Die eigentliche Währung in der Welt der akademischen Elite sind Impact-Punkte. Diese Punkte bekommt man durch die Veröffentlichung von Artikeln, in denen man seine Forschungsergebnisse darstellt. Nicht in irgendwelchen Tageszeitungen natürlich, sondern in »Peer reviewed journals«, Fachzeitschriften, wo die Ergebnisse von ebenso gebildeten Kollegen bewertet werden, bevor die Zeitschrift sie veröffentlicht. Nur wenn die Kollegen zu der Ansicht kommen, dass die Qualität und die Relevanz der Ergebnisse mit der Qualität und der Relevanz der jeweiligen Zeitschrift übereinstimmen, gibt es die Druckfreigabe. Die Anzahl der Impact-Punkte für die jeweilige Veröffentlichung bemisst sich am Renommee der Zeitschrift. Die Zeitschriften wiederum werden danach gerankt, wie oft die in ihnen erschienenen Artikel in anderen wissenschaftlichen Artikeln zitiert werden. Danach also, was für einen »Impact« sie haben. Ein etwas kompliziertes, aber letztlich logisches System. Die besten Journals, wie zum Beispiel *Nature* oder *Science*, haben so um die 30 Impact-Punkte. Das traditionell wichtige *New England Journal of Medicine* hat immerhin noch 25. Das *Deutsche Ärzteblatt* bewarb sich zu Beginn meiner Zeit im Krankenhaus gerade darum, überhaupt gerankt zu werden, und würde im Erfolgsfall wahrscheinlich einen Impact-Faktor von eins Komma irgendwas bekommen.

Für einen Mediziner bedeutet dieses System, dass die Zeit, die man am Krankenbett verbringt, sich negativ proportional zum akademischen Erfolg verhält. Für das eigene Renommee ist es besser, im Labor zu stehen und zu forschen. Meistens mit Mäusen. In den letzten Jahren haben sich Knock-out-Modelle durchgesetzt. Bei ihnen schaltet man einzelne Gene bei den Mäusen aus und guckt, was passiert. Meist sind es Gene, von denen man vermutet, dass sie bei der Entstehung von bestimmten Krankheiten eine Rolle spielen oder die Wirkung bestimmter Medikamente beeinflussen. Dann beobachtete man, was mit den Knock-out-Mäusen geschieht und wie sie sich verhalten. Ob sie bestimmte Symptome bekommen oder nicht. Ob sie früher sterben oder später. Oder man tötet sie gleich und untersucht dann bestimmte Parameter.

Das hehre Ziel der Forschung besteht darin, all die Ergebnisse letztlich wieder ans Krankenbett zurückzubekommen. Zu den Menschen. Zumindest werden all die Anträge für Forschungsstipendien an die Deutsche Forschungsgemeinschaft oder sonstige Stiftungen so begründet. An der Heilung von Mäusen ist schließlich niemand interessiert. Es geht um den Menschen. Und natürlich um die Karriere des Forschers.

Dr. Ranner nun hatte es geschafft, seine Mausergebnisse in dem bereits erwähnten *New England Journal of Medicine* zu veröffentlichen. 25 Impact-Punkte. So viele auf einmal hat Prof. Dr. Renner in seiner ganzen Laufbahn nicht erreicht. Das wirklich

Schlimme daran war jedoch, dass Dr. Ranner ihn in dem Artikel nicht genannt hat. Traditionellerweise gehört es nämlich zum guten Ton, seinen Klinikdirektor bei seinen Artikeln als Koautor anzugeben, damit auch der die Punkte bekommt. Als Arbeitgeber des forschenden Arztes ist er schließlich derjenige, der ihm das ganze Geforsche überhaupt erst ermöglicht, indem er Räumlichkeiten, Personal und Arbeitszeit zur Verfügung stellt und mit Rat und Tat zur Seite steht.

So sah es jedenfalls Prof. Dr. Renner, obwohl der sich aus Traditionen ja eigentlich nicht viel machte. Er trug zum Beispiel meist Leinen- statt Maßanzüge, aufgemotzt durch bunte Krawatten. Ranner trug dagegen manchmal sogar Fliege und sah die Sache mit der Koautorenschaft vermutlich auch sonst ein wenig anders. Schließlich hatte er sein Forschungsgeld selbst eingeworben, und zwar direkt vom Ministerium. Sonderforschungsbereich »Chronisch entzündliche Darmerkrankungen«. Auch zahlte er seine Leute selbst, von der medizinisch-technischen Assistentin bis zur Laborleiterin. Er entrichtete sogar Miete für seine Räumlichkeiten. Dr. Ranner würde sich hüten, seine Projektideen mit Prof. Dr. Renner zu teilen. Geschweige denn die Autorschaft an dem *New England Journal*-Artikel. Warum auch? In spätestens zwei Jahren würde Prof. Dr. Renner in Rente gehen. Dann würde der ganze Laden ihm gehören.

Und so war ich nicht überrascht, als Dr. Ranners Miene noch eine Spur finsterer wurde, als er den Chefarzt erblickte. Prof. Dr. Renner wiederum schien durchaus erfreut, seinen Rivalen untätig in einem unaufgeräumten Arztzimmer herumsitzen zu sehen, während junge Assistenzärzte blutverschmiert über die Stationsflure stürmten. Anscheinend witterte er die Gelegenheit, dem unliebsamen Oberarzt eine reinzuwürgen. Schließlich fiel alles, was auf dieser Station geschah, in dessen Verantwortungsbereich. Prof. Dr. Renner wies auf mich und fragte:

»Dr. Ranner, könnten Sie mir bitte sagen, was der Kollege hier veranstaltet?«

Erstaunt musterte Dr. Ranner meine rot-weiß gesprenkelte Erscheinung. Prof. Dr. Renner hatte ihn überrumpelt. Er wusste nicht, was er sagen sollte. Eine ungemütliche Stille stellte sich ein. Zum Glück öffnete sich in diesem Moment erneut die Tür, und Nina platzte atemlos herein. Offensichtlich hatte auch sie den Termin mit Dr. Ranner verschwitzt. Im Gegensatz zu mir schien sie die Anwesenheit der beiden Alphamännchen jedoch nicht im Mindesten zu beeindrucken. Sie reagierte blitzschnell.

»Oh, so hoher Besuch in unserer bescheidenen Hütte. Womit kann ich dienen?«

Um keinen der beiden zu bevorzugen, blickte sie erst Prof. Dr. Renner, dann Dr. Ranner an. Schließlich wusste auch sie um die Rivalität der beiden. Insgeheim jedoch war ihr, wie sie mir einmal gesagt hatte, Dr. Ranner lieber. Er würde sie nicht immer so gierig ansehen wie der Chef. Dann fiel ihr Blick auf mich. Ihr Lächeln erstarb.

Ninas Auftritt hatte Dr. Ranner genug Zeit verschafft, sich wieder zu sammeln. Er erwachte aus seiner Erstarrung und sagte zu mir: »Herr Teeg, würden Sie uns bitte aufklären, was hier los ist?«

Mein Kopf dröhnte. Erneut trug ich meine Geschichte von der fehlgeschlagenen Ascitespunktion vor und merkte, wie unglaubwürdig sie klang. Renner, Ranner und Nina guckten mich mit großen Augen an. Als ich geendet hatte, ging Prof. Dr. Renner ohne weitere Fragen mit demonstrativ hochgezogenen Augenbrauen und dem Hinweis, er müsse wohl selbst mal nach dem Rechten sehen, aus dem Zimmer.

Mir war übel. Ich verspürte erst Panik, dann Zorn. Wieso musste das mir passieren, wo ich doch einfach nur alles hatte richtig machen wollen? Dieses dumme Missgeschick war der erste und einzige Fehler, der mir in meinen ersten fünf Wochen unterlaufen war. Und nun würde ihn nicht nur jeder Arzt und jede Schwester auf meiner Station, sondern die ganze Klinik inklusive meines Chefs erfahren. In Ermangelung eines eindeutigen Schuldigen machte ich in meiner Wut zur Hälfte Schlunk, zur anderen Hälfte Herrn Wolf verantwortlich. Schlunk, weil er mir nicht geholfen und mich die Punktion alleine hatte machen lassen, obwohl ich das eigentlich noch gar nicht konnte. Herrn Wolf, weil er mich verunsichert hatte. Und weil er so einen Scheißbauch hatte, aus dem statt pissgelbem Ascites irgendein blutgetränktes Zeug rauskam.

Während das Selbstmitleid in mir tobte, starrte ich Prof. Dr. Renner hinterher, der inzwischen auf dem Flur verschwunden war. Ich hatte keine Ahnung, was ich tun sollte. Sollte ich den ganzen Kram holen, den Schlunk mir aufgetragen hatte, oder sollte ich Prof. Dr. Renner folgen? Hilflos blickte ich zu Nina. Mit einer Mischung aus Entsetzen und Mitleid sah sie zurück. Dann blickte sie plötzlich zu Boden, und ich glaubte, ein Grinsen auf ihrem Gesicht zu erkennen. Mein Blick wanderte weiter zu meinem Oberarzt. Bisher hatte sich Dr. Ranner mir gegenüber immer fair verhalten. Dinge, die ich nicht wusste, hatte er sachlich erklärt, Fehleinschätzungen ohne Überheblichkeit korrigiert und mich sogar ein-, zweimal motiviert. Schlunk sprach von »Welpenschutz« und behauptete, dass ich Dr. Ranner schon noch kennenlernen würde. Jetzt verriet Dr. Ranners Blick eine Mischung aus Mitgefühl und Verachtung. Immerhin erkannte er mein Problem. Er nickte mit dem Kopf in Richtung des Zimmers von Herrn Wolf. Dann schob er mich sogar leicht zur Zimmertür.

»Na los, Herr Kollege, es scheint ja Klärungsbedarf zu geben!«

Ich erwachte aus meiner Starre. Gemeinsam beeilten wir uns, Prof. Dr. Renner einzuholen. Nina kam auch mit. Aus Anstand, aus Mitgefühl, aus Schadenfreude. Warum auch immer.

Das Zimmer von Herrn Wolf sah genauso aus, wie ich es verlassen hatte. Herr Wolf lag immer noch mit vorgestrecktem, rot verschmiertem Bauch auf seinem tiefroten Laken. Auch die kleine Blutlache am Boden war immer noch da. Schlunk hatte ein paar Papierhandtücher auf sie geworfen, die an den Rändern bereits leichte Krusten bildeten. Das sprach immerhin für eine intakte Gerinnung, schoss es mir durch den Kopf, und ich spürte einen Anflug von Erleichterung. Als mich die Blicke von Schlunk und Herrn Wolf trafen, war es damit aber wieder vorbei. Meine unerwartet lange Abwesenheit hatte anscheinend nicht zur Entspannung der Lage beigetragen. In Schlunks Gesicht stand unverhohlener Ärger. Immerhin bewirkte das unerwartete Auftauchen von Chef- und Oberarzt, dass Schlunk der Anschiss im Halse stecken blieb. Bevor er etwas sagen konnte, wollte Prof. Dr. Renner von ihm wissen, was hier bitte schön passiert sei.

Schlunk brauchte einige Sekunden, um sich zu sammeln. Als er schließlich anfing zu sprechen, rechnete ich mit dem Schlimmsten. Zu meiner Überraschung kam ich jedoch erstaunlich gut weg. Schlunk blieb souverän und betonte die Notwendigkeit einer Punktion aufgrund neu aufgetretenem Ascites bisher ungeklärter Ursache. Diese sei von mir nach Überprüfung der Gerinnungswerte und sorgfältiger Aufklärung des Patienten völlig korrekt durchgeführt worden. Leider, aber auch interessanterweise, hätte sich blutige Flüssigkeit entleert, bei der es sich höchstwahrscheinlich um eingebluteten Ascites handeln würde. Daher die Flecken und die zugegebenermaßen vorhandene Sauerei. Das Ganze sei aber gleich behoben, und man werde der Sache weiter auf den Grund gehen.

Bei dem Wort »Aufklärung« hatte Dr. Ranner kurz in meine Richtung gesehen. Ich hatte möglichst unangestrengt auf Herrn Wolfs Bauch geguckt. Prof. Dr. Renner wirkte halb erleichtert, dass anscheinend kein Schatten auf das ärztliche Vorgehen seiner Klinik gefallen war, halb unglücklich ob der entgangenen Gelegenheit zum geheiligten chefärztlichen Zorn. Er entschuldigte sich bei Herrn Wolf und erklärte das entstandene Chaos mit der Unerfahrenheit des jungen Kollegen, der – wie jetzt auch Herr Wolf erfuhr – erst fünf Wochen dabei war. Dann machte er die Sache für mich noch peinlicher mit dem Hinweis, dass eine Ascitespunktion generell eine einfache Sache sei, die man oft sogar schon Studenten durchführen lasse. Letztlich rettete er meine Ehre notdürftig, indem er erklärte, dass es nichtsdestotrotz manchmal zu unvorhersehbaren Abweichungen kommen könne so wie in diesem, übrigens höchst interessanten Fall. Außerdem wäre er ja auch aufgeklärt worden. Herr Wolf hob fragend die Augenbrauen.

»Na, im Aufklärungsbogen, den Sie unterschrieben haben?!«, erklärte ihm Prof. Dr. Renner. Misstrauisch geworden sah er in meine Richtung und fragte dann: »Wo ist denn der Bogen, Herr Teeg? Darf ich ihn mal sehen?«

Wieder bekam ich Panik. Verzweifelt blickte ich zu Herrn Wolf. Das war mein Glück. Herr Wolf, der bisher noch gar nicht zu Wort gekommen war, erwiderte meinen Blick. Nicht bösartig oder rachsüchtig. Eher verständnisvoll. Dann sagte er laut:

»Die Aufklärung habe ich weggepackt. Ich habe aber alles gelesen und unterschrieben. Und ich habe inzwischen auch verstanden, was passiert ist. Es ist schon in Ordnung. Aber ich würde es begrüßen, wenn ich jetzt andere Laken bekäme!«

Ich schluckte. Selten hatte ich so viel Dankbarkeit gespürt. Dafür, dass Herr Wolf für mich gelogen hatte. Und auch für Schlunk, der mich ohne jeden Tadel rausgehauen hatte. Als die Schwester die Laken gewechselt hatte und sowohl Chef- als auch Oberarzt die Biege gemacht hatten, überprüfte ich im Computer die Gerinnungswerte von Herrn Wolf. Sie waren normal. Zumindest so normal, dass es okay gewesen war, in seinen Bauch hineinzustechen. Zum ersten Mal seit fünf Wochen fühlte ich mich wieder leicht. So leicht, wie ich mich als Student gefühlt hatte, wenn ich nicht gerade jemandem das Herz gebrochen, ein miese Klausur geschrieben oder sonst irgendein beschissenes Problemchen hatte, das spätestens nach einer durchzechten Nacht wieder verschwunden gewesen war.

ASSISTENTENLEBEN ODER DER ALLTAG DER KLINIK

Der Rest der Woche verlief unspektakulär und war geprägt von der üblichen Routine. Mein Arbeitstag begann um 7.30 Uhr mit der Verwandlung von einem Normalsterblichen in einen strahlend weißen Lebensretter. Der blutverschmierte Kittel war noch am Tag der fehlgeschlagenen Punktion im Wäschesack verschwunden. Als erste ärztliche Tätigkeit standen die Blutabnahmen bei den Patienten auf unserer Station an. Eigentlich sollte diese Aufgabe von der Pflege übernommen werden, was diese jedoch erfolgreich verweigerte. Also machten es die jüngeren Assistenzärzte – ein Relikt aus der Zeit, als die Assistenten zu Beginn ihrer ärztlichen Laufbahn noch eineinhalb Jahre im Status eines »Arztes im Praktikum« arbeiten mussten und schlechter bezahlt waren als jede Schwester. Diese Zeiten waren – dem Ärztemangel sei Dank – zum Glück vorbei. Nur das Blutabnehmen war irgendwie an den Assistenzärzten hängen geblieben. Oft konnte man es jedoch »weiterturfen« und an die Medizinstudenten delegieren, die regelmäßig unsere Station bevölkerten, um ihre Praktika abzuleisten. Keine schlechte Lösung, vor allem für die Klinik, denn die Praktikanten wurden für ihre Arbeit gar nicht bezahlt. Man musste es ihnen lediglich ein-, zweimal zeigen, dann konnte man sie machen lassen. Try and error. Jeder von uns hatte es irgendwann so gelernt, schließlich konnte nicht viel passieren. Die Pflegekräfte dagegen, die mussten immer erst irgendeinen Kurs besuchen und ein Zertifikat ablegen. Quasi licence to kill. Das war natürlich absurd. Wenn eine Schwester es denn mal versuchte und scheiterte, schickte ich halt wieder einen Studenten.

Während diese also versuchten, die Venen unser Patienten zu finden, widmeten wir Ärzte uns den Arztbriefen jener Patienten, die an diesem Tag entlassen wurden. Meist kam man nicht weit, weil das Blutabnehmen dann doch irgendwo nicht klappte oder man feststellte, dass es an diesem Tag mehr Neuaufnahmen als Entlassungen gab und man versuchen musste, ein freies Bett auf der zumeist vollbesetzten Station zu organisieren. Spätestens um acht Uhr ließen wir alles stehen und liegen und hetzten zwei Etagen höher zur Frühbesprechung. Sie fand in einem schmucklosen, engen Raum statt, in dem sich sich mehrere Reihen älterer Stühle, ein Fernseher mit DVD-Abspielgerät und, als Relikt aus der vordigitalen Zeit, ein langer Röntgenschirm mit extra starker Lichtquelle befanden. Inoffiziell hatte jeder seinen Stammplatz. In der vorderen Stuhlreihe nahmen immer die Oberärzte Platz. Dr. Ranner zum Beispiel saß immer ganz rechts außen. Daneben war der Stuhl von Oberarzt Dr. Schlauch, dem Chef der Endoskopie. Er war deutlich älter als Ranner und eine Art Urgestein der Abteilung. Trotzdem verstand Dr. Ranner sich gut mit ihm. Zumindest war er der Einzige, mit dem er sich duzte. Neben Dr. Schlauch wiederum war der Platz des dicken Dr. Möricke, dem offiziell die Ultraschallabteilung unterstand, von dem aber keiner genau wusste, was er den ganzen Tag so trieb. Nicht selten war er unauffindbar, auch bei der Frühbesprechung blieb sein Stuhl oft leer. Dies wiederum war von Vorteil, da es in der ersten Reihe nur sechs Stühle gab, unsere Abteilung aber insgesamt sieben Oberärzte besaß. Wenn, was selten vorkam, alle anwesend waren, wurden eifrig Stühle gerückt, während man einander eilfertig versicherte, dass es doch egal sei, wo man sitze. Am Ende saßen die

Oberärzte trotzdem alle in der ersten Reihe, die aufgrund der erhöhten Stuhlzahl dann eine leicht ovale Form bekam.

Und so war es ein bisschen peinlich gewesen, als die Sekretärin mich an meinem ersten Arbeitstag um kurz vor acht in das Besprechungszimmer gelotst und ich unbedarft in der ersten Reihe Platz genommen hatte. Als die Oberärzte einer nach dem anderen eintrafen, hatten sie mich irritiert angesehen, während ich sie strahlend anlächelte. Da offensichtlich keiner von ihnen wusste, wer ich war und was ich hier wollte, hatte keiner etwas gesagt. Ich hätte ja auch wichtig sein können. Die anderen Assis in den hinteren Reihen hatten ein wenig getuschelt, doch im Überschwang meines ersten Arbeitstages bezog ich ihr Geflüster nicht auf mich. Zum Glück kamen an dem Tag nur fünf Oberärzte zur Frühbesprechung, sodass es in der ersten Reihe genug Platz für alle gab. Lediglich Dr. Meckel, auf dessen Platz ich mich gesetzt und ihn damit gezwungen hatte, auf den Platz des durch Abwesenheit glänzenden Dr. Möricke auszuweichen, schien mir die Sache nachzutragen. Zumindest hatte er mich seitdem keines Blickes durch seine randlose Brille mehr gewürdigt. »You never get a second chance to give a first impression«, wie man so schön sagt.

Um kurz nach acht betrat Prof. Dr. Renner den Raum. Um eventuellen Nachzüglern eine faire Chance zu geben, kam er meist ein bis zwei Minuten zu spät. Dafür war er dann umso ungnädiger, wenn jemand noch später kam als er. Der Chef setzte sich auf einen Stuhl ganz vorne, Gesicht seiner Mannschaft zugewandt. Quasi Frontalunterricht. Zunächst mussten die Assistenten in den hinteren Reihen kurz erzählen, was am Vortag und in der Nacht passiert war. Am wichtigsten waren die neu aufgenommenen Patienten: Wie viele es waren, warum sie gekommen waren, ob es Probleme gab. Die konnten dann gleich geklärt werden, und im besten Fall fand man auch gleich einen Schuldigen. Meistens liefen die Besprechungen eher unspektakulär ab. Manchmal waren sie aber auch wirklich hilfreich. So waren die morgendlichen Zusammenkünfte zum Beispiel die einzige Chance, mit Dr. Schlauch zu verhandeln, bevor dieser für den Rest des Tages hinter seinen Schläuchen verschwand. Zum Beispiel, wenn man kurzfristig eine endoskopische Untersuchung benötigte. Meistens musste man mit ihm nicht lange diskutieren. Ich hatte den Eindruck, dass der gutmütige, etwas zottelige Schlauch froh um jede Öffnung war, in die er seine Rohre einführen konnte. Verpasste man diese Chance, musste man direkt in der Endoskopie anrufen und bei den Schwestern bitten und betteln. Die waren vor allem froh, wenn sie pünktlich Feierabend hatten. Deswegen war dann ein ganzes Repertoire an Charme, Beschwörungen und Drohungen gefragt, das dennoch oft genug erfolglos blieb.

Nach der Frühbesprechung kehrten alle zur Visite auf ihre Stationen zurück. Gemeinsam mit Schlunk als Stationsarzt und der zuständigen Schwester ging ich alle Patienten ab, die derzeit in meiner Betreuung waren. Wir sahen nach, wie es dem Patienten ging, regulierten seine Medikamente rauf oder runter und besprachen mit ihm das weitere Prozedere. So lief die Visite zumindest bei uns Internisten. Die Chirurgen standen zu dieser Zeit längst im OP-Saal und schnitten den Ersten auf. Bei ihnen dauerte die Visite knapp 15 Minuten und lief eher so nach dem Prinzip rein-raus. Außerdem fand sie auch viel früher statt, meist gegen 7.15 Uhr. Schließlich drängelten schon die Anästhesisten, die den ersten Patienten bereits narkotisiert hatten und endlich den Chirurgen im OP-Saal sehen wollten. Aber so war das nun mal. Der Job der Chirurgen war das Operieren, nicht das Quatschen. Für die Kommunikation mit dem Patienten waren eher wir zuständig, die Innere. Unserer Meinung nach ging es natürlich nicht nur ums Quatschen, sondern vor allem ums Denken. Und in unseren Augen waren die Chirurgen nicht immer die hellsten Kerzen am Christbaum. Das Urteil war vielleicht etwas pauschal, aber wie jeder Spott hatte es schon einen wahren Kern. Egal. Die Arbeitsteilung war sinnvoll. Deswegen dauerte unsere Visite allerdings auch nicht nur 15 Minuten, sondern meist so um die drei Stunden.

An besonderen Tagen kam zur Visite der Ober- oder gar der Chefarzt dazu. Bei Kassenpatienten meist einmal pro Woche. Der Höhepunkt der Woche war die Chefvisite, die immer am Mittwoch stattfand. Während die Patienten dem Tag, an dem der oberste Gott in Weiß an ihr Bett treten würde, meist freudig entgegenfieberten, bedeutete die Chefarztvisite für die Belegschaft, dass die ganze Station zum Rapport antreten musste. Alle waren sie dabei: die betreuende Schwester, die Stationsschwester, die Hilfsschwestern, alle Assistenten und die studentischen Praktikanten. Dazu die Ernährungsberaterin und die Physiotherapeutin, falls der Chefarzt eine spezifische Frage haben sollte. Manchmal war auch der Pfarrer dabei. Man konnte schließlich nie wissen. Wie ein König mit seinem Hofstaat zog Prof. Dr. Renner dann von Krankenzimmer zu Krankenzimmer, in denen ein entsprechendes Getümmel herrschte. Visuell ein echter Traum in Weiß, olfaktorisch eher ein Albtraum. Mit trockenem Mund und, in meinem Fall, schwitzig nassen Händen mussten die Assistenzärzte dem Chef dann ihre Patienten vorstellen – in strukturiertem und geschliffenem Vortrag versteht sich. Helfen durfte keiner.

In gewisser Weise war der Ablauf der Chefvisite als Demütigung angelegt, als Einschleifen der Hierarchie. Old School. Immerhin war das deutsche Arztwesen aus dem Militär hervorgegangen. Auch heute vertreten viele Chefärzte die Ansicht, dass sie ihren Assistenten nur mittels massiven Drucks etwas beibringen können. Moderne Motivationstheorien spielen am Krankenbett keine Rolle. Da ich im Umgang mit Autorität so meine Probleme hatte, bekam ich anfangs bei den Chefvisiten regelmäßig mein Fett weg.

In den ersten beiden Wochen hatte mein Fehler darin bestanden, dass ich zu spät gekommen war. Ich war einfach nicht rechtzeitig mit der Arbeit fertig geworden. Der Chef erwartete allerdings, dass alle schon auf ihn warteten und bereit standen, wenn er gegen neun Uhr auf die Station kam. Ich hatte das erst nicht so ernst genommen. Schließlich kam er selbst oft erst gegen 9.15 Uhr, sodass die halbe Klinik eine Viertelstunde untätig rumstand. In der ersten Woche hatte ich ein Gespräch mit dem Angehörigen eines Patienten nicht rechtzeitig zu Ende gebracht. In der zweiten Woche hatte ich mich von einem Patienten bequatschen lassen, noch rasch seinen Arztbrief fertigzustellen, weil er unbedingt noch vor der Visite gehen wollte. In beiden Fällen hatte das Ganze zu einem Donnerwetter noch vor Betreten des ersten Zimmers geführt. Daraufhin hatten mich Dr. Ranner und Schlunk gemeinsam in die Mangel genommen und mir den Kopf gewaschen. So viel Gegenwind hatte schließlich meinen renitenten Geist gebrochen. Von da an war ich pünktlich gewesen und hatte brav zusammen mit den anderen auf Prof. Dr. Renner gewartet.

Trotzdem wurde es nicht wirklich besser. In der nächsten Woche war die Visite zu Beginn zwar einigermaßen harmonisch verlaufen und der Chef hatte sogar einige positive Bemerkungen über die Entwicklung seiner Assistenten fallen lassen. Auch wenn er dabei eigentlich immer Nina angesehen hatte, hatte er doch im Plural gesprochen. Somit durfte ich mich auch angesprochen fühlen. In dem letzten von mir betreuten Zimmer wollte Prof. Dr. Renner dann allerdings irgendeinen Laborwert von mir wissen, den ich ihm nicht liefern konnte. Da der Patient zur Entlassung anstand, hatte ich es dummerweise nicht für nötig gehalten, vor der Visite den Laborwertverlauf auszudrucken, obwohl dies eigentlich zum Standard der Chefvisite zählte. Einer der Studenten war sofort losgesprintet, um die Laborwerte auszudrucken, aber das hatte die erneute Explosion nicht mehr verhindern können.

Beim gemeinsamen Frühstück nach der Visite hatte Prof. Dr. Renner mich keines Blickes gewürdigt und sich ganz der schönen Nina gewidmet.

Und so ging es weiter. Chefvisiten waren irgendwie nicht mein Fall. Beim nächsten Mal unterzog mich Prof. Dr. Renner unversehens einer Wissensabfrage. Er fragte nach dem Caroli-Syndrom, ich beschrieb ihm dummerweise das Leriche-Syndrom. Ersteres betrifft eine angeborene Anomalie der Gallenwege, Letzteres beschreibt einen Verschluss des unteren Teils der Hauptschlagader des Körpers. Ich wunderte mich noch, warum mich alle so verständnislos ansahen, stand aber zu lange auf der Leitung. Prof. Dr. Renner hatte sich immerhin belustigt gezeigt und die günstige Gelegenheit genutzt, den wissbegierigen Studenten sein überlegenes chefärztliches Wissen zu präsentieren.

Danach war ich etwas demütiger geworden und die nächste Chefvisite verhältnismäßig entspannt verlaufen. Dies führte aber nur dazu, dass ich wohl dachte, mir wieder mehr erlauben zu können. Jedenfalls war die Situation eine Woche darauf dann gleich wieder eskaliert. Prof. Dr. Renner hatte eine von mir betreute, etwa 40-jährige Patientin rektal nachuntersucht, und sein Finger hatte einen vermeintlichen Polypen ertastet, der mir vorher nicht aufgefallen war. Ich konnte mir nicht vorstellen, dass ich das »übersehen« haben sollte, und versuchte zu widersprechen. Anfängerfehler. Schließlich ging es nicht um Wahrheit, sondern um Anerkennung von Autorität. Dr. Ranner war noch auf meinen Fuß gestiegen, um mich zu bremsen, aber er kam zu spät.

»Als ich die Patientin gestern untersucht habe, ist da nichts gewesen«, entfuhr es mir im Brustton der Überzeugung. Es trat eine unangenehme Stille ein. Alle Augen waren auf Prof. Dr. Renner gerichtet. Mir wurde mulmig zumute, und meine eben noch felsenfeste Überzeugung wankte. Die Anzahl der Popos, die ich bisher untersucht hatte, war dann doch überschaubar, und eigentlich hatte ich noch nie einen Polypen getastet. Deswegen hatte ich im Grunde keine Ahnung, wie sich das anfühlen sollte, so eine Schleimhautvorwölbung im Enddarm. Prof. Dr. Renners Finger hingegen war durch unzählige Popos geschult.

Die Situation spitzte sich weiter zu, als die Patientin, die bisher durch die öffentliche Betastung und die Diskussion über das Geschehen in ihrem Enddarm eingeschüchtert schien, laut und leicht panisch fragte, was der Assistenzarzt denn da übersehen hätte. Meine Unsicherheit wich einer Mischung aus Scham und Zorn, da ich der Ansicht war, die Patientin bisher gut betreut zu haben. Immerhin nahm Prof. Renner seine Fürsorgepflicht anscheinend genauso wichtig wie seine Profilierungslust. Er erklärte der Patientin, dass am Ende ihres Darms etwas zu tasten sei, wahrscheinlich ein kleiner Polyp, höchstwahrscheinlich harmlos. Für ungeübte Hände sei er äußerst schwer zu entdecken, deswegen sei dem unerfahrenen Assistenten keineswegs ein Vorwurf zu machen. Eben darum würde er die Befunde seiner jungen Assistenten regelmäßig persönlich nachkontrollieren. Als guter Chefarzt würde er Wert darauf legen, regelmäßig auch klinisch zu arbeiten, anstatt immer nur im Labor zu stehen und zu forschen, wie viele Kollegen das ja tun würden. Die Patientin solle sich auf jeden Fall keine Sorgen machen. Gleich nach Beendigung der Visite würde er mit ihr und dem jungen Kollegen in die Endoskopieabteilung gehen und nachsehen, was sich da in ihrem Enddarm verborgen hielt.

Während Prof. Dr. Renner seinen Sermon vom Stapel ließ, war sein Blick, der zunächst vertrauensvoll lächelnd auf der Patientin geruht hatte, langsam gewandert. Als Renner über die forschenden Kollegen hergezogen war, hatte sein Blick spöttisch und ein bisschen böse auf Dr. Ranner gelegen. Schließlich war er auf mir gelandet und dort kalt und herrisch zur Ruhe gekommen. Ich war ziemlich blass geworden.

Prof. Dr. Renner erhob sich vom Bett der Patientin, von dem aus er als Einziger sitzend gesprochen hatte. Die noch etwas betretene Schar weißer Kittel taperte hinter ihm her, als er das Zimmer verließ und seine Visite in den letzten drei Zimmern der Station fortsetzte. Hier war er mit seinem Hofstaat jeweils nur kurz verweilt, da irgendwie alle – inklusive ihm selbst – auf das große Finale in der Endoskopie gespannt waren. Das war zumindest mein Eindruck, der vielleicht aber auch nur meine eigene Anspannung widerspiegelte. Wahrscheinlich war der von mir empfundene »Showdown«-Charakter ziemlich übertrieben. Was hatte ein Chefarzt gegenüber einem Assi schon zu verlieren?

Nach dem Ende der Visite durften jedenfalls alle, die »was lernen wollen«, wie der Chefarzt sich ausdrückte, mit nach unten in die Endoskopie kommen. Die Studenten folgten willig, und auch die Schwesternschülerinnen sahen sich in der Pflicht, ihre Wissbegierde zu bezeugen. Sogar die eine oder andere Schwester wollte sich das Spektakel nicht entgehen lassen. Auch Nina kam mit, wahrscheinlich wollte sie auch noch was lernen. Prof. Dr. Renner schien das Schauspiel sichtlich zu genießen, als wir mit mindestens zehn Leuten und dem Bett mit der Patientin darin in der verdutzten Endoskopieabteilung aufschlugen. Die Patientin wirkte hingegen ziemlich irritiert ob der Aussicht, uns das Innere ihres Popos jetzt auch noch auf einem Bildschirm präsentieren zu müssen. Nachdem wir uns alle zusammen in einen der Endoskopieräume gequetscht hatten, dankte Prof. Dr. Renner der verdutzten Patientin immerhin, dass sie uns alle an dieser Untersuchung teilhaben ließ. Dann führte er ihr höchstpersönlich das Rektoskop in den Anus ein. Auf den Bildern, welche die Kamera an der Spitze des Geräts auf den Bildschirm warf, zeigte sich dann allerdings – nichts. Nur normale Rektum- und Dickdarmschleimhaut. Lediglich die vorderseitige Schleimhaut, die an die Vagina grenzt, schien ein wenig ausgebeult. Prof. Dr. Renner bewegte das

Rektoskop hektisch hin und her, wohl in der Erwartung, doch noch etwas zu finden. Als er mehrmals an der Ausbeulung vorbeigeschrammt war, fragte die Patientin schließlich in trockenem Ton, ob ihr Tampon seine Untersuchungen womöglich behindern würde. Sie könne ihn dann gerne herausnehmen. Dann zog Prof. Dr. Renner das Rektoskop heraus, tastete noch mal mit dem Finger. Er wirkte ehrlich verblüfft, als er feststellte, dass er im Zimmer anscheinend ihren Tampon ertastet hatte!

Ich konnte meinen Triumph nicht auskosten, so sehr schämte ich mich irgendwie für ihn. Renner rettete sich, indem er erklärte, dass dieser Fall ein exzellentes Beispiel für die Notwendigkeit sei, Befunde und Diagnosen immer wieder zu überprüfen, und dass er nie geahnt hätte, wie sensibel seine tastenden Finger nach all den Jahren klinischer Erfahrung anscheinend selbst auf kleinste Unregelmäßigkeiten reagierten. Natürlich widersprach ihm niemand, aber es half nichts. Als Nina und ich die Patientin wieder nach oben auf unsere Station schoben, fasste sie zusammen: »Das war ja wohl viel Lärm um nichts.« Ich musste grinsen.

Zunächst hatte ich befürchtet, dass die Geschichte mir nachhängen und Prof. Dr. Renner mir sein Missgeschick irgendwie in die Schuhe schieben würde. Dem war erstaunlicherweise aber nicht so. Es schien, als hätte Prof. Dr. Renner das Ganze nach einigen Tagen schon wieder vergessen. Oder verdrängt. Ich folgerte, dass auch bei uns Ärzten zwischen beruflichem Erfolg und der Fähigkeit, sich mit Niederlagen, Demütigungen oder Ähnlichem nicht weiter aufzuhalten, ein Zusammenhang bestehen musste. Prof. Dr. Renner jedenfalls besaß diese Fähigkeit anscheinend im Übermaß. Im Verdrängen von unangenehmen Dingen war er jedenfalls mindestens so gut wie bei der rektalen Untersuchung. Entsprechend liefen die Visiten genauso weiter wie bisher und blieben für uns Assistenten genauso wie für die Patienten das Highlight der Woche.

In dieser Woche fiel die Chefvisite allerdings glücklicherweise aus. Prof. Dr. Renner war außer Haus und auf irgendeinem Kongress, der Tagung einer Fachgesellschaft, im Urlaub oder was weiß ich. Unglücklich war darüber jedenfalls niemand. Selbst Verena, die dem Chef gegenüber stets ergebene, etwa 50-jährige Stationsschwester mit Pudelfrisur, schien sich darüber zu freuen.

Und so verliefen unsere Visiten diese Woche ruhig und harmlos. Das Übliche. Probleme mit Magen, Darm, Leber, Galle, Bauchspeicheldrüse. Akute Entzündungen, chronische Entzündungen, Blutungen, gutartige Tumore, bösartige Tumore. Schlunk ließ mich machen. Obwohl wir nicht mehr darüber gesprochen hatten, hatte sich unser Verhältnis seit der Sache mit der verpatzten Punktion deutlich gebessert. Ich war ihm immer noch dankbar. Gleichzeitig hatte ich das Gefühl, meine Lektion gelernt zu haben und keine weitere Belehrung mehr zu benötigen. Schlunk schien es ähnlich zu sehen. Für Herrn Wolf war die Punktion letztlich auch gut ausgegangen. Die Blutbildkontrollen am gleichen und am nächsten Tag hatten keinen relevanten Abfall seines roten Blutfarbstoffs gezeigt. Es war also zu keiner größeren Blutung gekommen und wohl doch nur ein kleineres Gefäß gewesen, das ich mit der dicken Kanüle getroffen hatte, und die Blutung hatte von selbst aufgehört. Glück für mich. Und natürlich für Herrn Wolf. Aber auch ein Arzt denkt eben zuerst an sich. Zumindest die meisten.

Weniger Glück schien Herr Wolf mit seiner Diagnose zu haben. Die ersten Analysen seines Bauchwassers hatten ergeben, dass sich Zellen darin befanden. Und zwar verdammt viele. Viel mehr, als man bei einer einfachen Entzündung erwarten würde. Die hohe Anzahl ließ darauf schließen, dass es sich bei ihnen eigentlich nur um Tumorzellen handeln konnte, die sich in den Ascites abgesondert hatten. Die Arbeitsdiagnose lautete also Krebs. Welche Art von Krebs wussten wir noch nicht, das wurde gerade in der Pathologie untersucht. Aber die Tatsache, dass die Zellen im Ascites schwammen, bedeutete, dass der Krebs seine bösartigen Zellen mithilfe des Bauchwassers über alle Organe spülte, die sich in der Bauchhöhle befanden. Einen Tumor, der bereits Zellen ins Bauchwasser abgesetzt hat, kann man nicht mehr heilen. Zumindest ging die Chance gegen null. Mit anderen Worten: Herr Wolf hatte schlechte Karten.

Bei der Visite am Tag nach der Punktion wollte Herr Wolf es genau wissen. Wir drucksten herum. Das heißt, ich druckste herum, und Schlunk ließ mich gewähren. Er verlangte, dass ich »meine« Patienten alleine betreute, also auch die Ergebnisse der Untersuchungen mit ihnen besprach. Ich tat mein Bestes, aber zu Beginn einer ärztlichen Laufbahn ist so ein Arzt-Patienten-Gespräch eher Schauspielerei. Zumindest für den Arzt. Mit Herrn Wolf war es besonders schwer. Die schiefgelaufene Punktion hatte uns irgendwie verbunden. War es ohnehin schon hart genug, einem Menschen sein vermutlich sicheres Todesurteil mitteilen zu müssen, kostete es mich bei Herrn Wolf alle Überwindung.

Und so spielte ich auf Zeit und versuchte, ihn zu vertrösten. Die letzte Gewissheit, dass die Zellen im Bauch von Herrn Wolf tatsächlich bösartig waren, stand schließlich noch aus. Und ich wollte mir der tödlichen Diagnose hundertprozentig sicher sein, bevor ich sie Herrn Wolf verkündete. Nix mit »Vielleicht handelt es sich um …« oder »Es könnte sein, dass …«. Am Ende würde es womöglich doch ganz anders kommen, und ich wäre wieder der doofe Anfänger. Das würde mir diesmal nicht passieren. Immerhin hatte die Pathologie mir versprochen, dass es Freitag ein erstes Ergebnis geben werde. Bis dahin würde auch noch eine computertomografische Untersuchung, auch CT genannt, des Bauches, des Beckens und des Thorax, also des Brustraums, erfolgen, um etwas über die Herkunft der Zellen im Bauchwasser zu erfahren. So erzählte ich es Herrn Wolf und rettete mich mit dem

Vorschlag, Freitagvormittag, eventuell zusammen mit meinem Oberarzt, zu ihm zu kommen, um das Ergebnis sowie die daraus abzuleitenden Schritte zu besprechen. Die Wörter »Tumor« oder »Krebs« nahm ich nicht in den Mund.

In Wahrheit ging es bei den Untersuchungen bereits um die sogenannte »Primärtumorsuche«. Wir wollten herausfinden, wo der Herd saß, der die Zellen produzierte und ins Bauchwasser abgab. Vielleicht saß dieser ja sogar im Brustkorb und hatte von dort in den Bauchraum gestreut. Oder, wahrscheinlicher, er saß im Bauchraum und hatte seine Tochtergeschwülste nicht nur ins Bauchwasser, sondern auch in den Brustraum gesetzt. Deswegen untersuchten wir den Thorax gleich mit. Zu meiner Erleichterung fragte Herr Wolf nicht weiter nach. Vorerst war er zufrieden, dass etwas getan wurde.

Umso leichter war es dafür bei Herrn Petzold. Der war nämlich nicht mehr da. Das CT seines Beckens hatte, wie von Schlunk vermutet, einen perianalen Abszess gezeigt. Eine seiner Fisteln hatte sich mit Stuhl gefüllt. Das Ganze hatte sich entzündet, als die Bakterien im Kot angefangen hatten, das umliegende Gewebe zu infiltrieren. Schließlich wollten auch sie weiterleben und nicht in der Scheiße sterben. Klingt jetzt vielleicht etwas derb, ist aber nun mal Prinzip des Lebens. Jeder will weiterleben, auch Mikroben. Und der Körper von Herrn Petzold auch. Um den Millionen von Bakterien Herr zu werden, hatte er sie abgekapselt und einen Abszess gebildet, letztlich eine Art von Höhle, aus der sie so leicht nicht mehr rauskommen würden. Auf diese Weise versuchte er, sie vom übrigen Körper fernzuhalten. Es war dasselbe Prinzip wie bei einem Pickel, da tut der Körper das Gleiche, nur in kleinerem Maßstab. Leider war dem Körper von Herrn Petzold das Absondern der Bakterien nicht ganz gelungen. Einzelne Bakterien hatten es geschafft, in die Blutbahn zu gelangen. Deswegen hatte er Fieber und Schüttelfrost bekommen und fühlte sich mies.

Die überwältigende Mehrheit der Bakterien jedoch war in der vom Körper geschaffenen Abszesshöhle abgekapselt. Entsprechend hatte der zu Hilfe gerufene Chirurg Herrn Petzold gleich mitgenommen, um den Abszess aufzuschneiden und einen Abfluss für die Bakterien und den mit ihnen vermischten Eiter zu schaffen. Dieser Eiter besteht übrigens aus weißen Blutkörperchen, die die Bakterien bekämpft haben und dabei gestorben sind. Das nur so am Rande. Die toten Helden und die Fäkalbakterien mussten jedenfalls aus dem Körper raus. Das wusste schon der alte Hippokrates: »Ubi pus, ibi evacua!«, hatte der gesagt. Frei übersetzt: »Wo Eiter ist, da muss man hineinschneiden!« Das gilt bis heute. Einer der wenigen Grundsätze der Medizin, der sich wohl nie ändern wird. Pickel ausdrücken ist also schon okay.

Herr Petzold war noch am gleichen Tag operiert worden. Der Abszess am Po wurde gespalten und eine Lasche eingelegt. Die Lasche war wichtig, damit das Loch nicht gleich wieder zuwuchs und sich eine neue Abszesshöhle bildete. Und so lag Herr Petzold nun auf der Chirurgie und war sozusagen deren Patient geworden. Eigentlich naheliegend, wenn die Kollegen von der Chirurgie seinen Aufenthalt auf ihrer Station ein wenig über Gebühr verlängern würden, damit sich die OP und der sonstige Aufwand in der »ILV«, der internen Leistungsverrechnung zwischen den Abteilungen, für sie lohnen und das Entgelt für die Behandlung nicht allein unserem Konto zugeschrieben wurde. Im Moment war Herr Petzold auf der Chirurgie aber ohnehin gut aufgehoben. Wunden, Abszesse, Laschen, alles frisch Operierte – das konnten die Chirurgen einfach besser.

Immerhin erfuhr ich von Schlunk, dass meine Blutkulturen tatsächlich erfolgreich gewesen waren. Ich hatte Bakterien erwischt! Einige von ihnen waren just in dem Moment durch Herrn Petzolds Blut geschwommen, als ich mit meiner Nadel in seine Vene gestochen hatte. Sie hatten sich in dem Nährboden der Blutkulturflasche vermehrt und waren in dem warmen Kulturschrank der Abteilung für Mikrobiologie zu einer ganzen Kolonie herangewachsenen, sodass die Kollegen von der Mikrobiologie sie schließlich identifizieren konnten. Sie hatten Enterokokken gefunden, genauer »Enterokokkus faecalis«, passend zur Herkunft aus dem Darm. Obwohl diese Keime nicht als typische Abszessbildner gelten und auch sonst nicht sonderlich aggressiv sind, mussten sie die Infektion hervorgerufen haben.

Die einzig mögliche Alternative wäre gewesen, dass ich vor der Blutabnahme meine Hände nicht ordentlich gewaschen hatte, als ich das letzte Mal auf dem Klo gewesen war, und so die Nadel kontaminiert hatte. Dann hätten wir nicht Enterokokken aus dem Abszess von Herrn Petzold angezüchtet, sondern irgendwelche aus meinem eigenen Darm. Aber das war natürlich höchst unwahrscheinlich und fast schon eine Unterstellung. Schließlich wusch ich meine Hände immer ordentlich und desinfizierte sie mehrfach täglich mit Alkohol. Das gehört sich schließlich so im Krankenhaus. Dafür gab es sogar eine Aktion. Sie hieß »Saubere Hände« und überall im Krankenhaus hingen Plakate, gesponsort vom Bundesministerium. Im Zuge dieser Aktion wurde die Menge an Handdesinfektionsmittel, die jede einzelne Station bestellte, gezählt und miteinander verglichen. Dann machte man folgende Rechnung auf: Wenn jeder Druck auf den Desinfektionsspender soundso viel des Mittels verbrauchte und eine bestimmte Zahl von Drücken entsprechend eine Flasche leerte, sodass diese nachbestellt werden musste, konnte man, wenn man dann noch die Zahl der Mitarbeiter einer Abteilung berücksichtigte und das Ganze durch die Anzahl der Tage des untersuchten Zeitraums teilte, beinahe haargenau sagen, wie oft jeder einzelne Mitarbeiter sich pro Tag die Hände desinfizierte. Ziemlich clever. Und es funktionierte. Zumindest solange keiner das nachbestellte Desinfektionsmittel einfach wegkippte. Aus Versehen natürlich. Oder weil man bei den Sitzungen der Hygienekommission nicht als die Ferkelstation dastehen wollte.

Davon abgesehen war die Aktion tatsächlich sinnvoll. Schließlich hatten Ärzte, die sich nicht ordentlich die Hände identifizierten, schon einiges Unheil über ihre Patienten gebracht. Zwar waren die Zeiten des alten Prof. Semmelweiß längst vorbei, als die Herren Doktoren in der Universitätsklinik von Budapest noch ohne Handschuhe an ihren kaum konservierten Leichen herumschnitten und danach direkt in den Kreißsaal zur Untersuchung der Gebärenden hetzten. Das war Letzteren damals nämlich äußerst schlecht bekommen. Dafür hatte es dem Prof. Semmelweiß die Aufklärung des Übertragungsweges bakterieller Infektionen ermöglicht und einiges an Ruhm eingebracht. Seit damals hat sich einiges geändert. Aber bis heute lässt sich nachweisen, dass der Arzt im Krankenhaus und das sonstige Krankenhauspersonal die Hauptüberträger für die sogenannten Krankenhausinfektionen sind, die als »Killerkeime« regelmäßig Schlagzeilen machen. Solche Publicity will natürlich kein Krankenhaus haben. Deswegen gab es die Aktion »Saubere Hände«. Und ich hielt mich dran. An meinen Händen würde keiner sterben. Zumindest nicht an den dort befindlichen Keimen.

Schlunk hatte mir schließlich erklärt, dass bei Herrn Petzold wahrscheinlich eine Mischinfektion vorlag und sich in der Abszesshöhle nicht nur Enterokokken, sondern alle möglichen Keime aus dem Darm versammelt hatten und ins Blut schwemmten. Als ich mit meiner Kanüle ankam, waren eben gerade ein paar Enterokkokken vorbeigeschwommen. Deswegen war die anfängliche »kalkulierte« Antibiose auch nicht verändert worden. Kalkulierte Antibiose bedeutet, dass man zwei oder drei Antibiotika auf einmal gibt, um alles an Bakterien zu treffen, was als Gegner infrage kommt. Wenn man den Gegner identifiziert hat, würde man die nicht passenden Antibiotika weglassen. Die »kalkulierte«

Antibiose wurde auf eine »gezielte« reduziert. Herr Petzold wurde jedoch vorerst weiterhin breit beschossen. So breit, dass man es kaum noch kalkuliert nennen konnte. Eher System Schrotflinte. Es hatte aber wohl geklappt. In Kombination mit der Abszessspaltung hatte die Antibiose bewirkt, dass es ihm inzwischen deutlich besser ging. Bald würde er wieder zu uns verlegt werden, wo wir ihn neu einstellen, die immunsuppressiven Medikamente verändern und ihn schließlich nach Hause entlassen würden. Bis zur nächsten Verschlimmerung. Morbus Crohn kann man bis heute nicht heilen.

Schließlich wurde es Freitag. Thank God, it's Friday, dachte ich und freute mich aufs Wochenende. Zwischen mir und dem Wochenende stand aber noch das Gespräch, dass ich Herrn Wolf versprochen hatte. Am Morgen war der Befund von der Pathologie gekommen. Maligne Zellen. Also bösartig, wie vermutet. Die Herkunft der Zellen war allerdings immer noch unklar. Alle gängigen Tumormarker, welche die Pathologen zur Identifizierung von Krebszellen verwendeten, waren unauffällig geblieben. Und die speziellere Immunhistochemie zur Herkunftsbestimmung stand noch aus. Im Befund des CTs von Thorax und Abdomen hatte sich auch kein Primärtumorherd gezeigt. Dafür hatte sich der Bauchfellsack, in dem der Ascites schwappte, deutlich verdickt präsentiert. An einzelnen Stellen betrug sein Wanddurchmesser fast zwei Zentimeter, während er im Normalzustand eigentlich kaum sichtbar war. Also klebte etwas auf den Sackwänden drauf. Anscheinend von beiden Seiten. Wahrscheinlich war es der Tumor. Was sollte es sonst sein.

Auch wenn immer noch nicht klar war, woher die malignen Zellen kamen, konnte die Diagnose »Krebs« damit als gesichert gelten. Und jetzt war es meine Pflicht, sie Herrn Wolf zu überbringen. Ein »Sie-haben-Krebs«-Aufklärungsgespräch hatte ich, genau wie die Ascitespunktion, noch nie gemacht und hoffte auf die Begleitung des Oberarztes. Dr. Ranner jedoch zeigte sich verhindert. Er hatte andere wichtige Dinge zu tun. Und Schlunk war sowieso der Meinung, dass ich das alleine könne. Schließlich sei ich Arzt, hatte er gesagt, irgendwas würde ich in den sechs Jahren Studium ja wohl gelernt haben. Hatte ich auch. Zum Beispiel hatte ich den als Wahlfach angebotenen Kurs »Überbringen schlechter Nachrichten« besucht. Er hatte im Wesentlichen aus Rollenspielen bestanden. Einer gab den Arzt, der andere den Patienten, danach Rollentausch. Damals hatten wir das alles nicht so ernst genommen. Es war nur ein Wahlfach, es gab keine Noten, es war Sommersemester, und draußen hatte die Sonne geschienen.

Als ich das Zimmer von Herrn Wolf betrat, fing es passenderweise an zu regnen. Ich erinnerte mich daran, dass uns im Kurs eingeimpft worden war, dem Patienten immer die Wahrheit zu sagen. »Die Wahrheit ist dem Menschen zumutbar«, hatte Ingeborg Bachmann geschrieben. Und das fand ich auch richtig. Andererseits durfte man ihm die Wahrheit auch nicht aufdrängen. Der Mensch hat auch ein Recht auf Nichtwissen. Also macht man es am besten so: Man formuliert die Diagnose und ihre Konsequenzen eindeutig, sodass jeder, der bei Verstand ist, es verstehen muss. Und zwar einmal. Ein zweites Mal nur auf Nachfrage oder wenn man das Gefühl hat, dass es beim ersten Mal nicht klar genug war. Aber ohne den Patienten mit der Nase noch mal reinzuschubsen in die Scheiße. Dazu hat man kein Recht. Schließlich ist man nicht der Richter über das Verhältnis des Patienten zur Wahrheit, sondern sein Arzt. Wenn jemand es nicht wissen will, auch gut.

Im Laufe meiner weiteren Jahre im Krankenhaus sollte ich feststellen, dass es viele Menschen dieser Sorte gibt. Menschen, die es mit der Wahrheit lieber nicht so genau nehmen. Das macht es leichter für sie und eigentlich auch für die Ärzte. Es spart Zeit und Kraft. Man muss die Patienten dann nicht wieder auffangen, nachdem man ihnen den Boden unter den Füßen weggezogen hat. Immerhin kommt es beim Patienten nach dem Überbringen der Nachricht manchmal zum totalen Zusammenbruch. Und bei den Angehörigen gleich mit. Das ist der Preis der Wahrheit. Und dann muss man ihnen wieder Halt und Hoffnung geben. Wenn es denn welche gibt. Aber die gibt es natürlich immer irgendwie. Schließlich können wir Ärzte auch nur mit Statistiken glänzen. »Von 100 Patienten mit dem gleichen Tumor im gleichen Stadium wie bei Ihnen leben nach fünf Jahren noch soundso viele«. Und wenn nach fünf Jahren schon alle tot sind, zitiert man eben die Drei-Jahres-Überlebensraten des Durchschnittspatienten. Aber was bedeutet der Durchschnittspatient, der Otto Normalverbraucher schon für den Einzelfall? Jeder Todgeweihte hofft, dass er die berühmte Ausnahme von der Regel ist. Der eine von den 100 Patienten, der nach fünf Jahren noch lebt, während die anderen 99 längst in die Grube gefahren sind. Egal wie irrig dieser Glaube ist, man darf ihn den Patienten nicht nehmen. Den Glauben, dass sie zu dem einen auserwählten Prozent gehören. Oder dass Beten hilft. Schließlich erzeugt es Hoffnung. Und die ist wichtig. Sie sollte immer zuletzt sterben.

Wie auch immer der Patient letztlich reagiert – das Überbringen schlechter Nachrichten ist verdammt hart. Im Laufe der Jahre war ich manchmal auch ganz froh, wenn ein Patient es nicht so genau wissen wollte. Das war zwar irgendwie feige, aber so war es nun mal. Wenn ich müde war, noch tausend andere Dinge zu erledigen oder einfach keine Lust, Zeit oder Kraft hatte, einen anderen aus dem tiefen Loch wieder rauszuziehen, in das ich ihn gerade selbst gestoßen hatte, beschwerte ich mich nicht. Ich war nun mal kein verdammter Gott in Weiß und wollte es auch nicht sein.

Dafür lernte ich im Laufe der Zeit die Momente, in denen der Arzt und der Patient der Wahrheit nicht aus dem Weg gingen, sondern ihr gemeinsam ins Gesicht sahen, auf eine eigentümliche Weise schätzen. Denn manchmal waren es klare, unglaublich reine Momente ohne Spiel, ohne Masken, in denen die ewige und unumgängliche Wahrheit der Vergänglichkeit sich Bahn brach. In diesen Momenten kam es mir vor, als würde sich der ganze schäbige Mief des Lebens auflösen und plötzlich das große Ganze sichtbar werden. Es waren nicht mehr Arzt und Patient, die dann voreinander standen als eine Art Partner im Geschäft mit der Krankheit. Für den kurzen Augenblick des Zusammenbruchs, bevor der andere sich zusammenriss und sein zerbröseltes Ich wieder zusammenstückelte, war ich nicht mehr der geschäftige, wissende, belehrende Arzt. Ich war ein kleines Menschlein wie er, das seinen eigenen großen Kampf genauso verlieren würde, irgendwann. Schwierig zu beschreiben. Aber es waren starke, große Momente. Auch wenn mir dabei immer zum Heulen zumute war.

Den ersten dieser Momente erlebte ich mit Herrn Wolf. Unsicher und umständlich hatte ich ihm die Ergebnisse der Untersuchungen geschildert und ihm gesagt, dass es, laut Statistik, keine Heilung für ihn geben würde. Egal woher die Tumorzellen letztlich kamen. Herr Wolf hatte mir schweigend zugehört. Als ich geendet hatte, blickte er mich fest an. Ich wurde nervös, hatte das Gefühl, festgenagelt zu werden, fliehen zu müssen. Doch ich blieb. Dann kullerte eine Träne aus Herrn Wolfs linkem Auge. Eine einzelne. Schließlich nahm er meine Hand. Nicht lange, nur einige Augenblicke. Aber es war lang genug, um ein tiefes Gefühl von Verbundenheit zu erzeugen. Zwei Menschen, die sich gegenseitig stützten, er mich mindestens genauso wie ich ihn. Schließlich entließ er mich und dankte mir für meine offenen Worte. Ich zog mich verwirrt, aber erleichtert zurück.

Als am Montag die endgültige Diagnose kam und einen »Peritoneal-Mesotheliom«, also einen primär vom Bauchfell ausgehenden, extrem seltenen Tumor auswies, begannen wir mit der Chemotherapie.

HERR WUTTKE ODER
»SEDARE DOLOREM DIVINUM EST«

Zwei Wochen nach dem Gespräch mit Herrn Wolf erwartete mich meine nächste große Prüfung. Mein erster Nachtdienst stand an. 24 Stunden nonstop im Krankenhaus, knapp 16 davon alleine.

Dabei hatte ich noch Glück. Da unsere Klinik viele spezialisierte Abteilungen besaß, war ich während der Nacht nur für die drei Stationen zuständig, die zu unserer Abteilung gehörten. Die anderen wurden über Nacht von ihren eigenen Ärzten betreut. Das war auch ganz gut so. Ich hätte schließlich keine Ahnung gehabt, was ich mit einem, sagen wir, plötzlich luftnötigen Lungentransplantierten auf der Pulmologie hätte machen sollen.

Die Kollegen in kleineren Krankenhäusern haben weniger Glück. Dort betreut der diensthabende Arzt der internistischen Abteilung nach 16.00 Uhr meist alle Stationen der Inneren und oft auch noch die Notaufnahme – und zwar alleine. Spätestens ab 22.00 Uhr, wenn der Spätdienst nach Hause geht, gibt es dann niemanden mehr, der ihm zur Seite steht. Das ist natürlich suboptimal, geht aber nicht anders, wenn man 24 Stunden, sieben Tage die Woche, 365 Tage im Jahr abdecken will. Schließlich leben wir in den Zeiten des Ärztemangels. Immerhin gibt es in jedem Krankenhaus immer einen Facharzt im Hintergrund, der meist zu Hause sitzt. Den kann man anrufen, wenn man nicht mehr weiter weiß oder etwas verbockt hatte. Und es gibt die Intensivstation, wo, wenn man Glück hat, ein erfahrener Kollege zusammen mit erfahrenem Pflegepersonal Dienst hat. Wenn gar nichts mehr geht, kann man den Patienten, der keine Luft mehr bekommt, schnell dorthin schieben und hoffen, dass die Kollegen das Ganze wieder hinkriegen oder einen zumindest nicht alleine lassen.

Ich hatte auch deswegen Glück, weil früher angeblich alles noch schlimmer gewesen ist. Das behaupteten zumindest die älteren Ärzte, die in ihren jungen Jahren 36 Stunden und länger Dienst am Stück gemacht hatten. Sie lächelten immer nur müde, wenn die jüngeren Kollegen sich über unmenschliche Dienstzeiten beschwerten. Aber meine Ehrfurcht vor dieser Leistung war nicht allzu groß. Schließlich waren die Dienste von damals nicht mit denen von heute zu vergleichen. Früher gab es deutlich weniger Krankenhausfälle, und die Patienten lagen länger. Das bewies die Statistik. Beispiel: 1991 gab es in Deutschland etwas mehr als 14 Millionen Krankenhausfälle, und jeder Fall lag im Durchschnitt 14 Tage im Krankenhaus. 2008 waren es bereits mehr als 17 Millionen Fälle mit durchschnittlich nur noch acht Tagen Liegezeit. Seitdem wächst die Zahl der Patienten jedes Jahr, und die Liegezeit wird immer kürzer. Das bedeutet für den Arzt, dass er immer mehr Patienten in immer kürzerer Zeit behandeln muss und entsprechend mehr Stress hat. Außerdem werden die Patienten immer älter, ihre Ansprüche an die Medizin größer und die Möglichkeiten, wie ein Arzt ihnen helfen kann und muss, immer umfangreicher. Tagsüber und auch in der Nacht.

Wie krass der Unterschied zwischen »damals« und heute ist, wurde mir bewusst, als mir bei meinen Eltern einmal ein altes Buch in die Hände fiel. Es heißt: *Hinter uns steht nur der Herrgott* und beinhaltet die Aufzeichnungen eines Arztes, der Mitte des vergangenen Jahrhunderts im Krankenhaus tätig war und eine schöne, heile Krankenhauswelt beschreibt. Darin las ich eine

Episode, die vom Nachtdienst erzählt. In ihr wird der Protagonist mit dem Fall einer »dem Tode geweihten« Frau konfrontiert, die mitten in der Nacht von einem Transporter auf seine Station gebracht wird. Der Transporter berichtet, dass die Frau von ihrer Familie ins Krankenhaus geschickt worden war, um dort und nicht daheim zu sterben. Die Familie hoffte, dass auf diese Weise das Krankenhaus anstelle der Familie die Kosten für die Beerdigung übernehmen würde. Der Protagonist erregt sich kurz über die Herzlosigkeit der Familie der Patientin, dann entlässt er den Transporter mit der Anweisung, die Patientin »hoch in den Sterbesaal« zu bringen. Für den Rest seines Nachtdienstes widmet er sich in aller Ruhe seinen Patienten.

Ich konnte ich es kaum glauben. Welche Willkür! Andererseits: Wie angenehm! Also zumindest für den Arzt. Hinter ihm steht ja nur der Herrgott und nicht etwa die Angehörigen der Patientin, sein Oberarzt, das Controlling oder ein irdisches Gericht, vor denen er sein ärztliches Handeln rechtfertigen muss. Würde die Frau heute zu uns gebracht werden, müsste ich alles stehen und liegen lassen und mich sofort um sie kümmern. Ich müsste mit Angehörigen, Pflegern und Betreuern telefonieren, um die Angaben des Transporters zu verifizieren, eine schriftliche Patientenverfügung hervorzuzaubern oder zumindest den mutmaßlichen Willen der Patientin zu eruieren. Dazu müsste ich mit maximaler Diagnostik und Therapie versuchen, die Patientin dem Tod abzuringen. Ich müsste sie intubieren, künstlich beatmen, ihren Kreislauf stützen, ihre Nieren ersetzen, sie über eine Magensonde ernähren und ihr helfen, abzuführen. Spätestens dann wäre die Nacht rum.

Aber wie gesagt, ich hatte Glück. Während meines ersten Nachtdienstes geschah nichts dergleichen, und kein Todgeweihter tauchte auf meiner Station auf. Dafür allerdings Herr Wuttke. Aber eins nach dem anderen.

Um 16.30 Uhr, pünktlich zum offiziellen Dienstschluss des Tagdienstes, hatte ich mir das mobile Stationstelefon und die Schlüssel geholt. Mit dem Telefon war ich ab sofort immer erreichbar, wenn es auf einer meiner Stationen ein Problem geben sollte. Mit dem Schlüssel öffnete sich die Tür zum Dienstzimmer des »AvD«. Das war der »Arzt vom Dienst«, intern auch gerne »Arsch vom Dienst« genannt. Fanden wir Assistenten aber nicht lustig, diesen Spruch. Ich fühlte mich außerdem auch nicht als der Arsch, im Gegenteil. Ich fühlte mich großartig. Erwachsen. Angekommen. Mächtig. Heute Nacht würde die Klinik mir gehören. Nach all den Studentenjahren und den vielen kleinen Demütigungen der ersten Wochen im Krankenhaus hatte man endlich eingesehen, dass ich es draufhatte, und mir die Verantwortung übertragen, wenn auch nur für eine Nacht. Okay, jeder neue Assistenzarzt muss irgendwann auch Nachtdienste übernehmen. Aber bei mir hatte es nicht so lange gedauert wie bei den anderen, bis man bereit gewesen war, mir das Zepter in die Hand zu geben. Und nun war es endlich so weit!

Meine Begeisterung erfuhr einen kleinen Dämpfer, als der letzte Kollege vom Tagdienst gegen 18.30 Uhr nach Hause ging und ich nacheinander die Übergabe von den drei Stationen bekam. Auf meiner eigenen kannte ich die meisten Patienten persönlich, und Nina und Schlunk hatten sich Zeit genommen, mir das Wichtigste zu den von ihnen betreuten Fällen mitzuteilen. Ich fühlte mich gewappnet. Das änderte sich allerdings, als ich auf den beiden anderen Stationen, die jeweils eine Etage über und unter meiner lagen, von den dortigen Kollegen klein gedruckte Listen mit jeweils um die 30 Patienten bekam. Die Kollegen hatten weniger Mitgefühl gezeigt als Nina und Schlunk und mich nicht nur mit Informationen zugeballert, sondern mir auch einiges an Arbeit übrig gelassen, bevor sie sich mit einem süffisanten »Ruhigen Dienst noch« in den Feierabend verabschiedeten.

Nach den Übergaben schwirrte mir der Kopf. Bei einem Patienten war nach einer Leberpunktion noch einmal Blut zur Blutbildkontrolle abzunehmen, um eine Nachblutung auszuschließen. Bei einer Tumorpatientin unter Chemotherapie sollte ich noch zwei Blutkonserven anhängen. Ihr Knochenmark, das normalerweise für die Blutbildung zuständig ist, war von der Chemotherapie stark angegriffen worden und hatte sich schlechter als erwartet regeneriert, sodass sie vorerst auf Blutzufuhr von außen angewiesen war. Zehn weitere Patienten sollte ich über diverse Prozeduren aufklären, die am folgenden Tag für sie anstanden: Gastroskopien, Koloskopien, ERCPs (Gallengangsdarstellungen), Endosonos (Ultraschall von innen), sogar ein Herzkatheter war dabei. Dann waren noch drei kaputte Flexülen bei Patienten zu ersetzen, die intravenöse Antibiose, Zusatzernährung und Flüssigkeit benötigten. Es gab also einiges zu tun. Der unerwartete Umfang und die Banalität dieser Routinetätigkeiten erschütterten mein Selbstbild des einsamen Helden der Nacht dann doch ein wenig. Ernüchtert arbeitete ich die Listen ab.

Spannend wurde es erst wieder, als gegen 22 Uhr das Diensttelefon klingelte. Als ich auf das Display sah, schlug mein Herz schneller. Es war die Notaufnahme. Ein wenig aufgeregt ging ich dran:

»Teeg, Gastroenterologie.«

»Hallo, hier ist die Notaufnahme, Dr. Ebert. Ich habe hier einen Patienten mit Bauchweh. Habt ihr noch ein Bett?«

Obwohl ich die Situation im Vorfeld Dutzende Male im Kopf durchgespielt hatte, wusste ich nicht, was ich sagen sollte. Ein Bett hatten wir noch. Drei sogar, um genau zu sein. Zwei Männerbetten, ein Frauenbett. Schließlich werden die Geschlechter auch in Zeiten des ökonomischen Erfolgdrucks immer noch getrennt. Theoretisch konnte ich also zwei Männer und eine Frau aufnehmen. Eigentlich musste ich sie sogar aufnehmen, wenn sie von der Notaufnahme angeboten wurden. Schließlich bekamen wir circa 40 Prozent unserer Patienten über die Notaufnahme. Mithin waren diese Patienten ein wichtiger Teil unserer Klientel oder unseres Geschäftsmodells, wenn man so will. Andererseits: Bauchweh? Auch ich hatte gerade Bauchweh. So Magendrücken. Bekomme ich häufiger, wenn ich aufgeregt bin. Aber deswegen gehe ich nicht ins Krankenhaus. Die erfahrenen Kollegen vom Tagdienst hatten mich außerdem noch gewarnt: »Lass dir bloß kein Ei andrehen!«

Eier, das waren Patienten, die man lieber nicht auf der Station haben wollte, weil man es sich ihretwegen entweder mit den Schwestern, dem Chef oder mit dem Controlling verscherzte. Oder mit allen zusammen. Am schlimmsten waren »Gomer«. Das ist ein Begriff aus einem anderen Arztbuch, der sich eingebürgert hat. Das Buch heißt *House of God* und ist wirklich empfehlenswert, zumindest für Angehörige des Medizinerberufs. Auf eindrückliche Weise beschreibt es die überkommenen Zustände in einem amerikanischen Krankenhaus in den 70er-Jahren. »Gomer« ist darin die Abkürzung für: »Get out of my emergency room!« und bezeichnet Patienten, die keiner haben will, am wenigsten der Pflegedienst. Meist sind sie multimorbide und bettlägrig. Oder ungepflegt und stinkend. Die Schwestern müssen sie waschen, füttern und ihnen die Windeln wechseln, während die Ärzte pausenlos an ihnen herumdoktern, ohne sie je heilen zu können. Kurz: Patienten, die verdammt viel Arbeit machen.

Okay, das klingt herzlos und gemein. Eigentlich sollte ein Krankenhaus ja ein Hort der Nächstenliebe sein. Bei *einem* »Gomer« sind auch alle tatsächlich voll von Nächstenliebe, vom Chef bis zur Schwesternschülerin. Vielleicht auch noch beim zweiten. Ab dem dritten »Gomer« nimmt die Nächstenliebe dann schon ein bisschen ab. Und der zehnte »Gomer« ist nur noch belastend.

Und alle, die sich über diese Haltung aufregen, sollten überlegen, ob sie selbst willens wären, einen nahen Angehörigen, nur einen, der, sagen wir, an Demenz erkrankt ist, täglich zu waschen, zu füttern und ihm seine Scheiße abzuwischen.

Für uns Ärzte waren die »Gomers« weniger schlimm als für die Schwestern. Bei ihnen ging die Visite sogar schneller, weil man ihnen nichts erklären musste beziehungsweise konnte, da sie meist nicht bei Bewusstsein waren. Unangenehm für uns Ärzte waren eher die Patienten, die aus medizinischer Sicht auf unserer Station nichts verloren hatten. Entweder weil sie keine Erkrankung aus dem Bereich der Gastroenterologie hatten oder weil man sie auch ambulant hätte behandeln können. Im ersten Fall war Prof. Dr. Renner sauer, weil er seine Betten angeblich bereits für bestimmte Lieblingspatienten reserviert hatte. Intern munkelte man, dass er in anderen Fachgebieten nicht so gut war wie in seinem Spezialgebiet. Im zweiten Fall stieg einem der MDK aufs Dach, der Medizinische Dienst der Krankenkassen. Er besteht aus Ärzten, die extra von den Krankenkassen angestellt werden, um stichprobenartig oder kontingentweise zu kontrollieren, was wir Ärzte im Krankenhaus mit unseren Patienten so veranstalten. Sprich: Ob das Geld der Krankenversicherten auch in deren Sinne ausgegeben wurde.

Um Ärger mit dem MDK zu vermeiden, achteten die Fuzzis vom Controlling, die wiederum extra vom Krankenhaus angestellt waren, darauf, dass das Krankenhaus nur so viel Geld für seine Patienten ausgab, wie später auch von den Krankenkassen bezahlt werden würde. Sie zeigten uns in regelmäßig stattfindenden Controllinggesprächen, welche Maßnahmen man besser nicht am Patienten durchgeführt hätte, weil sie vom MDK weggekürzt und von den Kassen nicht übernommen worden waren. Kosten also, auf denen das Krankenhaus sitzen blieb. Im Fachjargon heißen diese Fälle meist »primäre Fehlbelegungen« und bezeichnen Patienten, die eigentlich ambulant zu behandeln gewesen wären und für dessen Aufenthalt das Krankenhaus nun kein Geld aus dem Topf der Krankenkasse bekommt, der für die stationäre Behandlung im Krankenhaus reserviert ist. Aus dem Topf für ambulante Behandlung gibt es aber auch nichts. Also gibt es gar kein Geld, und die Behandlung ist umsonst gewesen. Zumindest monetär. Glück für die Krankenkasse. Pech fürs Krankenhaus. Und deswegen schaute man besser zweimal hin, wen man auf seiner Station aufnimmt.

In dieser Nacht war ich dafür zuständig, genau hinzugucken. Bauchweh! Das roch ja schon nach MDK-Anfrage und »primärer Fehlbelegung«! Nicht mit mir. Ich entschloss, mich zu wehren:

»Na, na, wegen Bauchweh muss man ja wohl nicht gleich ins Krankenhaus, oder?«

Der leicht spöttische Tonfall war mir ganz gut gelungen. Fast wie ein alter Hase.

»Na, ja, er hat schon 2,5 Gramm Novalgin, zwei Ampullen Buscopan und eine Ampulle Dipi intus, alles i.v., und er krümmt sich immer noch. Mit Nachhausegehen wird das wohl nix. Und im Labor hat er über 20 Leukos, und die Lipase wird immer noch verdünnt und war bis jetzt nicht messbar. Also, wie sieht es aus mit einem Bett?«

Puh. Der Kollege Ebert hatte den Ball ganz schön scharf zurückgeschossen. Er hatte mit »Bauchweh« angetäuscht und jetzt richtig abgezogen. Ich war schon bei den Schmerzmitteln ausgestiegen, die er aufgezählt hatte. Vor allem die Dosierungen sagten mir nichts. Zwar kannte ich Novalgin, ein mittelpotentes Analgetikum, das gut bei viszeralen Schmerzen half, also zum Beispiel bei Bauchweh. Das gaben wir auch ständig, allerdings oral, in Tropfenform. Meist so um die 20 bis 40 Tropfen, drei- bis viermal täglich. Der Patient jedoch hatte von Ebert zweieinhalb Gramm in die Vene bekommen. Klang nach ziemlich viel.

Dazu hatte Dr. Ebert ihm zwei Ampullen Buscopan verabreicht, ein Mittel zur Krampflösung, das die Mädels gerne schlucken, wenn sie ihre Tage bekommen. Wie viel Buscopan sich in einer Ampulle befindet, wusste ich allerdings nicht. Und mit »Dipi« hatte ich überhaupt keine Erfahrung. Ich wusste nur, dass es eigentlich Dipidolor hieß und aus dem Bereich der Morphine kommt, die direkt an den Schmerzrezeptoren des Gehirns wirken. Vor zwei Tagen hatte Schlunk einem Patienten mit höllischen Schmerzen eine halbe Ampulle »Dipi« gegeben. Allerdings s.c. – subkutan. Er hatte es ins Gewebe und nicht in die Vene gespritzt. Morphine waren schließlich nicht ohne. Sie konnten atemdepressiv wirken und den Patienten seine eigene Atmung vergessen lassen. Schlief dann gemütlich ein, der Patient. Wachte aber nicht wieder auf. Der berühmte »goldene Schuss«, den sich die Junkies mit Heroin (auch ein Morphin) setzen, ist nichts anderes.

Vor Medikamenten mit solchen Nebenwirkungen hat man als junger Assistent naturgemäß Respekt. Wie eigentlich vor allen neuen Medikamenten. Man muss sich immer erst an den Wirkstoff gewöhnen, ein Gefühl für ihn entwickeln. Ähnlich wie beim Kochen, wo auch jeder lieber die Zutaten nimmt, die er kennt. Am gefährlichsten ist es, ein Medikament intravenös zu geben und nicht zu wissen, was zu tun ist, wenn die Dosis zu hoch war. Im Zweifel hält man sich an die alte goldene Faustregel der Anästhesisten: »Wenn du ein Medikament nicht richtig kennst – halbe Ampulle!« Konkret: Möchte man zum Bespiel die Herzfrequenz eines Patienten senken und weiß, dass man das mit einem Betablocker hinbekommen müsste, gleichzeitig aber Betablocker noch nie intravenös gespritzt und deswegen keine Ahnung hat, ob die in der Ampulle befindlichen fünf Milligramm Metoprolol nun viel oder wenig sind, sollte man entweder jemanden fragen oder, wenn niemand da ist, erst mal die halbe Ampulle geben. Mit einer halben Ampulle kann man selten etwas wirklich verkehrt machen. Auch wenn man das Medikament nur vage kennt.

Der Patient in der Notaufnahme hatte vom Kollegen Ebert allerdings schon eine ganze Ampulle Dipidolor intravenös bekommen – das Doppelte also, was ich ihm wahrscheinlich gegeben hätte. Zusätzlich zu den anderen Schmerzmitteln. Und er krümmte sich immer noch? Was sollte ich ihm denn jetzt noch geben? Ich überlegte kurz, den Patienten einfach abzulehnen. Die Begründung wäre allerdings nicht Fehlbelegung oder MDK, sondern eher Inkompetenz des diensthabenden Arztes. Ging nicht.

Außerdem war da die Sache mit den »20 Leukos« und der Lipase, von denen der Kollege Ebert gesprochen hatte. Leukozyten sind die weißen Blutkörperchen und so etwas wie die Polizei des Körpers. Ihre Anzahl steigt, wenn irgendwo im Körper Gefahr droht, meist in Form einer Entzündung. Dann machen sich die »Leukos« vom Knochenmark, ihrem Ausbildungscamp, auf zum Ort des Geschehens und versuchen, die Dinge wieder ins Lot zu bringen. Dabei richten sie zwar manchmal auch ein wenig Unheil an, aber das tut die Polizei ja auch. »20 Leukos« bedeutete, dass schon das Doppelte an Einsatzkräften wie sonst üblich im Blut unterwegs war. Lipase wiederum ist ein Enzym, das exklusiv in der Bauchspeicheldrüse hergestellt wird und uns verrät, wohin die Leukos unterwegs waren. Die hohe Lipasekonzentration im Blut zeigte an, dass der Einsatzort der Leukos im Bereich der Bauchspeicheldrüse liegen musste. Und dass das Labor die Lipase verdünnt hatte, bedeutete, dass ihr Wert so hoch war, dass sie nicht hatte bestimmt werden können. Der Patient schwemmte also extrem viel Lipase aus seiner Bauchspeicheldrüse in sein Blut ein, litt also an einer »Pankreatitis«, einer Bauchspeicheldrüsenentzündung! Und da die Bauchspeicheldrüse eindeutig in den Bereich der Gastroenterologie fiel, gehörte der Patient auf unsere Station. Da gab es keinen Zweifel. Die Sache war MDK-fest. Ich würde den Patienten nehmen müssen.

Kurz überlegte ich noch, dass eine Pankreatitis so schlimm sein konnte, dass der Patient auf die Überwachungs- oder Intensivstation gehörte. Allerdings fehlte mir die Erfahrung, ob ich ein solches Vorgehen in diesem Fall vorschlagen konnte. Womöglich hätte das nach Arbeitsverweigerung oder dem Eingeständnis fehlender Kompetenz gerochen. Während mir all das durch den Kopf schwappte, merkte ich, wie der Kollege Ebert langsam ungeduldig wurde. Ich musste mich entscheiden.

»Äh, also ich hätte schon noch ein Männerbett, aber ...«

»Na, wenn Sie noch ein Bett haben, ist doch alles super. Dann werde ich ihn gleich schicken! Hier brennt nämlich gerade die Bude. Er heißt, äh, Moment ... Ah ja, Herr Wuttke! Er gibt auch zu, ganz gerne ein bisschen zu trinken. Gestern Abend war es wohl besonders viel. Passt also alles zusammen. Welche Station soll ich dem Transport denn ansagen?«

Mir wurde heiß, und ich begann mal wieder zu schwitzen. Der Kollege Ebert war mir überlegen. Er hatte mich überrumpelt und mir die Entscheidung einfach abgenommen. Mein fester Vorsatz, eine »Wand« zu sein – so nannten wir Assistenten jemanden, der alle Versuche, ihm Patienten anzudrehen, souverän abblitzen ließ –, war gescheitert. Ich war das Gegenteil. Ich war ein »Sieb«.

»Äh, also gut ... Dann schicken Sie ihn auf die Station 11.«

Dann brach mein Kampfesmut noch einmal hervor, und ich wagte einen letzten, halbherzigen Versuch:

»Aber, also, äh, auf die Intensivstation muss er nicht?«

Ebert konterte souverän:

»Na, bis jetzt eher nicht. Er ist kreislaufstabil, kein Fieber, nur bisschen tachykard mit so um die 120 pro Minute. Ist aber Sinusrhythmus. Wird schmerzbedingt sein oder eine Bedarfstachykardie. Die brauchen doch so viel Flüssigkeit, diese Pankreatitis-

Patienten. Also, soviel ich davon verstehe, ich bin schließlich nur der Anästhesist hier in der Notaufnahme. Pankreatitis ist ja eher was für euch von der Bauchabteilung, die könnt ihr dann schön bilanzieren und irgendwelche Scores berechnen. Na, viel Spaß. Ich schicke ihn gleich los. Wünsche noch einen schönen Abend ...«

In Anbetracht meiner Niederlage wollte ich schon auflegen, da legte der Kollege Ebert noch einen drauf:

»Ach ja, hoffentlich muss ich gleich nicht noch mal anrufen. Ich habe hier noch einen, der ganz gelb ist und dem es richtig dreckig geht. Aber der ist wohl tatsächlich ein Kandidat für die Intensivstation, mal sehen. Wenn nicht, melde ich mich noch mal. Erst mal danke und Tschüüüs ...« Klick.

Ich steckte mein Diensthandy wieder ein. Mein Rücken war klatschnass. Dieses verdammte Schwitzen! Ich versuchte, meine Gedanken zu ordnen. Die Information, dass Herr Wuttke kreislaufstabil war, bedeutete, dass er einen mehr oder weniger normalen Blutdruck hatte, wach und ansprechbar war. Immerhin. Sein EKG zeigte anscheinend einen Sinusrhythmus mit 120 Schlägen des Herzens pro Minute. Das war zwar etwas zu viel. Als normal galt alles zwischen 60 bis 100 Schlägen pro Minute. Aber das war nicht besorgniserregend. 120 Schläge pro Minute oder mehr hat man schnell mal – beim Laufen, beim Sport, beim Sex. Das hält der Körper aus. Sinusrhythmus bedeutete, dass Herr Wuttke sich im normalen Herzrhythmus befand. Der Herzrhythmus wird vom Sinusknoten vorgegeben, der im rechten Vorhof des Herzens liegt. Er ist der elektrische Taktgeber des Herzens und bestimmt, wie schnell das Herz schlagen soll. Dabei passt er die Herzfrequenz den Bedürfnissen des Körpers an. Jemand wie Herr Wuttke, der gestresst von Schmerzen war und dazu wahrscheinlich noch eine Pankreatitis hatte, durfte schon mal eine etwas erhöhte Frequenz haben.

Eine Entzündung der Bauchspeicheldrüse führt nämlich dazu, dass der Patient Wasser verliert, da es am Entzündungsherd zu einer Weitstellung und teilweisen Zerstörung der Blutgefäße kommt. Die austretende Flüssigkeit versickert im retroperitonealem Bindegewebe, dem Raum hinter dem Bauchfell, wo die Bauchspeicheldrüse liegt, und fehlt dann im Gefäßsystem. Der Körper registriert den Druckabfall, und der Sinusknoten weist das Herz an, schneller zu schlagen, um den Verlust an Flüssigkeit auszugleichen, indem es den Blutkreislauf beschleunigt. Das Ganze nennt man dann Bedarfstachykardie, wie eben der Kollege Ebert sagte. »Tachy« bedeutet »schnell«, »kardie« ist das »Herz«.

Der Arzt führt dem tachykarden Patienten dann als Erstes Flüssigkeit zu, um den Verlust an Wasser zu ersetzen und das gestresste Herz zu entlasten. Am besten macht man das bilanziert, indem man »Ein- und Ausfuhr« kontrolliert. Für die Ausfuhrkontrolle sammelt und quantifiziert man die Flüssigkeit, die der Patient ausscheidet – seinen Urin also. Auf der anderen Seite schreiben die Schwestern auf, wie viel Infusionen sie in den Patienten reinkippen und wie viel er noch zusätzlich trinkt. Orale Flüssigkeitszufuhr über die Verdauungsorgane sollte bei Pankreatitis-Patienten allerdings auf ein Minimum beschränkt werden. Schließlich soll die für die Verdauung zuständige, jetzt entzündete Bauchspeicheldrüse möglichst ruhiggestellt werden und keine Veranlassung bekommen, Verdauungssäfte zu produzieren. Ich würde mir also überlegen müssen, ob und wie viel ich Herrn Wuttke trinken ließ. Bilanzieren würde ich ihn auf jeden Fall. So bekam man einen Überblick und konnte mithilfe weiterer Informationen wie Blutdruck, Venendruck und dem Verlauf der Laborparameter einschätzen, ob sich die Sache in die richtige Richtung entwickelte.

Während ich über all das nachdachte, klingelte schon wieder das Telefon. Diesmal war Station 11 dran.

»Teeg, hallo?«

»Ja, hallo, hier die 11, Schweschder Gertrud. Do kommt g'rad en Herr Wuttke von dr Notaufnahm' zu ons reigfahra. Der soll wohl a Bett do hanna han. I woiß aber von nex!«

Mist, noch so ein Anfängerfehler! Ausgerechnet bei der zickigen Schwester Gertrud, die es als schwäbisches Urgestein irgendwie hierherverschlagen hat und die Jungärzte aus der Großstadt wie mich ohnehin verachtete. So einer wie Gertrud nicht Bescheid zu geben, dass gleich eine Neuaufnahme kommen würde, war wie ein Schnitt ins eigene Fleisch. Sie konnte nämlich ganz schön sauer werden, wenn man einfach »ihre« Betten verplante und sie sich nicht auf die neuen Patienten vorbereiten konnte. Ich hatte aber auch nicht gedacht, dass es so schnell gehen würde mit dem Aufschlagen von Herrn Wuttke hier bei uns! Mir blieb nichts anderes übrig, als zerknirscht eine Entschuldigung zu stammeln, sie zu bitten, Herrn Wuttke das noch freie Bett auf ihrer Station zu geben und ihm zu sagen, dass ich gleich kommen würde. Gertrud grummelte etwas Unverständliches, das nicht wirklich nach Vergebung klang, und legte grußlos auf.

Als ich fünf Minuten später ins Zimmer von Herrn Wuttke trat, war es bereits kurz nach 23.00 Uhr. Gertrud hatte ihn in das letzte freie Bett eines Dreibettzimmers gelegt. Die nächtliche Neuaufnahme war unangenehm für die beiden anderen Patienten, aber das war leider nicht zu ändern. Schließlich waren wir ein Krankenhaus und kein Hotel.

Herr Wuttke lag im ersten Bett links. Im zweiten Bett auf der linken Seite lag ein offensichtlich schwerhöriger Opi, der von der Einlieferung nichts mitbekommen hatte und seelenruhig vor sich hin schnarchte. Der Patient gegenüber im dritten Bett wirkte weniger entspannt. Er blickte mich vorwurfsvoll an, als ich das Zimmer betrat.

»Guten Abend, die Herren, Teeg mein Name, ich bin der diensthabende Arzt. Ich komme wegen Herrn Wuttke.«

Keine Reaktion. Der eine schlief, der andere guckte böse, und Herr Wuttke schien – das konnte ich schon von der Tür aus sehen – so starke Schmerzen zu haben, dass er von seiner Außenwelt nicht mehr viel mitbekam. Er war vielleicht 50 Jahre alt und sah, soweit ich es erkennen konnte, nicht gut aus. Er krümmte sich, stöhnte und hielt sich das Bettlaken vors Gesicht. Rasch trat ich an sein Bett heran.

»Hallo, Herr Wuttke, ich bin der diensthabende Arzt! Sehen Sie mich bitte mal an! Was ist das Problem?«

Es war offensichtlich, dass die Schmerzen sein Problem waren, aber ich wollte mir zunächst einen Überblick verschaffen. Außerdem musste ich ja irgendwas zur Begrüßung sagen. Immerhin zog Herr Wuttke das zerknüllte Bettlaken von seinem Gesicht und sah mich aus schmerzverzerrten Zügen an. Auf seinen Bauch deutend, den er offensichtlich nicht berühren wollte, ranzte er mich an:

»Es tut weh, Mann! Hier ...«, er deutete wieder auf seinen Bauch. »Das Zeug, was diese Stümper mir in der Notaufnahme gegeben haben, hat überhaupt nichts gebracht! Helfen Sie mir endlich!!«

Okay. So schon mal gar nicht. Sein aggressiver Tonfall machte mich sofort ärgerlich. Auch von einem schmerzgeplagten Patienten kann man ein Minimum an Respekt erwarten. Immerhin bewirkte mein Unmut, dass ich in eine Art Handlungsmodus verfiel und meine Unsicherheit von mir abfiel. Machen fühlt sich einfach besser an als ewiges Nachdenken. Just do it.

Ich beschloss, dass Herr Wuttke erst einmal weitere Schmerzmittel bekommen würde. Zwar sollte vor jeder ärztlichen Behandlung zunächst eine genaue Anamnese stehen. Bevor man den Patienten nicht körperlich untersucht und befragt hatte, sollte man keine therapeutischen Maßnahmen einleiten. In diesem Fall würde ich die Anamnese aber nach hinten schieben müssen.

Die Schmerzlinderung hatte Vorrang. Immerhin wollte ich mich insoweit ans Lehrbuch halten, als dass ich versuchte, die Schmerzintensität einzuschätzen: »Wie stark sind denn die Schmerzen? Also, wenn Sie an eine Skala von eins bis zehn denken, und eins ist gar kein Schmerz und zehn bedeutet stärkste Schmerzen, also so schlimm, dass Sie sich lieber umbringen würden, als sie weiter auszuhalten, wo würden Sie dann Ihren Schmerz auf dieser Skala einordnen?«

Herr Wuttke explodierte: »Ich bring dich gleich um, du Idiot, wenn du mir nicht gleich was gibst! Gibt es in diesem Krankenhaus denn nirgends einen richtigen Arzt?«

Ich schluckte. Mein Ärger überwog meine ärztliche Empathie nun doch deutlich. Was konnte ich dafür, dass er anscheinend so viel soff, dass sich seine Bauchspeicheldrüse entzündete? Am liebsten hätte ich Herrn Wuttke einfach seinem Schicksal überlassen. Aber ich konnte natürlich nicht einfach abhauen. Außerdem mischte sich jetzt auch noch der Patient von gegenüber ein, der unsere Unterhaltung anscheinend mitverfolgt hatte: »Jetzt helfen Sie dem armen Mann doch endlich! Wie lange soll er denn noch stöhnen vor Schmerzen? Da kann ich ja die ganze Nacht nicht mehr schlafen!«

Ich war kurz davor zurückzuschreien. Inzwischen war ich seit fast 16 Stunden im Krankenhaus und würde mir wahrscheinlich auch noch die halbe Nacht um die Ohren schlagen. Der Herr gegenüber hatte die letzten 16 Stunden hingegen wahrscheinlich überwiegend im Bett verbracht. Aber ich riss mich zusammen. Denn ich war der Arzt. Und der andere war der Patient. Also biss ich die Zähne zusammen und ging aus dem Zimmer. Natürlich um Schmerzmittel zu holen. Als ich die Tür öffnete, gab Herr Wuttke noch einmal ein extralautes, lang gezogenes Stöhnen von sich.

Ich musste Gertrud finden, damit sie mir den »Giftschrank«

aufschließen konnte, wo die starken Schmerzmittel, die Morphine, lagerten. Da sie dem Betäubungsmittelgesetz unterliegen und abhängig machen können, wurden sie weggeschlossen. Blieb die Frage, was ich Herrn Wuttke eigentlich noch geben sollte. »Dipi« hatte ja offensichtlich nichts gebracht. Mir fiel nur noch Morphium ein. Im Pharmakurs an der Uni hatte man uns gesagt, dass in Deutschland immer noch zu wenig starke Schmerzmittel eingesetzt würden und dass Deutschland, schmerztherapeutisch betrachtet, ein Entwicklungsland sei, in dem Patienten unnötig Schmerzen leiden würden. Die Ärzte hätten vielfach zu viel Angst vor den starken Schmerzmitteln, obwohl die Abhängigkeitsgefahr bei Patienten mit wirklichen Schmerzen im Grunde gering sei. Abhängig würde, wer sich diese Mittel für den Kick reinpfiff, ein Patient mit starken körperlichen Schmerzen hingegen so gut wie nie. Und Herr Wuttke hatte ganz offensichtlich große Schmerzen, die zudem nicht chronisch waren. Trotzdem hatte ich ein mulmiges Gefühl bei der Sache, denn ich hatte keine Ahnung, wie ich das Morphium dosieren sollte. Wenn ich Herrn Wuttke zu viel von dem Zeug in die Vene spritzte, bestand die Gefahr, dass er einschlief und seine Atmung aussetzte. Ich hoffte insgeheim, dass Gertrud mehr Ahnung hatte, und machte mich auf die Suche nach ihr.

Ich entdeckte sie schließlich, wie sie, den Schieber mit Urin irgendeiner Omi vor sich hertragend, im unreinen Arbeitsraum verschwand. Schnell eilte ich ihr hinterher. Als ich den Raum betrat, war sie gerade dabei, den Urin in ein Abflussbecken plätschern zu lassen.

»Gertrud! Ich brauche den Schlüssel für den Gifti!«

Gertrud blieb cool und begegnete meiner Hektik mit der Seelenruhe ihrer jahrzehntelangen Erfahrung. Außerdem ließ sie sich die Gelegenheit zur Rache für die Verplanung »ihrer« Betten nicht nehmen: »Na, na Dokterle, emmer mit dr Ruah! Erscht gebat se net Bescheid, und dann soll des alles ruck, zuck ganga …«

Die letzten Tropfen Omi-Urin tropften in das Becken, während ich vor Nervosität schwitzte wie ein Borstenvieh. Außerdem taten mir vom ganzen Zusammenbeißen allmählich die Zähne weh. Irgendetwas lief hier falsch. Ich war immerhin der diensthabende Arzt und damit der Chef, auf dessen Kommando Patienten und Schwestern zu hören hatten!

Zum Glück schien die im Grunde gutmütige Gertrud ihre Rache bereits genug ausgekostet zu haben: »Na, Dokterle, bevor se glei platzat, kommat se halt.«

Willig folgte ich ihr zu dem Schrank im Schwesternzimmer, der von allen nur »Gifti« genannt wurde. Während sie ihn aufschloss, überlegte ich immer noch, was und wie viel ich Herrn Wuttke geben würde. Bevor ich sie an meinen Gedanken teilhaben lassen konnte, hatte sie das Problem bereits für mich gelöst, indem sie zielsicher in den Schrank griff und eine Ampulle Morphium hervorholte. Ich tat so, als hätte ich sie eben darum gebeten, und nickte zustimmend. Dann fragte Gertrud: »Auf zehn Milliliter?«

Sie wollte wissen, ob sie den einen Milliliter Morphium, der sich in der Ampulle befand, mit Kochsalzlösung auf zehn Milliliter verdünnen sollte. Ich hatte keine Ahnung, hoffte aber, dass sie eine hatte, und sagte Ja. Mit geübten Griffen hantierte Gertrud mit der Ampulle und einer Flasche Kochsalzlösung herum. Schließlich legte sie mir eine Zehn-Milliliter-Spritze mit Kochsalz-Morphium-Gemisch zusammen mit der leeren Morphiumampulle auf ein kleines Tablett. Das entsprach der Vorschrift. Schließlich war ich der verantwortliche Arzt und musste kontrollieren, was Gertrud mir da zusammengemischt hatte. Zumindest musste ich so tun. Pflichtschuldig sah ich mir noch einmal die Morphiumampulle an und entnahm der Etikettierung, dass sich zehn Milligramm in ihr befunden hatten. Die Konzentration in der Spritze betrug also ein Milligramm pro Milliliter. Klang nach einer vernünftigen, leicht zu kontrollierenden Konzentration.

Blieb nur noch die Frage, wie viel ich Herrn Wuttke davon in die Vene spritzen sollte. Kurz überlegte ich, Gertrud zu fragen. Doch die Blöße wollte ich mir dann doch nicht geben.

Gertrud fragte: »Isch no was?« Als ich verneinte, ließ sie mich stehen und verschwand in den Weiten der Station. Ich nahm die Spritze und ging zurück in das Zimmer von Herrn Wuttke. Schon beim Eintreten stellte ich fest, dass sein Stöhnen noch lauter und leidender geworden war. Sein Gesicht war schweißnass, seine ungepflegten Haare hingen ihm in feuchten Strähnen bis zur Schulter, er krümmte sich, seine Muskeln krampften. Der Opi im Nebenbett schlief immer noch den Schlaf der Seligen und sägte Bäume. Der Patient von gegenüber blickte dafür noch böser als zuvor. Ich setzte die Spritze an die Flexüle, die im rechten Handrücken von Herrn Wuttke steckte. Ich zögerte. Noch immer war ich mir nicht sicher, wie viel von dem Gemisch ich in Herrn Wuttke pumpen sollte. Dann fiel mir die goldene Regel wieder ein: Im Zweifel halbe Ampulle! Also fünf Milligramm. Zack. Die Hälfte der Spritze war drin.

Gebannt beobachtete ich den Atem von Herrn Wuttke, besessen von der absurden Angst, dass dieser gleich aussetzen würde. Ich verfluchte mich, dass ich Gertrud nicht gebeten hatte, mich zu begleiten. Was würde ich tun, wenn Herr Wuttke gleich die Augen verdrehen und das Bewusstsein verlieren würde?

Nach etwa einer Minute, die mir wie eine halbe Ewigkeit vorgekommen war, beruhigte das angestrengte, hektische Atmen von Herrn Wuttke sich tatsächlich. Ich erstarrte. Dann aber hatte ich das Gefühl, dass auch sein Stöhnen etwas leiser wurde und sein Körper sich entkrampfte. Schließlich hob er vorsichtig den Blick.

»Ja …, das fühlt sich schon ein bisschen besser an … Sehr gut, Doc, ich brauche aber noch mehr davon …«

Erwartungsvoll sah er mich an. Ich erwachte aus meiner Starre und reagierte blitzschnell: »Nur wenn Sie mir jetzt sagen, wo Sie den Schmerz auf einer Skala von eins bis zehn einschätzen würden. Sonst kann ich Ihnen nicht mehr geben!«

Das fand ich nicht unclever von mir. Ich würde die weitere Gabe von Schmerzmitteln – ganz lehrbuchkonform – einfach an der Schmerzskala orientieren. Das war auf jeden Fall professionell. Und Herr Wuttke war diesmal sogar auch bereit, mir zu antworten: »Ach, Mann, Doc, was weiß ich, jetzt sind es wahrscheinlich noch acht, vorher waren es aber mindestens fünfzehn auf Ihrer blöden Skala. Bekomme ich jetzt noch was?«

Acht. Hm. Ich war mutiger geworden. Selbst wenn es in Wahrheit nur eine fünf oder sechs war, sollte das den Rest der Ampulle rechtfertigen. Ich drückte ab.

Wieder verging eine knappe Minute. Diesmal war die Wartezeit leichter zu ertragen, für Herrn Wuttke genauso wie für mich. Dann waren Stöhnen und Verkrampfung vollständig verschwunden. Und Herr Wuttke war begeistert.

»O Mann, Doc, Sie sind mein Held. Einfach der Größte! Der Einzige, der anscheinend hier Ahnung hat in diesem ganzen Laden. Eins sag ich Ihnen, eins! Also auf Ihrer blöden Skala, meine ich! Nur noch eins!«

Nach den ganzen Beschimpfungen tat das Lob ziemlich gut. Auch wenn es übertrieben war. Aber ich war tatsächlich ein bisschen stolz. Das hatte ich besser hingekriegt als der erfahrene Narkosearzt in der Notaufnahme. »Sedare dolorem divinum est«, hatte einst der gute alte Hippokrates gesagt. »Göttlich ist es, Schmerz zu stillen«. Doch dann wurde es wieder sehr irdisch.

»Wissen Sie was, Doc? Jetzt hab ich erst mal Durst. Einen richtigen Brand habe ich. Wie wär's? Kann die Schwester mir mal ein bisschen Wasser bringen?«

Wenn Gott allwissend ist, konnte jede Gottähnlichkeit meiner Person sofort ausgeschlossen werden. Denn ich wusste immer noch nicht, ob Herr Wuttke trinken durfte. Ich entschloss mich, auf Zeit zu spielen.

»Jetzt brauche ich erst mal ein paar mehr Informationen. Also, was ist eigentlich passiert?«

»Na, Doc, was soll schon passiert sein? Seit heute Morgen habe ich diese beschissenen Bauchschmerzen, erst nur ganz leicht, aber dann wurde es immer schlimmer. Ihr Kollege in der Notaufnahme behauptet, dass es irgendwas mit gestern Abend zu tun hat. Da haben wir ein bisschen gefeiert und vielleicht ein bisschen zu viel getrunken. Aber das haben wir weiß Gott nicht zum ersten Mal gemacht!« Herr Wuttke blinzelte mich verschmitzt an. »Und bis jetzt war nie was, außer vielleicht ein bisschen Kater!«

Das Morphium schien seine Zunge zu lösen, plötzlich redete er wie ein Wasserfall. Dabei kam heraus, dass Herr Wuttke seit zwei Jahren jeden Abend trank, alleine oder in Gesellschaft. Vor zwei Jahren war seine Beziehung in die Brüche gegangen, kurz nachdem er seinen Job als Kraftfahrer verloren hatte. Kündigungsgrund: Alkohol am Steuer. Irgendwann hatte er dann seine Wohnung verloren, weil er die Miete nicht mehr zahlen konnte. Vor dem Leben auf der Straße hatte ihn ein Kumpel bewahrt, der ihn bei sich aufgenommen hatte. Nichtsdestotrotz hatte Herr Wuttke sich anscheinend einen gewissen Stolz bewahrt. Bis auf seine wirren Haare sah er einigermaßen gepflegt aus. Er wolle seinen Kindern schließlich weiter in die Augen sehen können, wie er sagte.

Herr Wuttke hätte mir sicher gerne noch weitere Details seiner eher traurigen Lebensgeschichte erzählt. Ich war aber nicht sein Kumpel, sondern sein Arzt, wie mir die plötzlich ins Zimmer platzende Schwester Gertrud in Erinnerung rief: »Ond Dokterle, wie goht des jetzt dahanna weidr? Wellat se die ganza Nacht do hanna romstanda? Die andere Patienda wollat schließlich au mal wieder ihr Ruah!«

Als seine Rechte angesprochen wurden, setzte sich der Patient vom Bett gegenüber, der sich zwischenzeitlich wieder beruhigt zu haben schien, kerzengerade auf: »Genau! Meine Ruhe! Die hätte ich wirklich gerne wieder! Schließlich soll ich hier gesund werden!«

Der schnarchende Opi vom dritten Bett kommentierte den Einwurf mit einem tiefen Seufzer, der irgendwie zustimmend klang. Zu allem Überfluss fiel Herrn Wuttke nun auch wieder ein, dass er Durst hatte. »Schwester, meine Liebe, würden Sie mir was zu trinken bringen? Mein Mund ist schon ganz ausgetrocknet von dem vielen Quatschen mit dem Doktor hier ...«

Obwohl ich meine Anamnese noch nicht beendet hatte, sah ich ein, dass es kurz nach Mitternacht war und die bei Tage geltenden Regeln ein wenig aufgeweicht werden konnten. Immerhin hatte ich herausbekommen, dass Herr Wuttke bisher noch nie stationär im Krankenhaus behandelt worden war. Allerdings hatte er in den letzten beiden Jahren einige Nächte in diversen Notaufnahmen verbracht, wenn er volltrunken und halb bewusstlos auf der Straße gefunden worden war. Sonstige Krankheiten hatte er seinen Angaben entsprechend nicht, insbesondere Gallensteine waren nicht bekannt. Das war eine wichtige Information, denn es galt schließlich noch, die Ursache der Pankreatitis zu identifizieren.

Im Anbetracht von Herr Wuttkes Geschichte war es wahrscheinlich der Alkohol. Er zeichnet schließlich für etwa 40 Prozent aller akuten Pankreasentzündungen verantwortlich. Trotzdem musste ich die Ursachen für die anderen 60 Prozent ausschließen. Schließlich konnte man auch Läuse *und* Flöhe haben, wie man so sagt. Also zum Beispiel viel Alkohol trinken, diesen jedoch gut vertragen, dafür aber gleichzeitig Gallensteine haben. Gallensteine waren nämlich die zweite Hauptursache für Entzündungen des Pankreas. Und zwar dann, wenn sich die Gallensteine – womöglich just zum Zeitpunkt des »Binge-Drinkings« – aus der dicken, sackartigen Gallenblase in die Gallenwege aufmachen, durch die Galle in den Darm geleitet wird, um ihren Beitrag zur Verdauung zu leisten. In den schmalen Gängen der Gallenwege allerdings bleiben die Gallensteine dann meistens stecken und verursachen eine Kolik. Der Körper versucht dann, sie aus den Gallenwegen wieder rauszupressen. Und das tut höllisch weh. »Sedare dolorem divinum est« – das würden Kolikpatienten sofort unterschreiben. Oft sind ihre Schmerzen so stark, dass sie nicht still sitzen können und fortwährend verzweifelt versuchen, eine Position zu finden, in der die Qualen erträglich sind. Hilft aber alles nichts. Besser wird es erst, wenn die Kolik von selbst nachlässt und der winzige Muskel, der zum Austreiben der Galle dient und bei einer Gallenkolik alles gibt, um den Gallenstein loszuwerden, eine Pause einlegt. Dann ist Ruhe, zumindest so lange, bis der Muskel einen neuen Anlauf nimmt. Dann kommt die nächste Kolik. Und die nächste Schmerzattacke.

In manchen Fällen verursachen die wandernden Gallensteine zusätzlich zur Kolik auch noch eine Entzündung der Bauchspeicheldrüse – Schmerz-Double-Feature sozusagen. Die Bauchspeicheldrüse befindet sich nämlich genau neben den Gallenwegen. Und bei den meisten Menschen mündet der Ausführungsgang der Bauchspeicheldrüse, über den die Drüse ihre Säfte in den Verdauungstrakt leitet, zusammen mit dem Gallengang in den Darm. Das ist auch sinnvoll, schließlich ist die Verdauung ein Gemeinschaftswerk. Wenn allerdings ein Gallenstein an der Mündung feststeckt, verhindert er, dass die Säfte in den Darm abfließen können. Sie stauen sich zurück und entzünden die Bauchspeicheldrüse. Immerhin sind die fraglichen Flüssigkeiten nicht irgendein wohltuendes Wässerchen, sondern hochaktive, zersetzende Verdauungssäfte. Die Bauchspeicheldrüse verdaut sich dann quasi selbst. Neben dem Alkohol ist dieser Vorgang die Ursache von weiteren 40 Prozent der Pankreasentzündungen. Bei den restlichen 20 Prozent können sehr hohe Blutfettwerte, zu hohes Calcium, eine Virusinfektion oder eine autoimmune Entzündung dahinterstecken. Manchmal bleibt die Ursache auch einfach unklar.

Glücklicherweise war es nicht meine Aufgabe, die genaue Ursache für die Entzündung herauszubekommen. Das würden die Kollegen morgen machen. Trotzdem war es wichtig, den Gallenstein als Ursache auszuschließen. Denn wenn Herr Wuttke einen Gallenstein hatte, der die Gänge verstopfte, würde man ihn möglichst schnell da rausholen müssen. Solange sich die Galle und die übrigen Säfte weiter aufstauten, konnte es ja nicht besser werden.

Das Verfahren zur Entfernung solcher Steine nennt man »ERCP«. Endoskopische retrograde Cholangio-Pankreatikografie. Klingt kompliziert, ist aber eigentlich eine anschauliche Beschreibung wie meistens in der Medizin. Die Prozedur besteht darin, dass man ein Endoskop, also einen Schlauch mit Kamera vorne dran, bis zur Einmündung des Gallen- (= Cholangio!) und Pankreasgangs im Zwölffingerdarm vorschiebt und dann mit einem noch kleineren Schläuchchen den Gang sondiert. Danach versucht man eine »Grafie«, eine Darstellung, indem man Kontrastmittel spritzt und den Patienten durchleuchtet. Wenn man in der Darstellung eine Aussparung in den Gängen erkennt, eine Stelle also, wo das Kontrastmittel nicht hinkommt, dann handelt es sich dabei mit höchster Wahrscheinlichkeit um einen Gallenstein.

Im nächsten Schritt spaltet man den Ausführungsgang ein wenig auf. Das reicht oft schon. Der Stein löst sich und kommt raus. Wenn nicht, kann man auch noch mit einem kleinen, zusammengefalteten Körbchen in den Gang gehen, es dort aufspannen, die Steinchen einfangen und das Körbchen zurückziehen. Langsam und vorsichtig. Alles schon ganz schön ausgebufft. Nicht ohne Grund gilt die ERCP als Königsdisziplin der Endoskopie. Wurde bei uns deswegen auch nur von Dr. Schlauch höchstpersönlich durchgeführt. Wenn Herr Wuttke außer seinem Alkohol- auch noch ein Gallensteinproblem haben sollte, würde ich ihn anrufen müssen.

Das war allerdings höchst unwahrscheinlich. Läuse und Flöhe auf einmal waren selten. Trotzdem konnte ich mir nicht sicher sein und ärgerte mich. Ich hätte eine Bildgebung vom Kollegen Ebert verlangen sollen, bevor ich den Patienten annahm. In der Notaufnahme gab es schließlich auch nachts Radiologen, für die eine CT-Untersuchung oder eine Sonografie kein Problem waren. Auf den Bildern hätte man sehen können, ob da eventuell ein Stein saß oder ob der Gang gestaut war. Jetzt konnte ich den Patienten entweder wieder in die Notaufnahme zurückschicken, inklusive Hin-und Rücktransport und entsprechendem Zeitverlust. Oder es mit dem eher prähistorischen Sonografiegerät unserer Station selbst probieren.

Ich entschied mich für die zweite Variante. Selbst versuchen. Dann würde ich mich zumindest nicht vor dem Kollegen Ebert erklären müssen. Höchstens vor dem Nachbarpatienten, den ich um einen weiteren Teil seiner Nachtruhe bringen würde. Geschah ihm aber irgendwie auch recht, dem nervigen Miesepeter. Ich tat meine Entscheidung Herrn Wuttke, der immer noch wartenden Gertrud und dem Miesepeter kund:

»Ich mache hier noch einen Ultraschall, geht nicht anders. So lange gibt es auch nichts zu trinken. Und Sie«, wandte ich mich an den Nachbarn, »müssen wohl noch etwas Geduld haben, bis Sie das Zimmer wieder für sich alleine haben.«

Schwester Gertrud verdrehte ob der fortdauernden Störung der nächtlichen Stationsruhe die Augen. Der Nachbar grunzte missbilligend. Als auch noch Herr Wuttke den Mund aufmachte, um sich zu beschweren, verließ ich mit dem Hinweis, dass ich das Sonogerät holen würde, schnell das Zimmer.

Ich ging ins Arztzimmer und schlug das Lehrbuch bei »Akuter Pankreatitis« auf, um herauszubekommen, ob ich Herrn Wuttke trinken lassen konnte oder nicht. Unter dem Abschnitt »Therapie« stand zu lesen, dass die Patienten früher tatsächlich Nulldiät halten mussten, neuere Daten aber eine frühe »enterale« Ernährung direkt in den Dünndarm empfahlen, also das Träufeln einer Nahrungslösung über eine spezielle Sonde, die von der Nase bis in den Darm reichte. Jetzt stöhnte ich. Wie zum Teufel sollte ich das nun wieder anstellen? Ich hatte bisher nur einmal versucht, eine Magensonde zu legen. Hatte nicht geklappt. Der Patient hatte die ganze Zeit gewürgt, schließlich die Sonde samt Mageninhalt erbrochen, und ich hatte mir danach ein neues Hemd anziehen dürfen. Als der Magen leer war, war Schlunk gekommen, hatte problemlos die Sonde gelegt und mich spöttisch angegrinst. Meine Zuversicht, Herrn Wuttke heute Nacht alleine eine Sonde bis in den Dünndarm zu legen, war entsprechend gering. Da würde Herr Wuttke wohl bis morgen warten müssen. Vorerst war Nulldiät für ihn angesagt. Ganz klassisch. So wie früher. War schließlich auch nicht alles verkehrt gewesen damals.

Als ich mit dem Sonogerät ins Zimmer zurückkam, ließ ich mich auf keine weiteren Diskussionen ein. Herr Wuttke bekam die Ansage, dass er vorerst nur seinen Mund anfeuchten, aber nichts trinken dürfe, allerdings Wasser über die Vene bekommen würde. Schwester Gertrud hatte bereits einen Infusionsständer mit baumelnder Kochsalzlösung ans Bett von Herrn Wuttke geschoben und meinte lakonisch, ich solle endlich meinen »Ultraschall schaffe«. Den Nachbar bedachte ich mit einem strengen Blick, dann begann ich mit meiner Prozedur. Ich mühte mich redlich, optimierte alle Geräteeinstellungen und versuchte alle gängigen Schnittführungen. Erkennen konnte ich allerdings kaum etwas. Der gesamte Oberbauch war luftüberlagert, typisch für Pankreatitis. Der Darm reagiert auf die Entzündung im Bauch, indem er seine Tätigkeit einstellt und sich aufbläht. Die Luft wiederum zerstreut die Schallwellen, sodass kaum etwas zu erkennen ist. Ich versuchte, die Luft wegzuschieben, indem ich den Schallkopf fest auf den entzündeten Bauch von Herrn Wuttke drückte. Herr Wuttke fing wieder an zu stöhnen und mich zu verfluchen.

Schließlich gab ich es auf und musste kleinlaut zugeben, dass ich nichts erkennen könne. Herr Wuttke antwortete gereizt, dass ihm das Schneegestöber auf dem Monitor scheißegal sei, er aber sofort wieder ein Schmerzmittel wolle, ansonsten würde er mich wegen Körperverletzung anzeigen. Schließlich sei meine Untersuchung daran schuld, dass die Schmerzen jetzt wieder da wären.

Ich beherrschte mich mühsam. Nun konnte ich zwar noch einmal mein »sedare dolorem« praktizieren, im Grunde war ich mit meinem Latein jedoch am Ende.

Ich sagte Herrn Wuttke, dass ich ihm noch mehr Schmerzmittel besorgen würde, und schob unter dem triumphierenden Blick des Nachbarpatienten, dem es inzwischen weniger um seine Nachtruhe als um meine Demütigung zu gehen schien, das Sonogerät wieder aus dem Zimmer. Ich war entschlossen, in den sauren Apfel zu beißen und den endoskopischen Oberarzt anzurufen. Schließlich hatte er Hintergrunddienst, außerdem war dies mein erster Nachtdienst. Bevor ich nicht mit ihm gesprochen hatte, würde Herr Wuttke kein Morphium mehr erhalten.

Ich wählte seine Nummer. Das Telefon klingelte mindestens 15-mal, bevor endlich jemand abnahm.

»Ja, *gähn* … Hallo …, hier Schlauch …?«

Dr. Schlauch hatte seinen Namen quasi zum Beruf gemacht. Von Beginn an hatte er alles auf die Karte Endoskopie gesetzt. Jetzt war er Mitte 50 und Oberarzt. Er galt als genialer Tüftler und Handwerker mit goldenen Händen, der mit seinen Schläuchen nahezu überall reinkam. Mit Wissenschaft und Forschung hatte er weniger am Hut. Wer so alt war wie er und noch nicht habilitiert, der war normalerweise längst weg – abgeschoben in die Provinz. Doch seine besondere Begabung machte ihn unentbehrlich und sicherte ihm seine Stelle. Außerdem munkelte man, dass mindestens die Hälfte der Chefärzte unserer Klinik seine Patienten waren. Die Herren aus den oberen Etagen waren schließlich auch schon etwas älter und ließen sich von Dr. Schlauch den Darm koloskopieren. Krebsvorsorge. Da ließen sie natürlich nicht jeden an ihr Popöchen.

Bei uns Assistenten zählte Dr. Schlauch zu den beliebteren Vorgesetzten. Fachlich war er zwar streng, aber nicht bösartig. Außerdem war er immer begeistert, wenn sich jemand für endoskopische Fragen interessierte.

»Hallo, Dr. Schlauch, hier Teeg aus der Klinik! Verzeihen Sie die späte Störung, aber ich habe hier ein Problem.«

Ich erzählte ihm die Geschichte des bisherigen Aufenthalts von Herrn Wuttke und endete mit meinem frustrierenden Ultraschall. Dr. Schlauch schien nicht sonderlich beeindruckt.

»Und, Herr Teeg, was wollen Sie von mir?«

»Na, ich wollte wissen, ob Sie ihn ERCPieren wollen!«

»Ob ich ihn heute Nacht noch einer ERCP unterziehen will!? Sie sind mir ja ein Komiker! Bis jetzt haben Sie mir nichts erzählt, was das rechtfertigen würde. Aber gut, vielleicht kommt ja noch was. Hat er denn zum Beispiel eine Cholestase, so laborchemisch?«

Mist. Der nächste Fehler. Ich hätte natürlich die Cholestasewerte checken müssen. In der Notaufnahme hatten sie schließlich nicht nur Lipase und Leukozyten bestimmt. Ich stammelte etwas von »schon leicht erhöht« und versuchte verzweifelt, Herrn Wuttke im Computer zu finden, um seine Laborwerte einzusehen. Nach einer etwas längeren Pause, die ich mit den Worten »Moment, ich sag es Ihnen ganz genau!« überbrückte, gelang es mir, die Laborwerte von Herrn Wuttke aufzurufen.

Bei der Frage nach der »Cholestase« ging es immer um zwei

Werte: »AP« und »GGT«. Das sind zwei Enzyme aus den Gallenwegen, die bei Rückstau der Galle – der Übersetzung von Cholestase – anstiegen. Ich fand zuerst die GGT. Der Wert war erhöht. Aber nichts Dramatisches. Auch gut durch Alkohol erklärbar. Als ich Dr. Schlauch den Wert mitteilte, entfuhr ihm ein geringschätziges »Pff!« Also galt mein nächster Blick der AP. Die war bei Alkohol nicht erhöht. Dafür bei anderen Ursachen. Gallensteinen zum Beispiel. Wenn beide Werte erhöht waren, sprach das schon stark für einen Gallenstau. Ich scrollte mit der Maus rauf und runter. Keine AP. Der Wert war in der Notaufnahme anscheinend gar nicht bestimmt worden. Puh. Wie würde ich das jetzt wieder erklären?

»Na, Herr Teeg, finden Sie wohl nicht, die AP, was?«, kam Dr. Schlauch mir zuvor. »Wurde in der Notaufnahme mal wieder nicht angefordert, stimmt's? Der Klassiker! Sag ich denen jedes Mal, wenn sie uns eine Pankreatitis schicken, dass ich eine AP zusätzlich haben will! Na ja, das heißt aber wohl auch, dass Sie sich die Laborwerte gar nicht angesehen haben, bevor Sie mich aus meiner geheiligten Nachtruhe gerissen haben.« Ich fluchte innerlich. Er hatte mich ertappt. »Das würde ich Ihnen ja eigentlich übel nehmen. Aber da es Ihr erster Nachtdienst ist, wollen wir es mal gut sein lassen. Immerhin haben Sie selbst einen Ultraschall versucht, auch wenn das nichts gebracht hat. Der Wille zählt ja bekanntlich oft fürs Werk!«

Der alte Fuchs hatte mich nach allen Regeln der Kunst bloßgestellt. Trotzdem war ich Dr. Schlauch dankbar für seine pädagogische Milde. Blieb die Frage, was nun zu tun sei. Bevor ich sie stellen konnte, redete Dr. Schlauch weiter:

»Also: Sie melden beim Labor jetzt mal schleunigst die AP nach und machen für morgen früh um acht Uhr einen Ultraschall in unserer Sonografieabteilung klar. Wenn die AP nicht sehr stark erhöht ist, also mindestens dreifach über Norm, dann passiert heute Nacht mit Herrn Wuttke gar nichts mehr. Arbeitsdiagnose ist dann alkoholinduzierte Pankreatitis, und Sie geben ihm noch mindestens drei Liter Flüssigkeit bis morgen Vormittag und eine ordentliche Schmerztherapie. Den Rest entscheiden wir morgen. Dann können wir ja auf jeden Fall auch mal endoskopisch reingucken, nicht dass ihm der Alkohol auch noch ein Magengeschwür eingebracht hat. Bei der Gelegenheit können wir dann auch gleich eine Dünndarmsonde legen, falls nötig. Jetzt erst mal einen ruhigen Dienst noch.«

Er legte auf. Ich war noch mal glimpflich davongekommen. Sofort forderte ich die Nachbestimmung der AP beim Labor an. Dann ging ich zurück zum Zimmer von Herrn Wuttke, der nun wieder so laut stöhnte, dass es bis auf den Flur drang. Während ich angestrengt darüber nachgrübelte, was Dr. Schlauch wohl unter einer »ordentlichen Schmerztherapie« verstand, kam plötzlich die beleibte Gertrud aus dem Zimmer und stürmte erstaunlich behände auf mich zu: »Herr Doktor, jetzt gebat se dem arma Moa scho en Morphinperfuschor... Der weckt mr ja des ganze Haus auf!«

Ein Perfusor! Das war die Lösung. Man füllte das Morphin in eine große Spritze und ließ dann eine bestimmte Menge pro Stunde kontinuierlich in den Patienten hineinlaufen. Dankbar blickte ich die Schwester an.

»Äh, sehr gute Idee, Gertrud! Was würde ich ohne Sie tun. Äh, wissen Sie vielleicht auch noch, wie die Dosierung war bei den Perfusoren?

Mein Lob machte Gertrud sofort skeptisch. Wahrscheinlich hatte sie in ihrem Leben davon nicht allzu viel bekommen: »Na, Dokterle, jetzt schleimat se mol net rom! Aber lassat se ons mol ruhig fuffzig Milligramm von dem Morphium in die Fuffzig-Milliliter-Perfuschor-Spritz nei doa. Ond dann gebat se dem Wuttke en Bolusch von a baar Mililiter, ond danoch lasset se des Ganse langsam neilaufa, so oin bis zwoi Mililiter en dr Schtond. I stells ehna dann heut nacht au heher, wenn se scho schlofat ond dr Wuttke koi Ruah gibt. Koi Angscht, der helt scho was aus, I kenn solche Tübba, des hen mr öfter ...«

Ich war mir nicht sicher, ob ich alles verstanden hatte, aber das Gesamtkonzept erschien mir doch sehr vernünftig. Zumindest hatte ich keine bessere Idee. Außerdem war ich froh, diesen nicht enden wollenden Fall für heute zum Abschluss bringen zu können. Inzwischen war es kurz vor zwei.

Nachdem er einen Bolus von noch mal fünf Milligramm Morphium bekommen hatte, war auch Herr Wuttke wieder mein Freund. Als ich ihm erklärte, dass er das Morphium über den Perfusor von nun an kontinuierlich bekommen würde und er jederzeit Bescheid sagen könne, wenn es nicht ausreichen sollte und er mehr bräuchte, ernannte er mich zum größten Arzt des Krankenhauses. Auch den Nachbarpatienten hatte inzwischen die eigene Müdigkeit übermannt. Und der Opi sägte nach wie vor gemütlich vor sich hin.

Ich ging zurück ins Arztzimmer und checkte noch mal die Laborwerte. Die AP war inzwischen bestimmt. Normal. Also wohl eher keine Cholestase. ERCP unnötig. Nur viel Flüssigkeit, Schmerzmittel, Nulldiät. Oder Ernährung über die Dünndarmsonde, die Dr. Schlauch morgen legen würde. Abhängig von der Bildgebung und dem Verlauf der Entzündungswerte würde Herr Wuttke eventuell auch noch eine Antibiose brauchen. Aber darüber konnte man sich morgen früh Gedanken machen. Ich war erst mal fertig für die Nacht.

Plötzlich bemerkte ich, wie müde ich war. Nach einem kurzen Besuch bei den Schwestern, die mir versicherten, dass auch von ihrer Seite nichts mehr anstand, machte ich mich auf ins Dienstzimmer.

Das kleine Zimmer für die diensthabenden Ärzte lag im obersten Stock eines Seitenflügels, ziemlich am Ende eines langen, schlecht beleuchteten Flures. Ich brauchte mehrere Minuten, bis ich es gefunden hatte. Wenn es jetzt noch einen Notfall auf einer meiner Stationen geben sollte, dann würden sich die Schwestern wohl erst mal selber helfen müssen. Fünf Minuten würde ich für den Weg auf jeden Fall brauchen. Selbst wenn ich rannte. Egal. Dinge, die man nicht ändern kann, soll man hinnehmen. Ein Notarzt außerhalb des Krankenhauses war auch nicht schneller. Ich schloss die Tür auf.

Ich betrat ein kleines, kahles Zimmer mit nackten Wänden und einem kleinen Fenster, in dem sich ein Schrank, ein Stuhl, ein Waschbecken, ein kleiner Schreibtisch befanden. Dazu eine Batterie an leeren Wasserflaschen und ein billig aussehender Plastikfernseher älteren Datums, der laut Auskunft meiner Kollegen seit mindestens zwei Jahren nicht mehr funktionierte. Und ein Bett. Es war ein Metallbett, wie es auch in den Krankenzimmern stand. Anscheinend sollte keiner sagen können, dass wir es besser hätten als unsere Patienten. Um jeden Verdacht auszuschließen, waren die alte, etwas fleckige Matratze und das Standardset aus Decke und Kissen unbezogen. Eigentlich hätte mir die Putzfrau das Bett beziehen müssen, aber meine Kollegen hatten mich schon vorgewarnt, dass diese das gerne mal vergaßen.

Ich war zu müde, um mich über die mangelnde Arbeitsmoral unser Putzfrauen aufzuregen. Ich öffnete die Schranktüren, fand neben einem Haufen Schmutzwäsche ein paar unbenutzte Laken und bezog das Bett mit der Routine eines geübten Singles. Ich legte meinen Kittel über den Stuhl, zog mir Schuhe und Hose aus und sank ins Bett. Puh. Geschafft.

Fünf Minuten später klingelte das Diensttelefon. Ich war schon fast eingeschlafen und schreckte hoch. Für eine Sekunde wusste ich nicht, wo ich war. Aber das Telefon, das neben dem Bett lag und klingelte, holte mich zurück in die Realität. Ich war der Arzt Florian Teeg, und ich hatte meinen ersten Bereitschaftsdienst! Ich griff das Telefon und sah aufs Display: Es war die Notaufnahme! O nein. Bitte nicht noch ein Notfall! Ich stöhnte und setzte mich auf. Schließlich ging ich ran:

»Teeg, Gastroenterologie.«

»Hallo, hier ist noch mal der Kollege Ebert! Ich wollte mich ja noch mal melden. Kann Entwarnung geben! Ist tatsächlich auf die Intensivstation gegangen, der Patient mit der Gelbsucht. Das war es eigentlich schon ... Obwohl, haben Sie denn den Pankreatitis-Patienten schmerzfrei bekommen?«

Ich fragte mich, ob Dr. Ebert noch alle Tassen im Schrank hatte, mich um drei Uhr morgens anzurufen, um mir das zu sagen. Ich schilderte ihm in kurzen Worten meinen Erfolg mit Morphium und sagte zum Schluss ein bisschen dreist, dass ich hoffen würde, von der Notaufnahme für den Rest der Nacht in Ruhe gelassen zu werden. Ebert nahm's gelassen: »Na, wir werden unser Bestes versuchen. Obwohl es immer nett ist, mit Ihnen zu sprechen! Gute Nacht erst mal!«

Ich sank zurück in meine Laken. Minuten später befand ich mich in wirren Träumen, in denen ich ein Endoskop war und verzweifelt mit einem Gallenstein kämpfte. Es war ein langer Kampf, aber wenn ich mich recht erinnere, habe ich ihn am Ende gewonnen.

Für den Rest der Nacht blieb das Telefon dankenswerterweise still. Als um 6.30 Uhr mein Handywecker klingelte, fühlte ich mich trotzdem wie gerädert. Ich wollte mich frisch machen, doch ich traute mich nicht, die Duschen zu benutzen, die es angeblich irgendwo auf dem Flur geben sollte. Zu abschreckend erschien mir der Gedanke, unter der Dusche zu stehen und einen Anruf über das Stationstelefon zu bekommen. Immerhin war ich noch immer der einzige Arzt im Haus. Vor meinem inneren Auge sah ich mich frisch eingeseift mit nassen Glitschfingern nach dem Telefon greifen. Übernächtigt, wie ich war, stellte ich mir vor, wie eine panische Schwesternstimme immer wieder meinen Namen in die Muschel brüllte, bevor mir das Telefon schließlich aus der Hand gleiten und auf dem Boden der Dusche in seine Einzelteile zerspringen würde. Nein, lieber nicht duschen. Lieber müffelte ich ein bisschen.

Während ich mir also als Notbehelf am Waschbecken Wasser ins Gesicht spritzte und über meine Bartstoppeln laufen ließ, kehrte ich langsam wieder in die Realität zurück. Ich schlüpfte in meine Klamotten, kramte einen mitgebrachten Apfel als Frühstück aus meiner Tasche und machte mich auf den Weg zurück auf meine Station. Wieder lief ich durch endlose Flure. Durch die vielen Fenstern fiel das blasse Licht der noch tief stehenden Sonne herein und warf helle Flecke auf die Flure. Als ich ins Arztzimmer trat, traf ich auf Nina, die wie immer überpünktlich war. Sie fragte mich, wie es mir ergangen sei, und ich erzählte ihr voller Stolz mein nächtliches Abenteuer mit Herrn Wuttke. Nina zeigte sich unbeeindruckt und merkte überheblich an, dass Morphium bei Pankreatitis ja eigentlich kontraindiziert sei, da es Krämpfe des Schließmuskels hervorrufen könne, der sich an der Mündung des Gallengangs befindet. Ooops. Verunsichert schlug ich das Lehrbuch auf und zeigte dann triumphierend mit dem Finger auf die Stelle, die bestätigte, dass es sich bei dieser Ansicht um veralteten Quatsch handelte. Als Nina errötete, waren die Qualen der Nacht endgültig vergessen. Ich zog mich um, wünschte Nina noch einen angenehmen Tag und trat gut gelaunt aus dem Reich der Kranken und Siechen in die bereits angenehm wärmende Morgensonne.

HERR PAWLOWSKI ODER
DAS VERSAGEN DER LEBER

Als ich am Morgen des folgenden Tages um halb acht wieder auf der Station eintraf, war Nina mal wieder vor mir da. Sie tippte irgendwas in den Computer und sah nur kurz auf, als ich sie begrüßte. Trotzdem brannte ich darauf zu erfahren, was aus Herrn Wuttke geworden war. Zuerst wusste sie nicht, von wem ich redete, bis ich sie grinsend mit den Stichworten »Pankreatitis« und »Morphium« an ihn erinnerte.

Nina winkte ab: »Ach der! Dem geht es wieder gut. Sebastian hat ihn weiterbetreut. Ich habe nur mitbekommen, dass er gestern Vormittag schon fast wieder schmerzfrei war und dein grandioser Morphinperfusor wieder abgebaut werden konnte.« Dann bedachte sie mich mit einem missbilligenden Seitenblick: »Seitdem nervt er allerdings die Schwestern, weil er vom verordneten langsamen Kostaufbau nichts hält und sich gestern am Kiosk erst mal Schokolade gekauft hat. Da hast du uns echt ein faules Ei ins Nest gelegt. Na ja, er hat wohl eine Ansage von Sebastian bekommen, danach ging's. Wegen seiner Mätzchen haben wir ihn jedenfalls in Zimmer 18 gelegt.«

Mein Grinsen gefror. Zimmer 18 gehörte zu den Zimmern, die ich zu betreuen hatte. Er war jetzt also wieder mein Patient. Undank war anscheinend auch im Krankenhaus der Welt Lohn.

Als ich mich mit Schlunk und einer Schwester zur Visite aufmachte, bestätigte sich, dass ich nicht der Einzige war, der mit Herrn Wuttke so seine Probleme hatte. Schlunk war von seinen Extrawünschen und seiner Renitenz so genervt, dass ich vermutete, er sei deshalb in einem meiner Zimmer gelandet. Dann erzählte mir Schlunk jedoch, dass Herr Wuttke sich in seinem vorherigen Zimmer mit dem Miesepeter vom Nachbarbett angelegt hatte. Wie bei den meisten Streitereien unter Patienten war es angeblich um Programmwahl und Lautstärke des Fernsehers gegangen. Letztlich wurde Herr Wuttke »upgegradet« und lag jetzt in einem Zweibettzimmer. Man hätte natürlich auch den Nachbarn verlegen können, aber abgesehen davon, dass er es meiner Ansicht nach noch weniger verdient gehabt hätte, gab es da noch ein anderes Problem.

Das Problem lag im zweiten Bett von Zimmer 18 und hörte auf den Namen Pawlowski. Herr Pawlowski hatte ebenfalls ein Problem, und zwar dasselbe wie Herr Wuttke: Alkohol. Er hatte in seinem Leben wohl noch mehr davon getrunken als sein Bettnachbar. Oder er hatte früher mit dem Saufen angefangen. Die beiden waren nämlich ungefähr gleich alt. Egal. Jedenfalls hatte das jahrelange Gezeche seiner Leber nicht gutgetan. Der Klassiker. Erst hatte sich das Organ in eine Fettleber verwandelt, dann hatte der langsame Umbau eingesetzt – zunächst noch reversibel. Dann kam die Zirrhose. Nicht mehr reversibel. Mit dem Trinken hatte Herr Pawlowski trotzdem nie aufgehört. Jetzt sah er aus wie ein typischer Zirrhose-Patient im Endstadium: Er hatte gelblich verfärbte Augen, hervorgerufen durch die gestörte Ausscheidung des Gallenfarbstoffs, grotesk dünne Ärmchen und Beinchen aufgrund zu geringer Nahrungsaufnahme und eine gestörte Energieverwertung. Gleichzeitig hatte er einen riesigen Kugelbauch – Ascites. Sein Atem roch süßlich nach Aceton, ungefähr so wie frische Leber, nur schlimmer. Nennt man im Englischen auch »breath of the dead«. Roch also nicht so gut.

Darüber hinaus litt er unter der eingeschränkten Entgiftungsfunktion seiner Leber. Die von der Leber nicht mehr abgebauten Giftstoffe beeinträchtigten seine Gehirnfunktionen. Entsprechend war Herr Pawlowski die meiste Zeit schläfrig. Und wenn er wach war, war er unerträglich. Deswegen lag er auch fast immer alleine. Man konnte ihn einfach keinem anderen Patienten zumuten. Aber da Herr Wuttke sich als genauso unzumutbar herausgestellt hatte, hatte man die beiden zusammengelegt. Kohortenisolierung sozusagen.

Solche Maßnahmen ergriff man sonst eigentlich nur bei Patienten mit fiesen Keimen, die man von dem Rest der Krankenhauspatienten fernhalten wollte. Manchmal jedoch waren Patienten genauso schlimm wie Keime. Jedenfalls war die Aktion anscheinend ein Erfolg, wie die Schwester mir berichtete. Herr Wuttke hatte vermeintlich so etwas wie väterliche Gefühle für seinen Zimmernachbarn entwickelt und Herrn Pawlowski gefüttert, als dieser mal wieder nichts essen wollte. Die Schwester vermutete allerdings, dass er sich dabei unter Umgehung seines »langsamen Kostaufbaus« selbst den einen oder anderen Bissen genehmigt hätte. Im Gegenzug war er auch nicht irritiert gewesen, als Herr Pawlowski sich während seines Besuchs beim Kiosk in sein Bett gelegt und an seinem Tee bedient hatte, der ihm inzwischen offiziell erlaubt worden war. Herr Pawlowski durfte nämlich essen, was er wollte, hatte aufgrund seines Ascites aber eine Trinkmengenbeschränkung. Insgesamt waren somit alle zufrieden außer Schlunk vielleicht, der es nicht ausstehen konnte, wenn seine Anordnungen von Patienten unterlaufen wurden.

Noch bevor wir in Zimmer 18 traten, erzählte mir Schlunk, was bei der Sonografie von Herrn Wuttkes Bauch herausgekommen war, die ich noch während meines Nachtdienstes in Auftrag gegeben hatte. Im Gegensatz zu mir war es den Füchsen aus der Ultraschallabteilung gelungen, Bauchspeicheldrüse, Leber und Gallenwege darzustellen. Dabei hatte sich die Pankreasentzündung bestätigt, der übrige Befund war unauffällig geblieben. Also kein Gallenstau. Alles richtig gemacht. Nur Läuse, keine Flöhe.

Erstaunlicherweise hatte sich auch die Leber von Herrn Wuttke als nahezu jungfräulich erwiesen. Ganz im Gegensatz zu der von Herrn Pawlowski, die ich mir vor einigen Tagen zu Übungszwecken mit dem Sonogerät selbst angesehen hatte und die eher einem höckerigen Stein als einem menschlichen Organ geglichen hatte. Das war interessant, schließlich waren beide wegen ihres Alkoholmissbrauchs bei uns gelandet. Tatsächlich ist es so, dass maximal die Hälfte selbst der schweren Trinker eine Zirrhose entwickelt. Der Rest hat zwar genug andere Probleme, aber eben keines an der Leber. Eine alkoholinduzierte Pankreatitis und eine durch Alkoholmissbrauch verursachte Leberzirrhose bei ein- und demselben Patienten kamen praktisch nie vor. Es war immer entweder-oder. Das hatte der liebe Gott anscheinend gerecht verteilt. Oder es hatte doch etwas mit den Genen zu tun. Weiß man noch nicht.

Die Visite verlief zügig. Herr Pawlowski war gerade wieder in seinem Dämmerzustand, und da es mit ihm nichts zu besprechen gab, weckten wir ihn erst gar nicht auf. Herr Wuttke saß auf seinem Bett und sah fern. Als er mich erblickte, rief er begeistert:

»Mein Retter aus der Nacht! Der einzige Arzt in dieser Bude mit einem Herz für seine Patienten!«

Sein Seitenblick auf Schlunk machte klar, dass er für ihn keine solchen Komplimente übrighatte. Ich hätte mich geschmeichelt fühlen können, wenn Schlunk dieses Spiel nicht vorausgesehen und mich darauf vorbereitet hätte. »Good Cop – bad Cop« war der Plan; das alte Verhörspiel, bei dem zwei Polizisten einen Verdächtigen in die Mangel nehmen und der eine den Bösen spielt und der andere den Verständnisvollen. Was der Verdächtige dem ersten, der ihn unter Druck setzt, nicht erzählt, wird er in der

Hoffnung auf Beistand, Mitgefühl oder Anerkennung vielleicht dem anderen offenbaren. Das Gleiche würden wir mit Herrn Wuttke veranstalten, um für »compliance« zu sorgen. Also dafür, dass Herr Wuttke endlich das tat, was wir wollten. Ich würde in die Rolle des »good doc« schlüpfen, Schlunk gab sich mit der Rolle des »bad doc« zufrieden.

Schlunk eröffnete das Spiel. Er zeigte auf die fast leere Schokoladenpackung, die offen auf dem Nachttisch lag, und wies Herrn Wuttke zurecht:

»Ich hatte gesagt, keine feste Nahrung, Herr Wuttke. Insbesondere nichts Süßes und nichts Fettes. Wenn Sie sich nicht an meine Anweisungen halten, dann ...«

Herr Wuttke unterbrach ihn.

»Ach, Herr Oberarzt, ich hatte so einen Hunger! Den ganzen Tag nur Ihren scheußlichen Tee ... Das hält doch kein Schwein aus!«

Herr Wuttke war ein würdiger Gegner. Er musste mitbekommen haben, dass Schlunk noch kein Oberarzt war. Trotzdem sprach er ihn als einen solchen an. Offensichtlich versuchte er, ihn mit Schmeicheleien weichzukochen. Nicht ungeschickt. Denn er berührte damit durchaus einen wunden Punkt bei Schlunk, der vermutlich auf eine Oberarztstelle gierte. Schlunk ließ sich jedoch nicht beirren. Stattdessen griff er sich den kleinen Schokoladenrest.

»Keine Diskussionen, Herr Wuttke. Wenn Sie noch einmal meine Anordnungen missachten, fliegen Sie raus. Und bei der nächsten Bauchspeicheldrüsenentzündung können Sie dann sehen, wo Sie Ihre Schmerzmittel herbekommen!«

Jetzt wurde Herr Wuttke zickig:

»Pah! Das können Sie eh nicht machen! Ich bin schließlich krank! Und Sie sind Arzt und müssen sich um mich kümmern! Schließlich haben Sie einen Eid geschworen!«

Da war er wieder, der bekloppte Eid, den angeblich Hippokrates erfunden hatte und einem von Patienten ständig unter die Nase gerieben wurde. Meist mit dem Ziel, uns dazu zu bringen, irgendetwas für sie zu tun, was wir nicht tun wollten. Dabei hatte ihn sowieso niemand von uns geschworen. Dass Ärzte zu Beginn ihrer Laufbahn einen Eid ablegen, gehört ins Reich der Ammenmärchen. Trotzdem hatte Herr Wuttke nicht unrecht: Als Arzt hat man eine gesetzliche Versorgungspflicht. Spätestens beim Schmerzensgeldprozess kann man schließlich schlecht sagen: »Der Patient ist nicht nett zu mir gewesen, deswegen habe ich ihn vor Schmerzen schreien lassen.« Oder dem Staatsanwalt erklären: »Okay, der Patient ist verblutet, aber er hat mich zuvor beleidigt. Deswegen habe ich ihm nicht geholfen«. Da muss man schon drüberstehen, hilft alles nichts.

Danach kann man dann eine Balint-Gruppe oder eine andere Selbsthilfegruppe für Ärzte besuchen und sein Leid anderen Kollegen schildern. Die helfen einem dann dabei, herauszubekommen, warum einen diese oder jene Aussage des Patienten so getroffen hat und wie man in Zukunft besser damit umgehen kann. Das ist gar nicht so blöd, wie es klingt. Schließlich reagiert man nicht auf jede Beleidigung oder Erniedrigung gleich. Manchmal rutscht sie einem den Buckel runter, andere Sachen fressen sich richtig tief rein und lassen einen nicht schlafen. Hat wohl vor allem mit dem eigenen Selbstbild zu tun. Wenn einem jemand vorwirft, man sei faul, macht es einem nur dann etwas aus, wenn man unbedingt den Eindruck eines tüchtigen Kerls erwecken will. Mir als Anfänger machte es am meisten zu schaffen, wenn jemand meine medizinische Kompetenz infrage stellte. Entsprechend anfällig war ich für Lob. Deswegen arbeitete ich auch so gerne mit Schwester Teresa zusammen, die mir immer wieder sagte, wie gut ich alles nach so kurzer Zeit schon machen würde. Dass sie dabei auch noch so verdammt süß aussah, machte die Sache nicht besser. Das Verhältnis zu Teresa war auf jeden Fall ein schwacher Punkt bei mir. Glücklicherweise war das noch niemandem aufgefallen. Vermutlich nicht einmal Teresa.

Bei Schlunk war ich mir noch nicht sicher, was ihn eigentlich antrieb und wo, im Umkehrschluss, seine Schwachstellen waren. Mir fiel nur auf, dass sein Blick immer ganz weich wurde, wenn er auf Nina lag. Vielleicht war Nina seine Teresa. Und dann natürlich die Oberarztnummer, die Herr Wuttke gerade versucht hatte. War aber wohl zu billig gewesen. Oder Schlunk hatte das Ganze in seiner Balint-Gruppe schon durchgekaut. Wobei ich mir eigentlich nicht vorstellen konnte, dass Schlunk zu einer solchen Gruppe ging.

Egal. Ich war an der Reihe. Obwohl ich Erpressungsversuche mit dem Hippokrateseid hasste, durfte ich nicht wütend werden. Ich sollte ja den Guten spielen.

»Herr Wuttke«, begann ich und legte die Hand auf seine Schulter, »wir wollen doch nur Ihr Bestes. Und es tut einer entzündeten Bauchspeicheldrüse nicht gut, wenn man gleich wieder Sachen isst, bei denen sie viel arbeiten muss. Dann bekommen Sie wieder die gleichen Schmerzen wie vorgestern Nacht. Das wollen Sie doch nicht. Und wir auch nicht.«

Es schien zu funktionieren. Herr Wuttke schmachtete mich geradezu an.

»Ach, Doktor, Ihnen bin ich immer noch dankbar, Sie haben mir wirklich geholfen ...«

»Jetzt haben wir ihn«, dachte ich und wollte zu weiteren Belehrungen ansetzen. Doch Herr Wuttke ließ sich nicht einfangen. Mühelos durchschnitt er die sich zuziehende Schlinge:

»Aber Ihr Möchtegernoberarzt da, der hat anscheinend 'n Brett verschluckt, so steif wie der immer dasteht. Und außerdem hat er ein Herz aus Eis, wenn Sie mich fragen. So wie der geht man mit seinen Patienten nicht um!«

Das hatte gesessen. In dem kleinen Zimmer sank die gefühlte Temperatur um ein paar Grad ab. Schlunk zog hörbar die Luft ein. Ich glaube, er wurde sogar leicht rot. Seine Reputation in Sachen Patientenführung war wohl doch ein Thema für ihn. Ich war jedenfalls froh, dass ich die Rolle des Guten spielte. Aber ich hatte auch die Pflicht, Schlunk beizustehen. Manche Nichtmediziner behaupten über uns: »Eine Krähe hackt der anderen kein Auge aus«, doch das ist definitiv falsch. So viel Hacken wie im Krankenhaus gibt es selten. Wenn es allerdings um unsere ärztliche Würde geht, halten wir Ärzte traditionell zusammen. Quasi Pech und Schwefel. »Good doc« hin oder her, ich wies Herrn Wuttke zurecht:

»Herr Wuttke, der Zustand Ihrer Bauchspeicheldrüse hat mit uns Ärzten überhaupt nichts zu tun! Wir wollen Ihnen gerne helfen, aber dafür müssen Sie auch unsere Anweisungen befolgen. Sie werden heute bereits etwas Brei bekommen und morgen, wenn es Ihnen weiter gut geht, vielleicht ein paar Kartoffeln. Sonst essen Sie bitte nichts!«

»Hm, Brei und Kartoffeln?! Also, wenn wir heute schon mit den Kartoffeln anfangen, bin ich dabei. Schließlich geht es mir prima!«

Puh. Herr Wuttke schaffte uns noch. Was sollte ich sagen? Es war dem Patienten natürlich schwer zu erklären, warum wir auf langsamem Kostaufbau bestanden, wenn er bereits wieder beschwerdefrei war. So genau wusste schließlich keiner, wie lange man bei einer Pankreatitis die Bauchspeicheldrüse ruhigstellen sollte. Und Herr Wuttkes Entzündung war offensichtlich wirklich nicht besonders schlimm, zumindest waren die Blutmarker Lipase und Leukozyten schon fast wieder auf Normalwert gesunken. Im Grunde könnte man ihm also auch gleich seine Kartoffeln geben. Immerhin hätte man dann seine Ruhe. Andererseits soll man als Arzt nicht mit seinen Patienten verhandeln. Schließlich war das hier ein Krankenhaus und kein Basar oder ein Supermarkt. Ansonsten könnte man auch gleich Treueprämien und Rabattpunkte einführen. Oder drei Pillen zum Preis von einer. Ging aber nicht. Das sah Schlunk, der sich inzwischen wieder gefangen hatte, offensichtlich genauso:

»Herr Wuttke, Sie bekommen heute Brei und nichts anderes. Und wenn Sie wieder zum Kiosk gehen oder sich bei Herrn Pawlowski bedienen sollten, dann können Sie dahin zurückgehen, wo Sie herkommen.«

Anscheinend war Schlunks Meinung über diesen Ort, wo Herr Wuttke herkommen mochte, nicht die beste. Er hatte in so scharfem Ton gesprochen, dass Herr Wuttke kurz beeindruckt war. Gerade wollte ich zu einem rollengerechten »Bitte, Herr Wuttke, tun Sie das, was mein Kollege sagt!« ansetzen, als plötzlich etwas geschah, was unsere Probleme mit Herrn Wuttke auf einen Schlag vom Tisch wischte.

Herr Pawlowski, der während unseres Gesprächs apathisch an die Decke gestiert hatte, fuhr wie vom Blitz getroffen hoch und blickte uns aus weit aufgerissenen Augen an. Dann, noch bevor wir ihn ansprechen konnten, öffnete er den Mund und begann zu würgen. Kurz darauf ergoss sich ein breiter Schwall dunkelroten Blutes auf seine blütenweiße Bettdecke und sein fleckiges Nachthemd. Er schien völlig orientierungslos zu sein. Panisch strampelte er sich frei und wandte den Kopf.

Dummerweise blickte er jetzt direkt in Richtung des Bettes von Herrn Wuttke, der sich in der ersten Überraschung leicht zu ihm hinübergebeugt hatte. Das war keine gute Idee gewesen. Der nächste Schwall, der sich aus Herrn Pawlowskis Mund ergoss, beschrieb einen hohen Bogen und landete dann mitten im Gesicht von Herrn Wuttke. Der strampelnde Herr Pawlowski warf sich wieder auf die andere Seite und fiel aus dem Bett. Herr Wuttke sah aus wie das Opfer eines mittelschweren Verkehrsunfalls.

Immerhin schien sich sein Verlangen nach fester Nahrung vorerst erledigt zu haben. Das warme Blut in seinem Gesicht bewirkte, dass er sich vor Ekel schüttelte und nun selbst zu würgen begann. Dampfte es sogar ein bisschen?

Schlunk, die Schwester und ich waren wie gelähmt und vielleicht auch ein wenig fasziniert von dem grotesken Schauspiel. Irgendwie hatte sich das Ganze nicht wie geplant entwickelt. Das »Good-doc–bad-doc«-Spiel war zu Ende. Jetzt war wieder Action angesagt. Blaulicht und Tatütata. Schlunk fasste sich als Erster.

»Florian, er blutet.«

Diese Information kam jetzt nicht wirklich überraschend. Doch während Schlunk sich Handschuhe aus dem Kasten an der Wand überzog, folgte auch schon die Verdachtsdiagnose:

»Werden seine Ösophagusvarizen sein, was denn sonst, bei der Menge!«

Wie es sich für einen guten Oberarztanwärter gehörte, nahm Schlunk sofort das Heft in die Hand und gab uns Anweisungen:

»Schwester, wir brauchen den Rea-Wagen und den Absauger, mehrere Liter NaCl und außerdem zwei Milligramm Terlipressin! Florian, ruf schon mal in der Endoskopie an, dass wir gleich mit einem intubierten und beatmeten Patienten kommen, der höchstwahrscheinlich aus seinen Varizen blutet. Und bestell bei der Blutbank sechs EKs und sechs FFPs für Herrn Pawlowski! Ungekreuzt! Die sollen sie sofort herbringen lassen!«

Die Schwester und ich erwachten gleichzeitig aus unserer Trance und stürmten zur Zimmertür. Auch Herr Wuttke schien das Zimmer so schnell wie möglich verlassen zu wollen. Er sprang aus seinem Bett und hastete ebenfalls zur Tür, wo wir beinahe zusammenstießen. Als ich ihn unsanft aus dem Weg schieben wollte, war ich meinen Status als »good doc« endgültig los. Er begann wieder, mich zu beschimpfen, und wischte sein blutverschmiertes Gesicht an meinem Kittel ab. Ich wollte ihn davon abhalten und

Herr Wuttke und ich verfielen in eine Art Ringkampf, an dessen Ende ich wieder so aussah wie nach der missglückten Punktion von Herrn Wolf.

Die Schwester schlüpfte schließlich als Erste aus der Tür. Noch einmal wandte ich den Kopf zu Herrn Pawlowski. Der Strahl aus seinem Mund war zu einem Rinnsal verebbt. Offensichtlich war er weiterhin völlig desorientiert. Wimmernd saß er neben seinem blutdurchtränkten Bett. Dann wurde er von Schlunk gepackt und auf den Boden gedrückt. Ich befreite mich mit einem Ruck aus der Umklammerung durch Herrn Wuttke und war aus der Tür.

Draußen herrschte bereits hektische Betriebsamkeit. Auf dem Gang kam mir eine Schwester mit dem Rea-Wagen entgegen – einer Art rollendem Schrank, in dem alle Utensilien für die Intubation bereitlagen.

Bei einer Intubation wird dem Patienten ein Schlauch – der Tubus – zur künstlichen Beatmung in die Luftröhre eingeführt. Dazu benötigt man neben dem Schlauch selbst, den es in unterschiedlichen Größen gibt, ein sogenanntes Laryngoskop – eine Art Spatel mit Lichtquelle vorne dran. Damit kann man die Zunge des Patienten in die Höhe heben und den Unterkiefer nach vorne ziehen. Ziehen ist wichtig, nicht hebeln. Sonst sind die Zähne im Weg. Und die sind meist weniger hart als der stählerne Spatel. Außerdem benutzt man in der Regel einen Einführungsstab, um den Tubus zu stabilisieren und mehr Führung zu geben. Dann braucht man noch Klebeband zum Festbinden des platzierten Tubus, damit dieser nicht wieder herausrutscht. Das passiert leicht, und dann kann man wieder von vorne anfangen. Und hat wertvolle Zeit verloren. Jede Sekunde ohne Sauerstoff ist kostspielig, wobei vor allem das Hirn den Preis bezahlt. Schon nach wenigen Sekunden ohne Sauerstoffzufuhr beginnen die ersten Hirnzellen sich zu verabschieden. Der Slogan »Time is brain« stammt zwar eigentlich aus der Schlaganfalltherapie, gilt hier aber genauso.

Glücklicherweise war der Faktor Sauerstoffversorgung bei Herrn Pawlowski nicht unsere erste Sorge. Nicht dass ich jetzt meine, sein Hirn wäre ja eh schon nicht mehr das beste und sozusagen »Was soll's«, sondern sein Glück war, dass er noch atmete. Der Grund, warum Schlunk ihn intubieren wollte, war ein anderer. Er wollte bei dem halb bewusstlosen, Blut spuckenden Patienten einen sicheren Atemwegsschutz garantieren und verhindern, dass ihm Blut in die Luftröhre lief. Schließlich dürfte Herr Pawlowski in seinem Zustand nicht mehr genug Reflexe haben, um es wieder hochzuhusten. Also intubierte man ihn besser.

Dann konnte man ihn an die Beatmungsmaschine anschließen und hatte erst mal Ruhe. Wenn die Atmung gesichert war, konnte man sich anschließend dem eigentlichen Problem zuwenden: Woher die Blutung kam und ob sein Kreislauf es schaffen würde, mit dem Blutverlust fertig zu werden. Um den Körper dabei zu unterstützen, würde man Kochsalzlösung geben, außerdem EKs, also rote Blutkörperchen, sowie FFPs. Das war Blutplasma. Das brauchte man zur Unterstützung der Gerinnung. Ich gewann allmählich Routine.

Dazu wollte Schlunk noch einen Bolus Terlipressin geben, den Klassiker bei Ösophagusvarizenblutungen. Das lag nicht auf dem Rea-Wagen, deswegen hatte Schlunk es extra angesagt. Zu einer Varizenblutung kommt es, wenn sich Krampfadern (= Varizen!) in der Speiseröhre (= Ösophagus!) bilden und platzen. Die Krampfadernbildung ist eine Folge des Blutstaus vor der Leber, wo so hoher Aderdruck herrscht, dass das Blut in die hauchdünnen und kaum sichtbaren Venen in der Wand der Speiseröhre gepresst wird. Die Venen schwellen an, manchmal füllen sie sogar die ganze Speiseröhre aus. Mit dem Ergebnis, dass die hauchdünnen Aderwände extrem gespannt sind und sehr leicht reißen. Ist dies einmal geschehen, tut der Druck vor der Leber sein Übriges. Der Patient läuft quasi aus. Da die Gerinnung, für die ausgerechnet die kranke Leber verantwortlich ist, bei Zirrhose-Patienten kaum noch funktioniert, kann der Körper die Blutung auch nicht stoppen. Reißt einem Zirrhotiker eine größere Ösophagusvarize, können ihm meist nur noch zwei Dinge helfen: das Terlipressin und der Endoskopiker. Terlipressin mindert den Druck vor der Leber und verringert die Blutung. Manchmal bringt es sie sogar zum Stillstand. Der Endoskopiker wiederum operiert vor Ort. Er saugt die blutende Varize ein und setzt einen kleinen Plastikring vor den Riss. Er dreht sozusagen den Hahn zu. Nennt man »Banding«, diese Prozedur.

Bei Herrn Pawlowski würde man wohl beides versuchen. Wenn er es denn bis in die Endoskopie schaffte. Mit leicht zitternden Händen wählte ich die Nummer und sagte Bescheid. Dann rief ich in der Blutbank an, versicherte dreimal, dass ich die Konserven »ungekreuzt«, das heißt ohne die eigentlich obligatorische Kreuzprobe haben wolle. Das würde einfach zu lange dauern. Dann stürmte ich zurück ins Zimmer. Ehrlicherweise verspürte ich im Moment keinerlei Mitleid oder Bedauern mit Herrn Pawlowski. Und meine Hände zitterten auch nicht vor Nervosität, wie sie es wohl getan hätten, wäre ich mit der Situation alleine gewesen. Nein. Sie zitterten vor Neugier. Ich war heiß darauf, zu sehen, wie es weiterging, und etwas zu lernen. Vielleicht würde Schlunk mich ja sogar intubieren lassen?

Als ich zurück ins Zimmer stürmte, stieß ich die nach innen zu öffnende Tür gegen den Rea-Wagen. Die Schwester, die gerade in einer Schublade des Wagens kramte, quetschte sich den Arm. Ich erntete böse Blicke. Während ich mit entschuldigender Miene die Tür hinter mir schloss, sah ich, wie Schlunk gerade den Tubus versenkte. Mist. Ich kam wohl zu spät. Meine gestammelte Frage, ob ich helfen könne, quittierte Schlunk mit einem Wort: »Klappe!« Dann verlangte er nach meinem Stethoskop. Gleichzeitig ließ er eine zweite Schwester den Tubus festhalten und einen »Ambu-

Beutel« anschließen. Das ist eine Art Blasebalg, mit dem man den Patienten manuell beatmen kann. Mit dem Stethoskop im Ohr hörte Schlunk sorgfältig beide Seiten des Brustkorbs ab, während die Schwester den Blasebalg ein paarmal drückte und entspannte. Schließlich musste man kontrollieren, dass der Tubus tatsächlich in der Luftröhre lag und beide Lungenflügel beatmete. Vor allem musste man sichergehen, dass der Tubus nicht im falschen Loch, also in der Speiseröhre steckte. Dann würde man die ganze Luft in den Magen statt in die Lunge pumpen. So ähnlich wie ein Klempner, der Gas- und Wasserleitung verwechselt. Solche groben Patzer sollte man im Interesse des Patientenhirns sowie der Aussicht auf einen Kunstfehlerprozess besser vermeiden.

Aber Schlunk machte keine Fehler. Zufrieden mit dem Ergebnis der Auskultation, dem Abhören der Lungen, bedeutete er der Schwester, den Tubus zu fixieren, und schloss das kleine, transportable Beatmungsgerät des Rea-Wagens an. Jetzt musste keiner mehr »bebeuteln«. Die Maschine übernahm. Mit einem letzten Blick kontrollierte Schlunk das Messgerät für die Sauerstoffsättigung der roten Blutkörperchen. 93 Prozent. Ausreichend. Der Tubus lag richtig.

War ich dem Vorgehen von Schlunk bis jetzt gebannt gefolgt, ließ ich meinen Blick nun durch den überfüllten, nach Blut und Ausdünstungen stinkenden Raum schweifen. Neben den Schwestern, Schlunk und mir, die um Herrn Pawlowski herumhockten, stand da noch jemand in der Ecke. Erstaunt erkannte ich Nina, die Schlunk bewundernd und ein wenig blass um die Nase anstarrte. Die liebe Kollegin hatte sich das Spektakel also auch nicht entgehen lassen. Ihrem Blick entnahm ich, dass die Gefühle von Schlunk womöglich nicht ganz einseitig waren. Auch wenn Nina das vor mir wahrscheinlich niemals zugegeben hätte. Konnte mir aber natürlich egal sein. Außerdem ertönte nun wieder die befehlshaberische Stimme von Schlunk:

»Los, alle anpacken, wir hieven ihn ins Bett!«

Schlunk blieb am Kopfende, hielt den Tubus fest und die Beatmung im Auge, während die Schwestern und ich den leblosen Körper von Herrn Pawlowski zurück in sein blutfeuchtes Bett manövrierten. An seinem Arm hatte eine der Schwestern eine Manschette zur automatischen Blutdruckmessung befestigt, die ihre Messergebnisse an einen kleinen Monitor weitergab, der in einer Blutlache im vorderen Teil des Bettes platziert war. Der Monitor zeigte an, dass das Gerät keinen Blutdruck messen konnte. Konnte natürlich ein Gerätefehler sein. Aber angesichts der Herzfrequenz von fast 150 Schlägen pro Minute, die per Infrarotsonde am Ohrläppchen von Herrn Pawlowski gemessen wurde, war davon auszugehen, dass das Blutdruckmessgerät korrekt anzeigte: nicht mehr messbarer Blutdruck, entsprechende Bedarfstachykardie. Das Herz pumpte wie verrückt und bekam trotzdem keinen Druck in den Blutkreislauf. Wir würden uns beeilen müssen. Blutung stillen und Kreislauf stützen lautete die Devise.

Mit voll aufgedrehten Infusionsflaschen, aus denen Kochsalzlösung über zwei große Flexülen in Herrn Pawlowski hineinlief, rannten Schlunk, eine Schwester und coolerweise auch ich – Schlunk hatte mich explizit aufgefordert, mitzukommen – mit Bett, Monitor und Beatmungsgerät zum Fahrstuhl. Auf dem Flur erkannte ich im Vorbeihuschen den geschockt wirkenden Herrn Wuttke, um den sich bisher wohl noch keiner gekümmert hatte. Als er uns sah, begann er wieder zu würgen. Wir rannten weiter. Im Fahrstuhl begann Schlunk, aus einer kleinen 100-Milliliter-Flasche Kochsalzlösung mit einer Minispritze vorsichtig einen Milliliter abzuziehen, und spritzte sie gleich darauf in den Anspritzstutzen einer der Flexülen von Herrn Pawlowski. Bevor ich ihn fragen konnte, was er da jetzt schon wieder machte, kamen wir in der Endoskopie an. Dort war schon alles vorbereitet. Man hatte einen Raum frei und die Patienten beiseite geräumt, sodass sie von dem Notfall nichts mitbekommen würden. Noch während wir Herrn Pawlowski in den Untersuchungsraum rollten, steckte ihm Oberarzt Dr. Schlauch höchstpersönlich das Endoskop in den Hals. Das Innere von Herrn Pawlowskis Speiseröhre erschien auf einem großen Monitor an der Wand. Zumindest ging ich davon aus, dass die schmutzig weißen Lappen mit den vielen roten Flecken zu seiner Speiseröhre gehörten. Dr. Schlauch war offensichtlich anfangs auch ein wenig desorientiert:

»Varizen III°–IV° Grades. Aber wo ist denn die Blutungsquelle?«

In diesem Moment spritzte Schlunk Herrn Pawlowski eine weitere seiner kleinen Ein-Milliliter-Spritzen in die Vene. Einige Sekunden darauf spritzte es interessanterweise auch auf dem Monitor, und zwar aus einer der rötlichen Stellen auf einem der weißen Lappen. Die Lappen mussten wohl die Varizen sein. »Da«, rief die assistierende Schwester. Dr. Schlauch, der die Aktion von Schlunk mit fragendem Blick verfolgt hatte, manövrierte sein Endoskop bereits in Richtung des schlaffen Varizensacks, aus dem es eben gespritzt hatte. Ich checkte gar nichts mehr. Schlunk grinste überheblich:

»NA, werte Kollegen, Noradrenalin! Hatte ja keinen Blutdruck mehr, der gute Herr Pawlowski, da kann es ja nicht mehr bluten. Jetzt brauchen wir aber langsam wirklich den Perfusor ... Ah, da kommt er ja!«

Tatsächlich kam in diesem Moment eine der Schwestern unserer Station durch die Tür des Untersuchungsraums und verkündete, dass sie einen Noradrenalinperfusor in der Konzentration 5 Milligramm auf 50 Milliliter dabeihätte. Sie wollte wissen, ob er jetzt gebraucht würde oder nicht.

Schlunk nahm den Perfusor dankend an und schloss ihn an eine der Flexülen im Unterarm von Herrn Pawlowski an. Die inzwischen leere Kochsalzflasche entfernte er. Schließlich gab er noch einen kleinen Bolus, den ich nicht genau erkennen konnte und stellte eine Laufrate von 20 Milliliter pro Stunde ein. Dann drückte er noch einmal auf den Startknopf der automatischen Blutdrucküberwachung. Nachdem das Gerät die Manschette am Arm in Windeseile aufgepumpt und anschließend die Luft langsam wieder abgelassen hatte, konnte man auf dem Monitor sehen, dass Herr Pawlowski offensichtlich wieder einen Blutdruck hatte. Zumindest hatte das Gerät diesmal einen gemessen. 90:50. Nicht gerade Bluthochdruck, aber immerhin. Schlunk grinste noch breiter.

Dr. Schlauch hatte inzwischen die fragliche Varize im Visier und saugte sie an. Es machte »Schloop« und die Varize wurde immer größer, bis sie schließlich den Bildschirm zu verschlingen schien. Dann machte es »Klick«, und der Schlund war verschwunden. Stattdessen sah man im kalten Licht des Endoskops wieder die schmutzig-weiß-rötlichen Lappen in der Speiseröhre von Herrn Pawlowski. Einer von ihnen trug jetzt einen schwarzen Ring und sah etwas bläulich aus. Mit dem Ausruf »Treffer!« bestätigte Dr. Schlauch den Erfolg seiner Banding-Prozedur und erklärte, dass das gebändigte Varizenmonster, das immer blauer wurde, nun von der Blutzufuhr abgekoppelt war und langsam absterben würde.

Anschließend wiederholte er die Prozedur bei zwei weiteren Varizen. Dann waren auf dem Bildschirm die größten Venenlappen verschwunden, und man konnte erkennen, dass das Endoskop sich eigentlich in einer Röhre befand. An ihren Wänden waren mehrere schwarze Kringel zu sehen. Dr. Schlauch verkündete, dass es das für heute gewesen sei. Morgen würde er dann noch einmal gucken. Jetzt müsste der Patient aber erst mal auf die Intensivstation. Ich wurde beauftragt, ein Bett klar zu machen. Als ich aus dem Raum treten wollte, kam eine weitere Schwester unserer Station mit den Blutkonserven, die ich bestellt hatte. Schlunk bestimmte, dass zwei Konserven jetzt gleich gegeben werden sollten, der Rest wurde ihr wieder mitgegeben und in den Kühlschrank gepackt. Die Situation schien fürs Erste unter Kontrolle zu sein. Auch Herr Pawlowski sah wieder etwas rosiger aus. Zwar lange nicht so wie die propere Endoskopieschwester, die gerade die Spuren der Spiegelung beseitigte – dafür war er ohnehin viel zu gelb –, aber doch viel besser als noch vor 20 Minuten.

Die nächste Hürde bestand darin, für ihn ein Bett auf der Intensivstation zu bekommen. Sie gehörte nicht zu unserer Abteilung, sondern zu einem anderen Chefarztbereich. Und natürlich hassten sich die beiden Chefs. In der Regel waren ihre Kooperationsbereitschaft und ihr Vertrauen ineinander gleich null. Auf der Intensivstation hatte man ständig Angst, dass wir irgendwelche pflegeaufwändigen »Gomers« zu ihnen abschieben wollten. Wir hätten uns nicht gewundert, wenn die Intensivstation oft halb tote Wracks künstlich am Leben erhalten hätte, um noch mehr Beatmungsstunden abrechnen zu können. Die Beatmungsstunden waren im Abrechnungssystem des Krankenhauses nämlich sehr hoch bewertet. Und es gab gewisse Schwellenwerte, mit deren Erreichen man auf die jeweils nächsthöhere Erlösstufe gelangte. Im Zweifel hätte man die Maschinen einfach noch etwas länger pusten lassen können, bevor man sich dazu durchrang, einen todgeweihten Patienten aufzugeben und die Maschine endgültig abzustellen. Die Zahl der Beatmungsstunden wuchs dann, und die Kasse klingelte. Aber wir bekamen kein Bett. Das war ein Fehlanreiz im System, ein Relikt aus vergangener Zeit, als höhere Verweildauer noch höhere Erlöse bedeutete. Entsprechend gibt es den Kampf um Betten auf der Überwachungs- und Intensivstation in jedem Krankenhaus. Bei uns war er durch die Feindschaft der Chefs allerdings besonders ausgeprägt.

Als ich auf der Intensivstation anrief und unseren Fall schilderte, hatte ich die besseren Argumente allerdings auf meiner Seite:

Schwere Varizenblutung, intubierter Patient, der zudem schon Noradrenalin laufen hatte, das man normalerweise nur unter invasivem, arteriellen Blutdruckmonitoring geben sollte. Der Kollege am anderen Ende der Leitung war gleich einverstanden und verkündete, dass wir sofort in den REA-Raum der Intensivstation kommen könnten. »Glücklicherweise« sei zudem gerade ein Patient verstorben, sodass sogar ein freies Bettes vorhanden sei.

Während wir Herrn Pawlowski nach oben auf die Intensivstation rollten, konnte ich Schlunk endlich löchern, was es mit den Minispritzen und der Kochsalzflasche auf sich hatte. Immerhin hatte sogar Oberarzt Dr. Schlauch sich zu einem »Clever, Herr Kollege, clever!« hinreißen lassen. Schlunk klärte mich auf, dass er zuvor eine Ampulle Noradrenalin in die Kochsalzflache gespritzt hätte. Dieses hochpotente Katecholamin ist das stärkste Mittel zur Blutdruckstützung, das es gibt. Es bewirkt, dass sich die Gefäße im Körper verengen und der Blutdruck entsprechend steigt. Schlunk erklärte mir, dass es in der Flasche mit der Kochsalzlösung ausreichend verdünnt gewesen sei, sodass er einzelne Ein-Milliliter-Spritzen hätte abziehen und dem Patienten als Bolus geben können. Wie ich sehen könnte, hätte das einen sofortigen Blutdruckanstieg zur Folge gehabt, der aber schnell wieder absackte, da der Körper von Herrn Pawlowski das Noradrenalin innerhalb von Sekunden wieder deaktivierte. Ich begriff. Schlunk hatte zwei Fliegen mit einer Klappe geschlagen: Er hatte den Blutdruck gestützt und gleichzeitig geholfen, die blutende Varize zu finden. Denn jedes Mal, wenn der Blutdruck kurzzeitig anstieg, war natürlich auch wieder Blut aus der gerissenen Varize hervorgequollen. Das war schließlich die undichte Stelle im Blutkreislauf. Deswegen hatte es auf dem Monitor auch so gespritzt! »Genau. Wie beim Reifenflicken!«, grinste Schlunk mich an.

Nachdem Dr. Schlauch die undichte Stelle per Banding geflickt hatte, hatte man verdünntes Noradrenalin dann als kontinuierlichen Perfusor gegeben, damit der Blutdruck stabil blieb. Die Laufrate des Perfusors könne man am Blutdruck orientieren, erklärte Schlunk. War er zu niedrig, steigerte man sie. Besserte sich der Zustand des Patienten und der Blutdruck stieg wieder an, konnte man das Noradrenalin langsam ausschleichen, schloss Schlunk seinen in leicht arrogantem Tonfall vorgetragenen Monolog. Ich war beeindruckt trotz seiner notorischen Überheblichkeit. Irgendwie wollte ich auch so werden, so wie Schlunk!

Die Übergabe des Patienten auf der Intensivstation verlief problemlos. Zwar war Herr Pawlowski immer noch bewusstlos, aber alle Vitalparameter waren stabil. Zusammen mit den Blutkonserven stützte der Noradrenalinperfusor seinen Kreislauf, sodass sein Blutdruck Werte von 100:60 erreichte. Auch das Herz von Herrn Pawlowski hatte sich wieder beruhigt und schlug nur noch 115-mal pro Minute. Die Maschine beatmete ihn mit einer Frequenz von 15 Atemzügen pro Minute, die Sauerstoffsättigung seiner roten Blutkörperchen betrug 97 Prozent. Mehr hatten die meisten Raucher auch nicht, selbst wenn sie gesund waren. Während wir halfen, Herrn Pawlowski endlich von seinem Ekelbett auf ein frisches Bett der Intensivstation umzulagern, erläuterte Schlunk dem Stationsarzt nochmals das Geschehen und die durchgeführten Maßnahmen. Dann wurden wir mit anerkennenden Worten hinauskomplimentiert. Die Intensivstation war eben nicht unser Reich. Andere Baustelle.

Als wir auf unserer Station ankamen, fiel mir Herr Wuttke wieder ein. Auf Nachfrage erfuhr ich, dass er die Biege gemacht und das Krankenhaus verlassen hatte. Den Pflegekräften, die sich um ihn kümmern wollten, hatte er gesagt, dass sie sich zum Teufel scheren sollten und er in diesem ungastlichen und nichts als Unheil bringenden Haus keine Sekunde länger bleiben wollte. Nina erzählte, sie hätte noch versucht, ihn umzustimmen und argumentiert, dass ihm, wenn er nicht auf uns hören und weiter

Alkohol trinken würde, wahrscheinlich das gleiche Schicksal wie Herrn Pawlowski drohen würde. Herr Wuttke hätte jedoch nur gemeint, dass er lieber auf der Straße verrecken würde, als sich noch mal in unsere Hände zu begeben und sich von anderen Leuten mit Blut vollspucken zu lassen. Dann war er verschwunden. Ninas Versuch, ihm wenigstens noch eine Unterschrift zu entlocken, dass er sich gegen ärztlichen Rat und auf eigene Verantwortung selbst entlasse, war ebenfalls gescheitert. Für solche Fälle war vorgesehen, dass auf dem Vordruck »Entlassung gegen ärztlichen Rat« zwei Angehörige des Krankenhauspersonals gegenzeichnen mussten, dass der Patient nicht zu halten gewesen sei. Da inzwischen die ganze Station von Herrn Wuttke genervt war, war es kein Problem, Unterschreibungswillige zu finden.

Formal war also alles in Ordnung, und wir konnten nichts für Herrn Wuttke tun. Es war seine Entscheidung, und er war bei klarem Verstand. Zwangsbehandlung gibt es im Krankenhaus nur bei psychiatrisch auffälligen Patienten, bei denen der Sachverhalt einer »Fremd- oder Eigengefährdung« gegeben ist. Dann kann man sie festhalten, notfalls mithilfe der Polizei. Als Arzt kann man über solche Zwangsmaßnahmen allerdings nur für einige Stunden verfügen. Dann muss ein Richter kommen und die Maßnahme bestätigen, psychiatrische Gutachten erstellen lassen und jede Menge bürokratischen Pipapo in die Wege leiten.

Bei Herrn Wuttke waren sich aber alle einig, dass keinerlei Zwangsmaßnahmen angezeigt gewesen waren. Seine Bauchspeicheldrüsenentzündung war, was alle überraschte, offensichtlich weitgehend abgeklungen. Herr Wuttke hatte mehr Glück als Verstand gehabt. Nicht nur im sprichwörtlichen Sinne. Allerdings war die Dauer seines Glücks doch eher fraglich. Mit hoher Wahrscheinlichkeit würde Herr Wuttke sich zugrunde richten, oder, besser gesagt, der Alkohol würde es tun. Aber das war ein längerfristiges Problem und zudem seine freie Entscheidung. Deswegen konnte man ihn nicht zwangsbehandeln. Wir waren schließlich nicht nur kein Basar, sondern auch kein Gefängnis. Und jeder hat ein Recht auf seine Sucht. Zumindest in Deutschland. Ist auch okay so, schließlich ist es um die persönliche Freiheit in deutschen Landen ja nicht immer so gut bestellt gewesen.

Ansonsten passierte nicht mehr viel an diesem Tag. Als ich mich abends schließlich auf mein Fahrrad schwang und nach Hause radelte, glaubte ich freilich, an der Tankstelle auf meinem Nachhauseweg Herrn Wuttke zu erkennen. Oder war es nur Einbildung? Horrorvision oder Wunschdenken, da war ich mir nicht sicher. Schließlich war ich auf der einen Seite froh, Herrn Wuttke los zu sein. Andererseits nagte das schlechte Gewissen an mir, eines meiner Schäfchen verloren zu haben, wenn auch ein schwarzes. Ich bremste scharf und fuhr zurück. Der ob meines forschen Manövers leicht irritierte Mann musterte mich mit ängstlich-gläsernem Blick, als ich auf ihn zuradelte. Nach den Bierdosen in seiner Jackentasche zu urteilen, war er definitiv ein Trinker. Aber er war nicht Herr Wuttke.

Den sollte ich nie wiedersehen.

FRAU KRAMER ODER
DER FAULENDE FUSS SOWIE
FRAU HAGERS PROBLEM MIT DEM FETT

Am nächsten Morgen lag Herr Pawlowsi noch immer auf der Intensivstation. Das Zweibettzimmer, das er sich mit Herrn Wuttke geteilt hatte, war leer. So blieb es allerdings nicht lange. Gegen Mittag wurde es im wahrsten Sinne des Wortes wieder gefüllt. Die Betten wurden belegt mit zwei Patientinnen, die elektiv, also mit Termin und Einweisung, zu uns gekommen waren. In gewisser Weise waren sie Routinefälle, typische Patientinnen unserer Station. Aber für mich gab es noch keine Routine. Und so was wie die beiden hatte ich auch noch nicht gesehen, zumindest nicht im Doppelpack. Ähnlich wie die Herren Wuttke und Pawlowski hatten Frau Kramer und Frau Hager nämlich das gleiche Grundproblem. Nur dass es diesmal nicht das Trinken, sondern das Essen war. Die beiden Damen waren schlicht zu dick. Und zwar viel zu dick.

Das ging aus den Ambulanzakten hervor, die vor mir auf dem Schreibtisch des Arztzimmers lagen und die ich mir zur Vorbereitung des Aufnahmegesprächs mit den beiden ansah. Das Aktenstudium ging meist einfacher und schneller, als die Patienten ihre ganze Krankengeschichte selbst erzählen zu lassen. Und diese Geschichte sollte ich zumindest grob wiedergeben können, wenn ich die neuen Patientinnen später Dr. Ranner vorstellen würde, um mit ihm den Fahrplan für ihren Aufenthalt auf unserer Station zu entwerfen. So war ich froh um ein paar handfeste Fakten aus der Akte.

Der Akte von Frau Kramer entnahm ich, dass sie zuckerkrank war. Sie litt unter Diabetes mellitus, Typ 2, sogenanntem Altersdiabetes, der allerdings weniger mit dem Alter als mit dem Gewicht zu tun hat. Pathophysiologisch handelt es sich bei der Krankheit um eine Insulinresistenz. Die Körperzellen reagieren nicht mehr auf das Hormon, das übrigens auch aus der Bauchspeicheldrüse stammt. Oder sie reagieren nicht mehr ausreichend. Der Körper hat die Sensitivität der Insulinrezeptoren heruntergeregelt.

Der Körper signalisiert seinem Besitzer quasi, dass er genug hat. Denn Insulin ist das »anabole« Hormon des Körpers schlechthin. Es versorgt ihn mit der notwendigen Energie und veranlasst den Aufbau entsprechender Speicher. Es wird immer dann ausgeschüttet, wenn der Mensch etwas gegessen, der Darm die Nährstoffe zerlegt hat und die gespaltenen Kohlenhydrate in Form von Glucose im Blut angelangt sind. In der Folge steigt der Zuckerspiegel im Blut, und der Körper schüttet Insulin aus. Das Insulin sorgt dafür, dass die im Blut schwimmenden Zuckermoleküle von den Körperzellen aufgenommen werden. Dort werden sie in Energie umgesetzt, die die Zellen brauchen, um zu wachsen, sich zu teilen und zu spezifizieren. Eine spezifizierte Zelle wiederum braucht ebenfalls Energie, um ihre speziellen Aufgaben erfüllen zu können. Eine Hirnzelle, zum Beispiel, muss denken. Eine Muskelzelle muss sich zusammenziehen, entspannen, zusammenziehen und so fort, zumindest wenn der Muskel bewegt wird. Für all das ist die Glucose eine Art Treibstoff und das Insulin so etwas wie die Einspritzanlage.

Bei den Dicken ist es nun allerdings so, dass der Körper bereits sehr viel Treibstoff in seinen Tanks hat und eigentlich keinen neuen mehr benötigt. Deswegen hat er den Betrieb auf eine Art Elektroantrieb umgestellt und speichert die überschüssige Energie, die der Dicke sich in Form von Nahrung zuführt, in seinen Fettakkus. Im Prinzip eine clevere Strategie. Das Problem ist nur, dass die Akkus nie entleert werden und irgendwann so voll sind, dass nichts mehr reingeht. Also unterbindet der Körper das weitere Aufladen. Die Zellen wollen keinen Blutzucker mehr haben und reagieren nicht mehr auf das Insulin. Anstatt abgebaut zu werden, bleibt der Zucker also im Blut, und man wird zuckerkrank. Davon merkt man meist zunächst nichts, auf die Dauer ist es aber nicht so gut und kann unschöne Folgen haben. So wie bei Frau Kramer.

Frau Kramer war in unserer Abteilung schon länger bekannt und die Akte ihrer Ambulanzbesuche dick wie ein Telefonbuch, sodass ich den ganzen Verlauf gut nachvollziehen konnte. Das kostete mich zwar fast eine Dreiviertelstunde, aber danach kannte ich Frau Kramer vermutlich besser als sie sich selbst. Ich entnahm ihrer Akte, dass sie eigentlich schon immer zu dick gewesen war. Die Diagnose Diabetes war allerdings erstmals um ihr 50. Lebensjahr herum gestellt worden. Jetzt war Frau Kramer immerhin schon 74. Zunächst hatte sie noch mit ihrem Gewicht und damit quasi auch mit dem Zucker gekämpft. Irgendwann jedoch hatte sie aufgegeben und sich der Fettsucht und dem »Diabetes mellitus« ergeben.

Diabetes mellitus bedeutet übersetzt »honigsüßer Durchfluss«. Das geht noch auf die Antike zurück, als die Diagnose durch Probieren des Urins der Patienten gestellt wurde. Der schmeckt nämlich süß, weil die Niere die im Blut schwimmende Glucose ab einer bestimmten Konzentration nicht mehr zurückhalten kann und über den Urin ausscheidet. Noch der große Rudolf Virchow soll Ende des 19. Jahrhunderts die Studenten in seinen medizinischen Vorlesungen aufgefordert haben, den von ihm mitgebrachten Urin seiner Patienten selbst zu probieren. Schließlich sei die Neugier eine der wichtigsten Eigenschaften eines guten Mediziners. Er soll das Ganze sogar selbst vorgemacht haben:

Finger rein, ablecken, schmecken. Wenn ein paar mutige Studenten schließlich ihren Ekel überwunden und es ihm nachgemacht hatten, zeigte er, so die Legende, ihnen dann das optisch identische Gefäß mit Wasser, aus dem er probiert und welches er dann blitzschnell gegen das Gefäß mit dem echten Urin ausgetauscht hatte. Anschließend schärfte er den Studierenden ein, nicht nur neugierig zu sein, sondern auch genau zu beobachten.

Zum Glück sind diese Zeiten vorbei. Heutzutage muss man nicht mehr probieren, sondern kann den Zucker im Blut oder im Urin messen. Die meisten Zuckerkranken machen das sogar selbst. Bei Frau Kramer kam dreimal am Tag ein Pflegedienst und maß die Zuckerwerte. In den letzten Tagen waren sie mal wieder viel zu hoch gewesen. Ihr Diabetes mellitus war »entgleist«. Schuld daran war, dass sich Frau Kramer nicht an das hielt, was wir ihr sagten. Wir wollten, dass sie weniger aß und vor allem weniger süß, aber Frau Kramer hatte einfach zu viel Spaß am Essen. Essen sei die einzige, ihr noch verbliebene Freude, wie sie laut den Akteneintragungen immer wieder betonte. Sie war mehrfach zur Ernährungsberatung geschickt worden, ohne jedoch ihr Essverhalten im Mindesten zu ändern. Außerdem war sie angehalten worden, sich mehr zu bewegen, aber Frau Kramer wollte lieber rumliegen. Wie bei vielen Diabetikern vom Typ 2 war das Ganze ein Teufelskreis aus zu vielem Essen, zu hohem Gewicht, zu wenig Bewegung und last not least psychischen Problemen. Ich versuche mal, ihn zu beschreiben. Wo soll ich anfangen? Vielleicht einfach beim Gewicht.

Frau Kramer wog knapp 100 Kilogramm bei einer Körpergröße von 1,65 Metern. Ihr Body Mass Index, kurz BMI, betrug 37. Der BMI berechnet sich aus dem Körpergewicht geteilt durch das Quadrat der Körpergröße und ermöglicht einen größenunabhängigen Vergleich der Dicken. Zum Überblick gibt es Tabellen, die als Normalgewicht einen BMI von 20 bis 25 definieren. Das ist gar nicht so viel. Ein 1,85 Meter großer Mann mit 85 Kilo ist schon fast drüber. Bei 25 bis 30 spricht man von »Übergewicht«, das heißt mit 86 Kilo gilt der gleiche Mann schon als etwas dicklich. Ab Werten von über 30 wie bei Frau Kramer handelt es sich dann um Adipositas. Zu Deutsch: Fettsucht. Zwar ist man bei älteren Patienten ab 65 Jahren nicht mehr ganz so streng, aber der BMI von 37 von Frau Kramer war definitiv zu viel.

Und da begann der Teufelskreis. Denn mit ihrem Gewicht war es für Frau Kramer natürlich schwierig, sich noch zu bewegen. Wöge ich 100 Kilo, würde ich vielleicht auch lieber liegen bleiben. Aber ein Körper, der sich nicht bewegt, verbrennt eben auch nur seinen Grundumsatz, also das, was die Zellen zum reinen Überleben brauchen. Dazu kommt noch die Energie, die das Herz beim Schlagen verbraucht, die Lunge beim Atmen und der Darm beim Vorwärtsbewegen seines Inhalts. Das war es dann aber auch. Zwar ist bei Dicken der Grundumsatz etwas höher als bei Dünnen, aber insgesamt war der Energiebedarf der trägen Frau Kramer viel geringer als das, was sie sich an Kalorien zuführte. Ihr Grundumsatz hätte vielleicht der Heizleistung einer 60-Watt–Glühbirne entsprochen, Frau Kramer futterte aber für einen kleinen Kronleuchter. Sie behauptete zwar, dass sie gar nicht so viel esse, aber das vom Pflegedienst geführte Ernährungsprotokoll zeigte, dass sie schwindelte und letztlich auch sich selbst anlog. Hier kam die Psyche ins Spiel.

Frau Kramer war nämlich auch noch unglücklich und litt unter Altersdepressionen, wie ich in ihrer Akte las. Richtig schlimm war es geworden, als ihr Mann vor vier Jahren starb. Mit dem war sie seit ihrem 20. Lebensjahr verheiratet gewesen. Da ihr Mann wohl eher der schlanke Typ gewesen war, war sie zu seinen Lebzeiten einigermaßen motiviert gewesen, nicht zu sehr in die Breite zu gehen. Dann bekam ihr Mann, der nie viel gegessen, aber umso mehr geraucht hatte, Lungenkrebs. Als er mit seinem Husten endlich zum Arzt ging, war es zu spät gewesen. Die Chemotherapie hatte viel Elend, aber keine Rettung gebracht, und plötzlich stand Frau Kramer alleine da. Das war ungewohnt und beängstigend für sie. Und gegen diese neuen negativen Gefühle half ihr das Essen.

Sie wurde dicker, bewegte sich immer weniger, und ihr Zucker wurde immer schlechter. Alle Versuche mit oralen Antidiabetika waren gescheitert oder hatten nicht mehr ausgereicht. Ihr HbA1c-Wert war ständig gestiegen. Das ist der Langzeitblutzuckerwert, der bestimmt, wie viel Prozent der roten Blutkörperchen bereits glykosiliert worden sind und eine Art Zuckerguss bekommen haben, weil sie ständig in honigsüßem Blut herumschwimmen. Bereits vor 15 Jahren hatte man begonnen, ihr ein Langzeitinsulin zu spritzen. Seit dem Tod ihres Mannes bekam Frau Kramer morgens und abends und zu jeder Mahlzeit außerdem Insulin in ihr Bauchfett appliziert. Das war zwar eigentlich absurd, da das Problem der Typ-2-Diabetiker ja gerade nicht ein Mangel an Insulin ist, sondern dass die Rezeptoren ihrer Zellen nicht mehr sensitiv genug auf Insulin reagieren. Wir hatten aber nichts Besseres. Wenn man genug Insulin spritzt, kann man durch den puren Überschuss erreichen, dass die weniger sensiblen Rezeptoren trotzdem aktiviert werden und die Zellen ein wenig Blutzucker abbauen. Bei manchen Patienten funktioniert das ganz gut, bei Frau Kramer jedoch schloss es den Teufelskreis. Denn der aus dem Blut entfernte Zucker erzeugte bei ihr sofort neues Hungergefühl, und sie begann wieder zu essen – die typische Nebenwirkung einer hoch dosierten Insulintherapie, wenn der Arzt es nicht schafft, den Patienten zu motivieren, sich gleichzeitig mehr zu bewegen und weniger zu essen. Das schaffen leider die wenigsten. Viele der mit Insulin behandelten Patienten werden deswegen immer dicker. Dieses Phänomen nennt man Insulinmast. Wie bei den Schweinchen.

Der entgleiste Diabetes war aber nur der eine Grund, warum Frau Kramer zu uns kam. Der andere war ihr rechter Fuß. Besser gesagt: ihr diabetisches Fußsyndrom. Dort hatte der hohe Zucker in ihrem Blut die kleinen Gefäße der Zehen verkalkt und verstopft. Diese Verkalkung und Verstopfung ist das Hauptproblem der Diabetiker. Sind die größeren Gefäße betroffen, bekommen sie Herzinfarkte oder Schlaganfälle. Davon war Frau Kramer bis jetzt verschont geblieben. Dafür hatte die diabetische Mikroangiopathie zugeschlagen. Sie betrifft vor allem die kleinen Arteriolen im Endstrombereich des Blutkreislaufs, in den Körperteilen also, die am weitesten vom Herzen entfernt liegen. Meistens sind es die Zehen. Wenn man das Herz als Zentrum ansieht, dann sind die Zehen ja quasi »land's end«. Und die sahen bei Frau Kramer wohl nicht gut aus. Zumindest stand das auf der Einweisung, die sie mitgebracht hatte. Wir sollten also nicht nur ihren Zucker einstellen, sondern uns auch ihren Fuß ansehen. Und das würde mein Job sein.

Vorher wollte ich aber noch schnell den Fall von Frau Hager studieren. Ihre Akte war zum Glück deutlich dünner. Schließlich war es schon fast halb drei, und ich hatte noch nichts gegessen. Um drei wollte Dr. Ranner zur Besprechung kommen, und ich musste die beiden Damen vorher noch kennenlernen. Schnell schlug ich die Akte von Frau Hager auf.

Als Körpergröße waren 1,67 Meter eingetragen. Sie war also ein bisschen größer als Frau Kramer. In der Zeile für Gewicht in Kilogramm fand ich die Zahl 160. Sie war also auch ein bisschen dicker. Wobei »bisschen« war jetzt untertrieben. Das war dann doch noch mal eine etwas andere Dimension. Ich googelte im Internet einen BMI-Rechner und pfiff durch die Zähne: 57,4! Wow. »Adipositas per magna«. So was wie ein »Supergau«.

Just in diesem Moment steckte Schwester Teresa ihren Kopf durch die angelehnte Tür des Arztzimmers und lächelte mich schelmisch an:

»Das Spezialbett für Frau Hager ist jetzt da. Steht auch schon im Zimmer. Du kannst sie jetzt untersuchen ...«

Bei den letzten Worten war ihr Lächeln noch breiter geworden. Ich hatte keine Ahnung, warum, aber es war mir auch egal. Ich war zu hingerissen von ihrem feinen, irgendwie milden Gesicht und ihren schönen dunklen Haaren, als dass ich weiter an den massigen Körper von Frau Hager hätte denken können. Dann war Teresa auch schon wieder verschwunden. Ein paar Sekunden blickte ich versonnen aus dem Panoramafenster über die Dächer der Stadt. Dann riss ich mich zusammen und widmete mich wieder meinem Aktenstudium.

Ich fand weitere Details der Geschichte von Frau Hager. Sie war erst 45 Jahre alt und ihr ganzes Leben lang stark übergewichtig gewesen. Schon als Kind war sie ein Pummelchen, und auch ihre Eltern hatten einiges auf die Waage gebracht. Später hatte sie Versuche mit Selbsthilfegruppen wie »Mobbel-Dick« und »Weight Watchers« unternommen und Diäten rauf und runter probiert, von »Brigitte« bis »Atkins«. Alles umsonst. Anfangs hatte sie ein paar Kilo abgenommen, dann war sie nur noch dicker geworden – der berühmte Jo-Jo-Effekt.

Jetzt aber sollte alles anders werden. Frau Hager hatte eingesehen, dass sie sich nicht mehr selbst helfen konnte. Deswegen sollte ihr jetzt jemand anderes helfen. Und zwar der Chirurg. Nicht der plastische mit seinen Kinkerlitzchen wie Fettabsaugen oder Bauchschürze wegschneiden. Wie viel Fett sollte der arme Plastiker denn wegschneiden oder absaugen? 10 Kilo? Oder 20? Das wäre reine Symptombekämpfung und keine dauerhafte Lösung. Die Lösung, die Frau Hager vorschwebte, heißt bariatrische Chirurgie und war stark im Kommen. Sie setzt an den Verdauungsorganen an, dort also, wo der Überschuss an Nährstoffen dem Körper zugeführt wird, mit dem Ziel, genau diesen Eintritt zu blocken. Dazu gibt es verschiedene Möglichkeiten. Entweder setzt man ganz oben, kurz nach der Speiseröhre an und implantiert ein Magenband. Dabei schnürt der Chirurg mit einem Plastikband das obere Drittel des Magens so weit ab, dass nach unten nur noch eine Miniöffnung übrig bleibt. Da muss dann alles durch, was in den Körper rein soll. Deswegen muss der Magenbandpatient ganz langsam essen, sonst kommt es oben wieder raus. Hat also einen disziplinierenden Effekt, so ein Magenband. Passt aber nicht für jeden. Für die sogenannten »sweet eater«, die von morgens bis abends nur Schokolade, Eis oder Kuchen in sich reinstopfen, ist es nichts. Die lutschen ihre Schokolade nach Anlage des Magenbandes einfach so lange, bis sie flüssig genug ist, am Magenband vorbeizukommen.

Für solche Patienten ist ein »Magenbypass« besser. Das schien ohnehin der letzte Schrei zu sein. Ein Chirurg eines anderes Hauses hatte das Konzept gleich am Anfang meiner Tätigkeit in unserer Klinikfortbildung vorgestellt: Man zieht eine Dünndarmschlinge aus der Tiefe hoch und näht diese so an den Magen, dass der ganze Nahrungsbrei nicht mehr den normalen Weg durch den Darm weiterflutscht, sondern eben die angenähte »Abkürzung« nimmt. Vorbei am Duodenum, dem Zwölffingerdarm, und dem nachgeschalteten Jejunum, das zu Deutsch ohnehin »Leerdarm« heißt. Das sind die beiden Teile des Dünndarms, wo die meisten Nährstoffe aufgenommen werden. Diese werden durch den Bypass ausgeschaltet, und der Nahrungsbrei rutscht direkt hinunter bis zum Ileum, dem »Krummdarm«, wo nur noch ein paar Vitamine herausgezogen werden. Dann geht es auch schon ab in den Dickdarm, wo dem Nahrungsbrei nur noch Wasser entzogen wird, um ihn einzudicken. Nährstoffe und Kalorien bleiben somit im Darm und erfreuen die Milliarden von Dickdarmbakterien, bevor der angedaute und meist übel riechende Mischmasch einfach wieder ausgesch***en wird.

Damals in der Frühfortbildung klang das Ganze für mich

ziemlich unnatürlich und ungesund. Aber es war nun mal das, wofür Frau Hager sich entschieden hatte. Das vor der Prozedur zwingend vorgeschriebene psychiatrische Gespräch, in dem Frau Hager der unbedingte Wunsch abzunehmen, das psychische Leiden an ihrer Fettsucht und die nicht mehr vorhandenen Alternativen bestätigt worden waren, hatte bereits stattgefunden. Die Kasse würde also zahlen. Und die chirurgische Aufklärung hatte sie auch bereits unterschrieben. Ihr Aufenthalt bei uns auf der Inneren war nur noch Formsache. Wir sollten final abchecken, dass keine eventuell behandelbare Ursache ihrer Fettleibigkeit vorlag, eine hormonelle Störung beispielsweise. Wenn wir unser Okay gaben, würde Frau Kramer in die Chirurgie verlegt werden, und es ging los. Die Messer waren quasi schon gewetzt.

Laut dem Vortrag des Chirurgen, der die Prozedur in unserem Haus selbst durchführte, war der Eingriff aus chirurgischer Sicht nichts Besonderes. Abgesehen davon, dass man aufgrund der Leibesfülle der Patienten das normale Equipment vergessen konnte. Man benötigte extrabreite und extrastabile OP-Liegen, extra große Blutdruckmessmanschetten und kleine Kräne, um die Patienten umzulagern. In anderen Ländern, hatte der Chirurg gesagt, seien bariatrische Eingriffe ohnehin schon gang und gäbe und Deutschland würde eher hinterherhinken. Dabei seien sie unglaublich wirkungsvoll. Mit ihrer Hilfe gelinge es, das Gewicht der Patienten um bis zu 60 Prozent zu reduzieren! Das Fett schmölze wie Eis in der Sonne, aus XXL würde M oder S. Und die ganzen Folgeerscheinungen der Fettsucht wie Diabetes, Bluthochdruck, kaputte Gelenke und der ganze andere Mist würden einfach verschwinden. »Und das alles für den Preis von ein bisschen Stinkekaka!«, hatte der Chirurg seinen Vortrag triumphierend geschlossen.

Seine Euphorie war wenig verwunderlich, denn das Ganze war natürlich nicht nur für die Dicken interessant, sondern auch für die beteiligten Mediziner, denen sich ein ganz neues Forschungsgebiet öffnete. So viel Wandel und Stoffwechselveränderungen als Folge eines derart kleinen Eingriffs hatte man in der Geschichte der Medizin selten gesehen. Und nicht zuletzt versprach die Prozedur eine mögliche Lösung für ein massives gesellschaftliches Problem. Schließlich greift die Fettsucht immer weiter um sich. 2011 waren laut Statistik weltweit bereits über eine halbe Milliarde Menschen adipös, hatten also einen BMI von über 30. Analysen von Diätstudien haben außerdem gezeigt, dass herkömmliche Maßnahmen zur Gewichtsreduktion bei der Mehrzahl der Fettsüchtigen langfristig versagen. Das Ganze geht inzwischen so weit, dass die WHO die Fettsucht als Epidemie bezeichnet, als ein Problem also, das nicht mehr dem einzelnen Menschen anzulasten ist, geschweige denn von diesem gelöst werden kann, sondern wie ein böser Virus epidemisch um sich greift. Grund dafür, so die WHO, sei eine evolutionäre Fehlentwicklung. Da Nahrung für den Menschen im Laufe seiner Evolution immer ein knappes Gut gewesen ist, hat der Mensch überlebt, dessen Körper es am besten gelang, aus möglichst wenig Nahrung das meiste zu machen und große Energiespeicher aufzubauen. Leider hatte die Evolution mit der gesellschaftlichen Entwicklung nicht ganz mitgehalten. Für eine Welt, in der Döner-, Pommes- und Würstchenbuden an jeder Straßenecke stehen, passt dieses Selektionsprinzip einfach nicht.

Gegen diesen Fehler im Selektionsprozess ist die bariatrische Chirurgie vielleicht das einzige uns verbliebene Heilmittel. Natürlich kann man es als grotesk und barbarisch ansehen, dass die eine Hälfte der Welt immer noch hungert und verhungert, während die andere Hälfte sich künstlich den Verdauungstrakt verändern lässt. Aber die Welt ist noch nie gerecht gewesen, und auch die meisten anderen Probleme, die wir hier in unseren Krankenhäusern mit viel Ernst und großem Aufwand behandeln, sind in, sagen wir Bangladesch, ebenfalls eher nicht der Rede wert. Bei einer Untersuchung, wo auf dieser Welt die Menschen am glücklichsten sind, kam andererseits heraus, dass es die glücklichsten anscheinend alle nach Bangladesch verschlagen hat. Und in vielen Entwicklungsländern ist die bariatrische Chirurgie interessanterweise bereits viel verbreiteter als bei uns. Dort gebrauchen diejenigen, die reich und damit fett werden, weil sie Reichtum natürlich auch mit viel Haben und viel Essen gleichsetzen, ohne Skrupel den Chirurgen, um sich von ihrer Last wieder zu befreien. Also brauchen wir wohl auch kein schlechtes Gewissen zu haben, wenn wir hier unsere Luxusproblemchen kurieren. Ganz zu schweigen von den Kosten für unser Gesundheitssystem, die vermieden werden können, wenn man die ganzen negativen Folgen der Fettleibigkeit nicht mehr hat.

Ich will jetzt nicht sagen: »Ein Hoch auf die bariatrische Chirurgie«, aber die Sache ist komplex, und ich hatte meine Meinung damals noch nicht endgültig gefasst. Nichtsdestotrotz war ich voller positiver Schwingungen ob der ganzen Möglichkeiten und Zusammenhänge, als ich mich schließlich ins Zimmer der beiden dicken Frauen aufmachte. Ich überlegte sogar schon, ob man Frau Kramer nicht gleich mit operieren sollte.

Als ich die Tür öffnete, wurde ich allerdings zunächst vom Anblick der schieren Körpermassen überwältigt, die sich mir darboten.

Frau Hager lag, da ein normales Bett sie nicht getragen hätte, auf einem Spezialbett und glich eher einem kleinen Berg als einem menschlichen Wesen. Frau Kramer verschwand fast hinter dem Berg, obwohl man sie ohne direkten Vergleich zu Frau Hager sicherlich ebenso als ganz schön dick bezeichnet hätte. Ich holte einmal tief Luft. Meine positiven Schwingungen ebbten ein wenig ab. Letztlich hatte ich dann doch eine instinktive Abneigung gegen Menschen, die derart dick waren. Da konnte ich noch so viel über die fehlgeleitete Evolution und epidemiologische Gründe der Fettsucht lesen oder hören. Ich assoziierte Fettleibigkeit dann doch mit Faulheit und mangelnder Selbstdisziplin, kurz: mit etwas Falschem. Das war wahrscheinlich menschlich, sonst wäre die Völlerei ehedem wohl nicht zur Todsünde erklärt worden. Trotzdem waren diese Gefühle natürlich gemein und fehl am Platz. Besonders, wenn man Arzt ist und der Patient einem gegenübersitzt. Ich riss mich also zusammen.

»Guten Tag die Damen. Mein Name ist Teeg, ich bin Ihr betreuender Arzt während Ihres Aufenthaltes bei uns. Ich würde mich gerne mit beiden von Ihnen kurz unterhalten und Sie anschließend untersuchen. Ich fange mal gleich hier vorne an. Frau Hager, nicht wahr?«

Hatte ich mir beim Studium ihrer Akte noch aus irgendwelchen Gründen ausgemalt, dass Frau Hager dem Klischee der »lustigen Dicken« entsprach, stellte ich nun fest, dass sie eher der depressive Typ war. Aus blassen, müden Augen, die kaum unter den wulstigen Lidern hervorlugten, sah sie mich an.

»Guten Tag.«

Mehr brachte sie nicht hervor. Es würde mühsam werden. Wahrscheinlich würde ich ihr alles aus der Nase ziehen müssen. Zum Glück wusste ich das Wichtigste bereits. Ich würde das Gespräch kurz halten. So viel hatte ich inzwischen gelernt. Wenn der Patient schwierig ist, redet man am besten möglichst viel selbst und reduziert den Part des Patienten darauf, das Gesagte zu bestätigen und eventuelle Fehler zu korrigieren.

»Frau Hager, ich habe Ihre Akte schon studiert, ich fasse noch mal kurz zusammen, und Sie korrigieren mich bitte, falls etwas nicht stimmt, okay?«

Noch bevor sie etwas sagen konnte, begann ich bereits zu erzählen. Ich sprach in knappen Worten über das dicke Mädchen, das trotz aller Versuche, dünner zu werden, immer dicker geworden war. Dann sprang ich in die Gegenwart und lenkte die Aufmerksamkeit auf die anstehende Operation. Ich ging auf die bereits erfolgten Vorbereitungen ein und betonte, dass wir nur noch einige Routinechecks durchführen müssten, bevor es dann in die Chirurgie gehen würde. Nach knapp zwei Minuten war ich so gut wie durch. Fast wie ein Profi.

Frau Hager allerdings war während meiner Erzählung zunehmend unruhig geworden. Und ich hatte immer lauter und schneller gesprochen, um sie nicht zu Wort kommen zu lassen. Als ich ihr zum Schluss in Aussicht stellte, dass sie ihr lebenslanges Übergewicht durch die Operation sicher bald in Griff bekommen würde, fuhr sie dazwischen. Mit einer hohen, krächzenden Stimme, die aus der Tiefe ihres Fleischberges zu kommen schien, sagte sie:

»Das stimmt nicht! Dass ich nie dünn war! 1990 war ich runter bis auf 70 Kilo! Ein ganzes Jahr lang! Mindestens!«

Ich kam kurz aus dem Konzept. Was interessierte mich, was 1990 war? Mir fiel spontan die deutsche Wiedervereinigung ein. Okay, die war wichtig. Ob Frau Hager damals allerdings 70 oder 170 Kilo gewogen hat, war mir hingegen vollkommen egal. Ich versuchte, in die Gegenwart zurückzukehren, und sagte vielleicht etwas zu läppisch:

»Nun gut, aber dann ging es wohl wieder hoch, das Gewicht. Aber jetzt werden wir Ihnen ja helfen.«

Frau Hager war mit meiner fehlenden Wertschätzung ob ihrer damaligen Leistung nicht einverstanden. Ihre Stimme ging noch eine Oktave höher, ihr massiger Körper schien in leichte Schwingungen zu geraten:

»Nein! Es blieb unten! Ein ganzes Jahr! Das habe ich Ihrem Kollegen auch schon gesagt! Bis meine Mutter gestorben ist. Am 7. März 1991! Erst dann wurde ich wieder dicker. Und nur wegen der ganzen Trauer. Was sollte ich denn machen ... Ich hatte doch dann gar niemanden mehr ...«

Frau Hagers Stimme bekam einen leicht weinerlichen Tonfall. Ihre Augen zeigten bereits einen glasigen Glanz. Das Geschehen drohte mir zu entgleiten. Aus den zwei Minuten waren bereits fünf geworden. Mehr hatte ich eigentlich nicht eingeplant. Ich musste die Gesprächsführung wieder an mich reißen:

»Frau Hager«, sagte ich und legte ihr – klassische Arztnummer – begütigend die Hand auf die Schulter. »Das mag ja alles sein, und das mit Ihrer Mutter tut mir ja auch leid. Aber das ist inzwischen fast 20 Jahre her, und jetzt sind Sie bei uns, damit wir Ihnen hoffentlich dauerhaft helfen können.«

Frau Hager zeigte sich meinen plumpen Beruhigungsversuchen jedoch nicht mehr zugänglich. Ihre Erinnerung war lebendig geworden. Und übermächtig. Ihre Stimme wurde plötzlich schrill:

»Keiner will mir das glauben! Dass ich auch mal dünn war! Fast so wie Sie!« Ihr dicker Finger streckte sich mir fast ins Gesicht, die ersten Tränen kullerten. Plötzlich warf sie sich erstaunlich behände herum und wandte mir den Rücken zu. Das Bett ächzte und schwankte kurz, blieb aber stabil. Dafür schnappte ihre Stimme über, als sie krächzte: »Und viel dünner als zum Beispiel die da!« Jetzt zeigte sie mit ausgestrecktem Finger auf Frau Kramer, die völlig unbeeindruckt zurückstarrte.

Jetzt hatte ich den Salat. »Fleischsalat«, wie Nina, der ich das Ganze später erzählte, kalauern sollte. Ich stand wie angewurzelt vor der schwer atmenden, bebenden Frau Hager. Das Unverständnis der Welt, das sich im Desinteresse von Frau Kramer und meinem unsensiblen Gebaren wieder einmal auf das Gemeinste gezeigt hatte, machte ihr schwer zu schaffen. Mit ihrem Leiden an der Welt wuchs allerdings auch mein Stresspegel. Meine Armbanduhr zeigte mir an, dass bereits zehn Minuten vergangen waren, seitdem ich das Zimmer betreten hatte. Wie sollte ich aus dieser Nummer wieder rauskommen?

Es half der liebe Gott. Er schickte einen Engel. Und zwar in Gestalt von Teresa. »Wenn du denkst, es geht nicht mehr, kommt irgendwo ein Lichtlein her.« So hieß es als Kind. Und Teresa schien tatsächlich irgendwie zu strahlen. Mit einem Blick in meine Richtung, in dem sich milder Spott und warmes Verständnis im richtigen Verhältnis mischten, trat Teresa an Frau Hager heran und sprach sie an: »Na, was ist denn hier los … Wer wird denn gleich weinen …?«

Der Klang von Teresas weicher Stimme bewirkte, dass Frau Hager augenblicklich in ihrem Schluchzen innehielt. Auch das mit dem Körperkontakt klappte deutlich besser als bei mir. Ohne Scheu legte sie Frau Hager, die komplett in sich zusammengesackt war und wie eine Allegorie menschlichen Elends aussah, den Arm um die Schulter. Dann begann sie ihr ruhig und leise ins Ohr zu flüstern, ohne dass ich etwas verstehen konnte. Gleichzeitig wies sie mich mit den Augen an, ihr und Frau Hager mal eine Pause zu gönnen und erst mal beim Nebenbett weiterzumachen. Dankbar folgte ich ihrem Wink.

Das für maximal 150 Kilo zugelassene Normalbett, in dem Frau Kramer lag, war ganz ans Ende des Zimmers geschoben worden, um Platz zu schaffen für die Spezialanfertigung von Frau Hager. Dadurch stand es etwas abseits des Dramas, das sich im Vordergrund abspielte, und Frau Kramer war offensichtlich nicht leicht zu beeindrucken. Auch sonst machte sie auf mich einen eher stumpfen Eindruck. An Frau Hager hatte alles ausladend und imponierend gewirkt, ihre Stimme hatte am Ende sogar spitz geklungen. Nicht so bei Frau Kramer. Sie war ein ganz anderer Typ Dicke. Eben stumpf. Ich hatte gleich das Gefühl, dass mein Konzept der Schnellanamnese bei ihr besser funktionieren würde. Ich täuschte mich nicht. Nachdem ich ihr die Geschichte ihrer Krankheit vorgebetet hatte, sagte sie nur:

»Ja, ja.«

Das war's. Das Leben konnte so einfach sein.

Ich stellte ihr noch einige Fragen zu bisherigen Krankenhausaufenthalten, zu Alkohol- und Nikotinkonsum sowie zur aktuellen Medikation. Ich achtete sorgfältig darauf, dass es immer geschlossene Fragen waren, auf die sie nur mit »Ja« oder »Nein« oder »Ich weiß nicht« antworteten konnte. Offene Fragen, mit denen der Arzt den Patienten auffordert, sein Problem doch einfach mal aus seiner Sicht zu schildern, gelten zwar als die besseren, gehören allerdings auch in eine bessere Welt, in der Ärzte tatsächlich die Zeit haben, ihren Patienten zuzuhören. In dieser Welt strukturiert der Arzt, während er andächtig dem zumeist hochemotionalen Kauderwelsch seines Schäfchens lauscht, in seinem Kopf das Gesagte, um dann, wenn der Patient geendet hat, mit einzelnen, gezielten Nachfragen das Gehörte zu überprüfen und zu konkretisieren. Am Ende des Gesprächs hat der Arzt dann ein komplettes Bild des vor ihm befindlichen Menschenwesens vor Augen, das er anschließend bestmöglich und individuell behandeln kann. Das war das Ideal. So lief es im Lehrbuch. Oder vielleicht früher. Manchmal, wenn man einen Patienten gar nicht kennt, macht man es auch heute noch so.

Bei Frau Kramer hatte ich allerdings bereits 45 Minuten Arbeitszeit in ihre Akte investiert. Da blieb jetzt für ihre Befindlichkeiten leider nicht mehr viel übrig. Außerdem hatten sich all die Ärzte, die Frau Kramers Telefonbuchakte gefüllt hatten, bereits ausführlich mit ihr beschäftigt. Zu meiner Entschuldigung sei noch gesagt, dass es nicht wenige Patienten nervt, verschiedenen Ärzten immer wieder das Gleiche erzählen zu müssen. Einige verweisen sogar von selbst auf ihre Akte. Im Laufe der Zeit sollte ich lernen, bei welchem Patient welche Form der Gesprächsführung angebracht war.

Frau Kramer schien es ohnehin herzlich egal zu sein, ob man ihr offene oder geschlossene Fragen stellte. Sie machte keine Anstalten, ihrerseits mehr als das geforderte »Ja« oder »Nein« zum Gespräch beizutragen. Mit einem kurzen Seitenblick auf Teresa und Frau Hager, die noch immer Schulter an Schulter auf dem Spezialbett saßen und aussahen, als wären sie einem surrealistischen Stillleben entsprungen, bat ich Frau Kramer schließlich, sich die Hose auszuziehen.

Frau Kramer fragte: »Wieso?«

Geduldig erklärte ich ihr, dass ich ihren Fuß untersuchen müsste. Frau Kramer sah mich aus großen Augen an. Immerhin begann sie, umständlich an ihrer Hose zu nesteln. Als die Hose runter war, fragte ich sie, ob sie Schmerzen oder Funktionsbeeinträchtigungen ihres rechten Vorfußes spüren würde, wie sie in der Ambulanzakte beschrieben worden waren. Doch sie quittierte meine Fragen nur mit verständnislosen Blicken. Auch als ich begann, den Verband an ihrem rechten Fuß zu lösen, blieb sie völlig teilnahmslos. Erst als ich den Verband, der bis zu ihrem teigigen Unterschenkel reichte, schon halb abgewickelt hatte, blickte sie mich plötzlich direkt an und erklärte in einem für ihre Verhältnisse erstaunlich langen Satz: »Ich habe Hunger. Wann gibt es denn hier Mittagessen?«

Irritiert hielt ich inne. Dann war ich verärgert. Anscheinend war Frau Kramer unfähig, wichtige Dinge wie ihren eigenen Fuß von unwichtigen Dingen zu trennen. Das Mittagessen würde für mich schließlich auch ausfallen. Knapp verwies ich auf die noch nicht abgeschlossene Untersuchung. Frau Kramer, die kurz so etwas wie Emotionen gezeigt hatte, wurde wieder stumpf. Inzwischen hatte ich den Verband über den Knöchel und die Ferse abgewickelt. Ich erkannte eine im Mittelfußbereich beginnende Rötung, die mit jeder schwindenden Bandage stärker wurde. Im Bereich der Zehengrundgelenke wurden die Verbandwickel schmutziggelb und feucht. Teilweise waren sie mit der darunterliegenden Wunde verklebt, sodass sie nur unter leichtem Zug zu lösen waren. Mit einem kleinen Ruck legte ich den Großzehenbereich frei. Unter dem sich mitlösenden Schorf kam eine eitrige, schmutzige Wunde zum Vorschein. Als ich die Wunde sah, erschrak ich und machte mir Vorwürfe, dass ich so grobmotorisch und unsanft vorgegangen war. In Erwartung eines hasserfüllten oder zumindest schmerzverzerrten Gesichts blickte ich entschuldigend zu Frau Kramer. Die aber sah mich nicht mal an. Sie blickte zum Fenster hinaus, ganz so, als hätte das, was ich an ihrem Fuß veranstaltete, mit ihr nicht das Geringste zu tun.

Langsam dämmerte mir, dass Frau Kramer alle Anzeichen einer »diabetischen Neuropathie« zeigte. Einer Krankheit, von der ich bisher nur gehört hatte. Bei langjährigen Diabetikern kann sie als Begleiterscheinung auftreten und bewirken, dass die Patienten bestimmte Körperteile nicht mehr richtig wahrnehmen, da der Zucker die Blutgefäße und Nerven in ihnen bereits zu stark geschädigt hat. Die Patienten haben dann kein Gefühl mehr für den betroffenen Körperteil – meist ist es der Fuß – und scheinen zu vergessen, dass dieser überhaupt noch zu ihnen gehört. Deswegen verstehen sie auch oft den ganzen Aufwand nicht, den die Ärzte und die Pflegenden mit ihrem Fuß betreiben. Gelingt es, das Fußsyndrom zu behandeln und die Wunde zu schließen, vergessen sie auch gerne, sich so zu verhalten, sodass es nicht gleich wieder ausbricht: keine zu engen Schuhe, Vorsicht vor Ecken und Kanten, gute Fußpflege. Meist ist der Fuß nach ein paar Wochen wieder offen, und das Ganze geht von vorne los.

In diesem Augenblick war ich aber ganz froh, dass Frau Kramer das Schmerzempfinden in ihrem rechten Fuß offensichtlich ausradiert hatte. Vorsichtig wickelte ich weiter. Leider wurde das, was unter dem Verband zum Vorschein kam, immer schlimmer. Optisch und auch für die Nase. Offensichtlich beherbergte die Wunde, die sich am Großzehengrundgelenk ausdehnte, auch einige Fäulniskeime. Jedenfalls verbreitete sie einen süßlichen, unangenehmen Geruch. Die Wunde reichte bis an das Ende des Gelenks des zweiten Zehs, wo sie in die Tiefe ging und der Knochen und einzelne Sehnen sichtbar waren. Puh. Gut, dass das Mittagessen ausgefallen war. Seitlich des zweiten Zehs war die Haut zwar geschlossen und trocken, sodass sich die Bandage leicht abwickeln ließ, dafür wurde die Haut aber immer dunkler. Der kleine Zeh war komplett schwarz. Hatte die rote Färbung noch eine Entzündung angezeigt, so waren die schwarzen Stellen nicht mehr durch irgendetwas Lebendiges zu erklären. Das hier war eine Komplettnekrose. Abgestorben. Wie bei einer Mumie, bei der das Mumifizieren nicht richtig geklappt hat. Bisher hatte ich etwas Ähnliches nur im Lehrbuch oder auf Dias in Vorlesungen gesehen. Interessiert zog ich einen Handschuh aus der Tasche und berührte den aschefarbenen kleinen Zeh. Dann zog ich ein bisschen daran. Probierte, ihn nach vorne und hinten zu bewegen. Da machte es plötzlich »KNACKS«. Obwohl: nicht laut, eher ganz sanft. Eher »knacks«. Der kleine Zeh war von Frau Kramers Fuß verschwunden. Ich hielt ihn in der Hand.

Ich schreckte zurück. Frau Kramer, die während meiner Begutachtung ihres Fußes weiter uninteressiert aus dem Fenster geschaut hatte, wandte ob meiner ruckartigen Bewegung kurz ihren Kopf in meine Richtung. Dann blickte sie wieder zurück in den grauen Nachmittag. Anscheinend hatte sie nicht mitbekommen, dass gerade ihr Zeh geklaut worden war.

Dafür kam Bewegung in das Stillleben mit Teresa und Frau Hager. Sie zumindest hatten wohl etwas bemerkt. Sie lösten sich voneinander und starrten synchron in meine Richtung. Ich blickte kurz zurück und dann wieder auf den kleinen schwarzen Zeh, den ich immer noch für alle offen sichtbar zwischen Daumen und Zeigefinger hielt. Was sollte ich sagen? »Everybody be cool, this is a robbery?«

Ich blieb stumm. Obwohl ich mir tatsächlich wie ein Dieb vorkam. Ich sah die Schlagzeile schon vor mir: »Zehenklau im Krankenhaus.« Als Nächstes sah ich mich auf der Anklagebank eines Schmerzensgeldprozesses sitzen. Mühsam versuchte meine Ratio wieder die Oberhand zu gewinnen und meine Verteidigung zu organisieren. Der Zeh wäre sowieso abgefallen. Er war schließlich abgestorben, tot. Und wo keine Schmerzen, da kein Schmerzensgeld. Ich blickte zurück auf den Fuß und den Haufen aus weißen und gelblich-rötlich verfärbten Verbandsschlingen auf dem Bett. Dort, wo eben noch der Zeh gewesen war, sah ich eine völlig reizlose, immer noch schwärzliche Bruchstelle ganz rechts außen. Kein Blut, kein sichtbarer Knochen. Nur in der Mitte erkannte ich einen kleinen weißlichen Punkt, an dem sich offensichtlich noch ein minimaler Rest lebenden Gewebes befand.

Wieder war es Teresa, die mich rettete. Anscheinend übertraf das Maß an Hilfsbedürftigkeit, das ich ausstrahlte, inzwischen jenes von Frau Hager, die wieder einigermaßen mit der Welt versöhnt schien. Teresa löste sich von dem ruhig vor sich hin atmenden Berg und kam auf mich zu. Sich rasch ein Paar Handschuhe überziehend nahm sie mir mit verständnisvollem Blick den Zeh aus der Hand und sagte mit sanfter Stimme: »Na, Herr Doktor, sind wir heute ein Grobian?« Mit der anderen Hand berührte sie leicht, fast zärtlich meinen Arm. Ich war endgültig hilflos. Meine Ratio hatte sich wieder komplett verabschiedet.

Zum Glück wusste Teresa anscheinend, wie sie mit Männern in meinem Zustand umzugehen hatte, und übernahm das Kommando. Sie warf einen kurzen Blick auf den Fuß von Frau Kramer und bestimmte, dass der Fuß vorerst offen bleiben solle, damit der Oberarzt ihn sich ansehen könne. Dann legte sie fest, dass ich meine Schuldigkeit in diesem Zimmer vorerst getan hätte und später mit dem Oberarzt wiederkommen könnte. Schließlich packte sie mit festem und doch angenehmem Griff meinen Unterarm und zog mich aus dem Zimmer.

Draußen angekommen hielt sie mich so lange fest, bis die Tür hinter uns ins Schloss gefallen war. Länger als nötig, wie eine mir bis dato fremde innere Stimme sogleich feststellte und wilde Mutmaßungen darüber anzustellen begann, ob Teresa mich womöglich auch so mochte wie ich sie. Ich war wie in Trance. Teresa schien zu spüren, dass ich derzeit nicht fähig war, sinnvoll mit ihr zu kommunizieren, und lächelte nur schelmisch vor sich hin. Was ich wiederum unglaublich süß fand. Während wir so gemeinsam den Gang hinabspazierten, spekulierte ich immer weiter, wie wahrscheinlich es war, dass Teresa mich vielleicht auch ein bisschen süß fand. Schließlich kamen wir vor der Glastür der Kanzel an, in der sich unsere Silhouetten spiegelten.

Als ich unser Spiegelbild erblickte, musste ich die Wahrscheinlichkeit, dass ein weibliches Wesen mich in meinem derzeitigen Zustand süß finden könnte, drastisch nach unten korrigieren. In der gläsernen Tür sah ich eine wirklich reizende Krankenschwester und daneben einen ziemlich jämmerlichen Typen mit hängenden Schultern, verrutschtem Kittel, wirren Haaren und offenem Mund. Kurz schien mir sogar, dass Speichel aus ihm herauslief.

Reflexartig wischte ich mir den Mund mit dem Handrücken ab. Kein Speichel. Die Hand war trocken. Ganz sicher. Sie wurde erst feucht, als ich sie gleich darauf unter den Alkoholspender hielt, die kalte, scharfe Desinfektionsflüssigkeit in meine Handfläche spritzte und sie reibend über beide Hände verteilte. Eine elegantere Aktion, um die peinliche Situation aufzulösen und meine Souveränität wiederzuerlangen, war mir leider nicht eingefallen.

Das fürchterliche Bild, das ich in der Glastür des Schwesternzimmers gesehen hatte, musste ich in den nächsten Tagen immer wieder aus meinen Gedanken verscheuchen. Statt eines souveränen Arztes, der in Gentlemanmanier ein edles Fräulein verehrt, hatte ich das Bild eines Idioten gesehen. Vielleicht sogar einen sabbernden Lustmolch. War ich reif für die Balint-Gruppe?

Teresa hatte von meinem Erschrecken über mich selbst anscheinend nichts mitbekommen. Zumindest ließ sie es mich nicht merken.

»Ich hebe den Zeh mal auf. Falls der Oberarzt ihn sehen will. Er liegt im unreinen Arbeitsraum. Und du, mach dir mal keine Gedanken, hast du schon gut gemacht. Sind ja nicht gerade einfach die beiden.«

Mit diesen Worten entschlüpfte sie ins Schwesternzimmer. Ich bemühte mich, sie zum Abschied anzulächeln. Ich glaube, es gelang mir sogar. Bisschen schief vielleicht, aber immerhin. Und, ach ja, der Zeh, den hatte ich schon fast wieder vergessen. Dass gleich Dr. Ranner zur Besprechung kommen würde allerdings auch. Es war höchste Zeit, mir zu überlegen, wie ich ihm mein kleines Malheur verkaufen würde. Ich blickte auf die Uhr. Es war kurz vor drei. Der Oberarzt konnte jeden Moment auftauchen. Schnell ging ich weiter Richtung Arztzimmer.

Als ich mich der angelehnten Tür des Arztzimmers näherte, drangen Stimmen an mein Ohr. War Dr. Ranner etwa schon da? Das wäre großer Mist. Dr. Ranner hasste es, wenn er warten musste. Ich verlangsamte meinen Schritt, um meine Gedanken zu ordnen und meine Geschichte von ihrer epischen Breite auf ein präzises medizinisches Briefing zu reduzieren. Während ich mich langsam weiter Richtung Tür bewegte, erkannte ich die Stimmen von Nina und Schlunk. Wahrscheinlich stellten sie Dr. Ranner bereits ihre neu aufgenommenen Patienten vor. Das wäre wiederum gut, denn dann wäre Dr. Ranner auf jeden Fall beschäftigt und ich hätte noch ein bisschen Zeit.

Als ich schließlich vor dem Arztzimmer stand, hatte ich die Stimme von Dr. Ranner allerdings immer noch nicht vernommen. Das passte nicht. Normalerweise unterbrach er die Patientenvorstellung seiner Assistenten ständig mit spöttischen, erklärenden oder fragenden Kommentaren. Manchmal lachte er auch etwas meckernd. Doch bis jetzt hatte ich nur Nina und Schlunk vernommen, die mit gedämpfter Stimme miteinander sprachen. Ich schnappte ein paar Brocken auf:

»Dann also morgen Abend um acht … Ich freue mich …«

Das war die Stimme von Schlunk. Seltsam weich und freundlich, fast schnurrend. Wie bei einer Katze, die man hinter den Ohren krault. Ich musste schmunzeln. So kannte ich ihn gar nicht. Dann hörte ich Nina antworten:

»Okay. Ich freue mich auch.«

Das wiederum hatte gar nicht schnurrend geklungen. Eher selbstbewusst, überlegen, fast von oben herab. Schade, dass ich nicht eher gekommen war. Zu gerne hätte ich auch den Rest der Konversation mitbekommen. Offensichtlich hatten die beiden sich privat verabredet. Und nach den Stimmen zu schließen, war die Initiative von Schlunk ausgegangen. Ich hätte einiges gegeben zu erfahren, mit welchen Worten er Nina »angegraben« hatte. Zum einen hätte ich ihn damit bei passender Gelegenheit ein bisschen aufziehen können. Zum anderen hätte ich vermutlich wieder einmal etwas von ihm lernen können. Schließlich würde ich das gleiche Manöver bei Teresa versuchen müssen. Das war mir heute Nachmittag klar geworden. Und allein bei dem Gedanken daran, Teresa zu fragen, ob sie Lust hätte, mit mir auszugehen, spürte ich einen dicken Kloß im Hals. Schlunk dagegen hatte es schon hinter sich und war offensichtlich erfolgreich gewesen. Auch wenn Ninas Tonfall mir irgendwie nicht gefallen hatte. Ich kannte ihn zur Genüge. Während des Studiums hatte sie viele Verehrer gehabt, denen sie mit Sicherheit das Herz gebrochen hatte. Ich weiß nicht, ob sie es mit Absicht getan oder die Verehrer es verdient hatten. Ich glaube aber, dass Nina einigen Männern während der Studienzeit nicht gutgetan hatte. Das würde sie wahrscheinlich noch nicht mal bestreiten. Vielleicht war sie sogar ein bisschen stolz darauf. Ich konnte es aber nicht wissen. Nina war schwer zu durchschauen.

»Na, Herr Kollege, trauen Sie sich nicht einzutreten?«

Dr. Ranners Stimme dröhnte über den Korridor. Ich schrak aus meinen Gedanken und realisierte, dass ich einige Sekunden in offensichtlicher Lauschpose vor der Tür des Arztzimmers gestanden haben musste. Drinnen waren die Stimmen schlagartig verstummt. Ich spürte, wie ich rot wurde. Nahmen die Demütigungen dieses Tages denn gar kein Ende mehr? Ich streckte mich und bemühte mich, möglichst unbeteiligt zu wirken.

»Ich, äh, also, ich habe zwei Patientinnen aufgenommen und, äh, wollte gerade eintreten!«

Was für ein Schwachsinn. Als sei das Arztzimmer eine Audienzhalle, auf deren Betreten man sich vorbereiten musste. Selbst die Patienten gingen oftmals einfach rein, meist sogar ohne anzuklopfen. Das nervte uns zwar gewaltig, und wir versuchten, sie mit selbst gemalten Schildern auf DIN-A4-Zetteln, die wir von außen an die Tür hefteten, zumindest während unserer Besprechungszeit davon abzuhalten. Eines dieser Schilder hing immer noch gut sichtbar in der Mitte der Tür. Dr. Ranner, der inzwischen an mich herangetreten war, zeigte auf den Zettel und meinte spöttisch:

»Hier steht doch nur was von Patienten, nicht von Trot ... äh ... Anfängern. Sie dürfen also einfach eintreten!«

Ich wurde noch einen Tick röter. Der Oberarzt öffnete die Tür des Arztzimmers, sodass mich nun auch der am Schreibtisch sitzende Schlunk und die am Fenster lümmelnde Nina beim Glühen bewundern konnten. Während Schlunk mich misstrauisch musterte, wohl ahnend, dass ich gerade etwas gehört hatte, was nicht für meine Ohren bestimmt gewesen war, guckte Nina betont gleichgültig. Ich hatte das Gefühl, dass es ihr gar nicht so unrecht wäre, wenn Schlunks Interesse an ihrer Person ein wenig bekannter würde.

FRAU REUTER ODER
DER KAMPF GEGEN DEN STREUKREBS

Ich folgte dem Oberarzt ins Zimmer. Um mich aus der Schusslinie zu nehmen, suchte ich mir einen Platz ganz hinten neben dem Schrank. Ich versuchte, Schlunks bohrende Blicke an mir abperlen zu lassen, und konzentrierte mich auf Dr. Ranner. Dieser trug heute mal wieder Fliege und war besonders akkurat gescheitelt. Nur seine Augenringe verrieten, dass er gestern Abend entweder zu lange geforscht hatte oder zu nächtlichen Ausflügen neigte. Doch ich sollte meine Gedanken besser schleunigst zurück zu meinen beiden Dicken lenken. Mühsam verbannte ich Bilder von Dr. Ranner in Lack und Leder aus meinem Geist, verscheuchte auch die dunklen Locken von Teresa und kehrte zurück zum schwarzen Zeh von Frau Kramer. Gleichzeitig hoffte ich, dass Nina mit der Vorstellung ihrer Patienten anfangen würde.

Dr. Ranner ging nicht weiter auf die Situation vor der Arztzimmertür ein, sondern leitete gleich über zum professionellmedizinischen Teil seines Besuches:

»Okay, also, wer ist heute gekommen? Wer will anfangen?«

So lief es eigentlich jeden Tag. Zumindest wenn Dr. Ranner im Hause war. Er kam zwischen 15 und 16 Uhr bei uns im Arztzimmer vorbei, und wir besprachen die neu aufgenommenen Patienten sowie eventuelle Probleme bei denen, die schon da waren. Der Reihe nach mussten alle berichten. Meist begannen die

Studenten, die ihr praktisches Jahr bei uns ableisteten und PJler genannt wurden. Wir missbrauchten sie gerne zum Aufnehmen solcher Patienten, die schon x-mal bei uns waren und lediglich zu Kontrollen oder Routineprozeduren kamen. Zurzeit gab es bei uns allerdings keine. Bei der letzten Verteilung hatten wir keine abbekommen. Vielleicht waren wir zu der letzten Garde nicht nett genug gewesen. Insbesondere Schlunk ließ gegenüber PJlern gerne den Stationsarzt raushängen. Mit fast schon sadistischer Lust stellte er den armen Studierenden öfters Fragen nach medizinischen Zusammenhängen, die sie unmöglich wissen konnten. Dann brachte er die stammelnden und zunehmend frustrierten PJler mit dem Klassiker »Wenn man keine Ahnung hat, sollte man die Klappe halten« wieder zum Schweigen. Leider sprach sich bei den Studierenden schnell herum, auf welcher Station sie wie behandelt wurden, wie viel Zeit die Ärzte sich für sie nahmen und wo sie etwas lernen konnten. Wenn sie sich nicht wertgeschätzt fühlten, dann suchten sie sich eben eine andere Station. Konnte man ja irgendwie auch verstehen. Immerhin bekamen sie kein Geld für ihre Arbeit. Na ja, und deswegen hatten wir jetzt keine mehr und mussten alles selber machen: Blut abnehmen, Flexülen legen, Infusionen anhängen und eben auch die Aufnahme von Routinepatienten.

Dr. Ranner sah erwartungsvoll in die Runde. Nina lächelte souverän und selbstbewusst zurück. Dann warf sie mir einen kühlen »Ich-fange-an!« – Blick zu und begann. Das war mir nur recht.

Nina hatte zwei Patienten aufgenommen. Beides eigentlich typische PJler-Aufnahmen. Der Erste war Herr Schnäbler, ein TIPS-Patient. Ich kannte ihn zwar noch nicht, an den gelangweilten Reaktionen von Dr. Ranner und Schlunk merkte ich allerdings, dass er zum gefühlten Inventar der Klinik gehören musste. Wie so viele unserer Patienten war auch er ein Opfer des Alkohols beziehungsweise seines Trinkverhaltens. Es war wohl knapp gewesen damals vor einigen Jahren, als er täglich eine Flasche Korn und mehr konsumiert hatte: akutes Leberversagen mit massiver Gelbsucht, Zusammenbruch der Blutgerinnung, Blutspucken, Koma und ein Aszitesbauch, der fast geplatzt wäre. Aber er hatte es geschafft. Heute war er trocken. Jetzt kam er alle drei Monate zur Kontrolle seines damals angelegten TIPS.

TIPS war die Abkürzung für »Transjugulärer intrahepatischer portosystemischer Shunt«. Dabei handelte es sich um ein kleines Röhrchen, das man durch einen Einstich in der Halsvene von Herrn Schnäbler mittels eines Katheters über die obere Hohlvene durch den rechten Herzvorhof hindurch in die Lebervene eingebracht hatte. Von dort hatte man das Lebergewebe durchstochen und eine Shuntverbindung mit der Pfortader hergestellt. Klingt kompliziert und ist in der Tat nicht ganz banal. Im Prinzip stellte das Röhrchen eine Art Kurzschluss des Blutkreislaufs zwischen der Pfortader und der Lebervene dar. Durch diesen kleinen Kanal, der eigentlich aus Draht bestand, aber vom Lebergewebe dicht gehalten wurde, floss das Blut aus der Pfortader unter Umgehung der Leber direkt in die untere Hohlvene gen Herz zurück. Bei Leberzirrhose-Patienten mit schlimmem Pfortaderhochdruck wie Herrn Schnäbler ist die Anlage eines TIPS das Mittel der Wahl, wenn man mit dem Punktieren des abgepressten Ascites nicht mehr hinterherkommt oder die Patienten immer wieder aus Umgehungskreisläufen bluten. Dann legt man einen »Shortcut« durch die Leber, damit das gestaute Blut vor der Pfortader wieder ablaufen kann. Zack. Problem gelöst.

Wie die meisten kleinen Wunder der modernen Medizin hat der TIPS aber auch einen Haken. Der liegt darin, dass die Leber eine Funktion hat und der Körper sein Blut nicht ohne Grund durch sie hindurchschickt. Die wichtigste Funktion der Leber besteht darin, das Blut zu entgiften und über die Nahrung aufgenommene Stoffe aus dem Blut zu entfernen, die das Herz und den großen Kreislauf besser nicht erreichen sollten. Man kann sich die Leber wie eine vorgeschaltete Kläranlage vorstellen, die das Blut säubert, bevor es vom Herzen – dem großen Pumpwerk – im ganzen Körper verteilt wird. Wenn die Kläranlage ausfällt oder, wie im Falle der TIPS-Anlage, einfach umgangen wird, dann kommen die Giftstoffe, die eigentlich in der Leber hätten abgebaut werden müssen, auch in den empfindlichsten Zonen des Organismus an – im Gehirn zum Beispiel. Und das kann die Arbeit dieser hochsensiblen Steuerzentrale empfindlich stören. Entsprechend wirken TIPS-Patienten oftmals geistig nicht ganz frisch. »Verbluten oder Verblöden« lautet daher das sarkastische Motto der Mediziner, wenn bei einem zum wiederholten Male Blut spuckenden Leberzirrhose-Patienten die TIPS-Anlage diskutiert wird. Nicht selten rettet der TIPS sein Leben. Aber dieses Leben hat eben seinen Preis.

Zum Glück war es nicht bei allen so. Manche TIPS-Patienten steckten die erhöhte Konzentration an Giftstoffen in ihrem Blut ganz gut weg. Bei Herrn Schnäbler hatte es, wie Nina rekapitulierte, nur kurz nach dem Einbau der TIPS-Anlage Probleme mit der Steuerzentrale gegeben. Herr Schnäbler hatte einige Tage schläfrig rumgelegen und in seinen seltenen Wachphasen nur gezittert und gelallt. Daraufhin hatte man seinen TIPS revidiert und den Durchmesser verkleinert. Seitdem war er wohl ein freundlicher Zeitgenosse, der zwar nicht zu den Hellsten zählte, aber dafür sehr liebenswürdig war. Und die insgesamt eher mittelmäßige Funktionsfähigkeit seiner Hirnsteuerzentrale hatte wahrscheinlich mehr mit all den Bierchen und Schnäpsen zu tun, die er sich in seinem Leben zugeführt hatte, als mit seinem TIPS.

Im Moment ging es ihm so weit gut, und er war lediglich zur Kontrolle gekommen, die auch schon erfolgt war. Die Kollegen der Radiologie hatten Herrn Schnäbler in den Hals gepiekt, den Katheter bis an den Ort vorgeschoben, wo sich der TIPS befand und Kontrastmittel gespritzt. Gleichzeitig hatte man Herrn Schnäbler durchleuchtet und gesehen, dass alles gut abfloss. Schließlich hatte man noch den Druck am Anfang und am Ende des TIPS gemessen, die Gradienten als zufriedenstellend beurteilt und den Katheter wieder rausgezogen. Morgen würde Herr Schnäbel wieder nach Hause gehen können und Platz machen für einen neuen Patienten.

Ninas Vorstellung hatte gerade mal drei Minuten gedauert. Ein TIPS-Patient, der zur Kontrolle kam, war nichts Besonderes, und keiner hatte sonderlich interessiert gewirkt. Während Ninas Vortrag hatte Schlunk mich weiter fixiert, als könnte er das, was ich vor der Tür des Arztzimmers gehört hatte, mit seinen Blicken aufspüren und aus meiner Erinnerung löschen. Dr. Ranner hatte mühsam ein Gähnen unterdrückt. Da Nina wusste, dass sie mit ihrer Geschichte über Herrn Schnäbler nicht gerade einen Thriller ablieferte, hatte sie sich beeilt. Als sie mit der Aufzählung seiner Medikamente geendet hatte, nickte Dr. Ranner nur kurz und sagte:

»Okay, nächster?«

Nina, die selbst mit ihrer Performance nicht zufrieden zu sein schien, begann ohne Umschweife, ihren zweiten Patienten vorzustellen. Ich genoss meine Ruhepause und lehnte mich an den Schrank. Meine beiden Dicken konnten warten.

Ninas zweiter Patient war eine Frau und hieß Reuter. Sie war ebenfalls eine Wiederkehrerin. Selbst ich kannte sie bereits. Sie war knapp 60 Jahre alt und trug ihre braunen, von einem teuren Friseur unauffällig gefärbten Haare als flotten Kurzhaarschnitt, der gut zu ihrem sonnen- oder solariumgebräunten Gesicht passte. Ihre gepflegten Nägel waren stets tiefrot lackiert, ihr üppiges Dekolleté goldbehangen. Seit einem halben Jahr kam sie alle zwei Wochen für zwei Tage zur Chemotherapie. Denn Frau Reuter hatte Krebs.

Normalerweise wurden Chemos ambulant oder in unserer Tagesklinik gegeben. Doch Frau Reuter hatte, weiß Gott wie, eine Sondergenehmigung der Krankenkasse erhalten, dass sie für ihre Chemos stationär zu uns kommen durfte. Anscheinend hatte sie gute Kontakte gehabt. Schließlich kannte Frau Reuter »Gott und die Welt«, wie sie behauptete. Für uns war Frau Reuter trotzdem einfach eine Routinepatientin, die einen auf Wichtig machte und wahnsinnig stolz war, dass sie diese Sondergenehmigung ihrer Krankenkasse hatte. Die Kasse würde neben den Tausenden von Euro für ihre Chemotherapiemedikamente also auch die Kosten für ihre stationären Aufenthalte bei uns übernehmen. Die Schwestern gaben ihr immer das gleiche Zimmer, wo sie sich dann, aufwendig geschminkt und im Sonntagskleid, wie ein Kind auf den Besuch des Professors freute.

Ich war mir allerdings nicht ganz sicher, ob sie im Vergleich zu den anderen Chemotherapiepatienten unserer Tagesklink, die Frau Reuter wie Aussätzige mied, wirklich die bessere Wahl getroffen hatte. Wenn ich ab und an in der Tagesklinik vorbeischaute, hatte ich oft den Eindruck, dass geteiltes Leid vielleicht nicht immer halbes Leid ist, aber in der Gemeinschaft doch zumindest geringer wurde. Manchmal bildeten sich sogar Freundeskreise unter den Krebspatienten, die immer zusammen an den gleichen Tagen auf ihren Infusionsstühlen im Kreis saßen, jeder mit einer Nadel im Arm, über welche die giftige Flüssigkeit ihren Körper und hoffentlich auch den Krebs erreichte. Doch vielleicht sollte man eher von einer Schicksalsgemeinschaft sprechen. Freundschaften fürs Leben würden die meisten der Krebspatienten nicht mehr schließen können. Ab und zu kam der eine oder andere schließlich einfach nicht mehr. Und beim nächsten Mal war der Infusionsplatz dann schon wieder von jemand Neuem besetzt, und das Leben ging weiter. Zumindest das der diesmal Übriggebliebenen.

Diese vielleicht etwas spezielle Form von Gemeinschaftserlebnis würde Frau Reuter nie kennenlernen. Wahrscheinlich hätte ihr aber auch der Sinn dafür gefehlt. Sie bewältigte ihr Leid, indem sie sich als die Besondere unter den Gezeichneten sah, als diejenige, die aus der Masse der Krebskranken herausragte. Bei ihrem letzten Aufenthalt hatte ich sie aufgenommen, und sie hatte mir ausführlich ihre ganze Geschichte erzählt. Fast eineinhalb Stunden hatte ich damals in ihrem Zimmer verbracht. Dann kannte ich ihr ganzes tragisches Schicksal.

Frau Reuter hatte Dickdarmkrebs. Der Krebs war vor drei Jahren im Rahmen einer Vorbeugespiegelung bei ihr entdeckt worden. Damals hatte sie keinerlei Symptome gehabt, wie Frau Reuter immer wieder betont hatte, so als könnte sie es heute immer noch nicht fassen. Ich hatte verständnisvoll genickt, obwohl ich wusste, dass genau darin das Problem besteht. Im Anfangsstadium macht Krebs wenig Symptome, oft gar keine, sodass es für viele bereits zu spät ist, wenn sie ihn bemerken. Bei Dickdarmkrebs findet man zwar manchmal im Frühstadium bereits Blut im Stuhl. Das sind dann aber meist nur Tröpfchen, die für das Auge nicht sichtbar sind. Sie werden erst erkennbar, wenn man den Patienten auf »okkultes Blut« im Stuhl testet. Der Test heißt »Häm-Occult« und wird von den Patienten selbst durchgeführt. Sie müssen ihren Stuhl zu Hause auf kleine Briefchen schmieren und dann wieder abgeben. Dann kann der Arzt durch Zugabe von ein paar Tropfen eines bestimmten Nachweismittels das versteckte Blut sichtbar machen. Meist macht man das Ganze dreimal, um die Treffsicherheit zu erhöhen. Trotzdem gilt der Test nicht als besonders sensitiv im Entdecken eines Dickdarmkrebses, und es gibt viele falsche positive Resultate. Positiv, weil der Test anschlägt, aber eben falsch, weil keine Krebserkrankung vorliegt und der Patient nur leicht blutende Hämorrhoiden hat. Die Patienten sind dann allerdings gar nicht mehr positiv gestimmt, sondern eher panisch.

Zumindest bis zur Darmspiegelung, um die sie sich mithilfe des Tests hatten drücken wollen.

War jedenfalls nicht so besonders, dieser Test. Deswegen zahlt die Krankenkasse im Rahmen der Krebsvorsorge auch gleich die ganze Darmspiegelung. Zumindest für alle Versicherten ab 55 Jahre. Und dann alle zehn Jahre wieder, vorausgesetzt, die erste Darmspiegelung ist unauffällig geblieben. Natürlich nur wenn man noch mal will. Insgesamt nehmen angeblich nur 30 Prozent der Bevölkerung das Angebot ihrer Krankenkasse an, Licht ins Dunkel ihres Darms zu bringen.

Frau Reuter war eine von ihnen gewesen. Und tatsächlich hatte man bei ihr, damals vor drei Jahren, etwas entdeckt. Der Tumor hatte wohl gar nicht so schlimm ausgesehen, als er von der Kamera des Endoskops entdeckt worden war. Ein mittelgroßer, allerdings etwas breitbasig aufsitzender Polyp, der noch in der gleichen Sitzung mit einer Elektroschlinge abgetragen worden war.

»Erneute Koloskopie in drei bis fünf Jahren ausreichend«, hatte Dr. Schlauch auf seinen Befund geschrieben, wie Frau Reuter mir berichtet hatte. Irritiert hatte ich sie gefragt, ob das alles gewesen sei. Ein derart knapper Befund passte nicht zu Dr. Schlauch. Enttäuscht ob der entgangenen Gelegenheit zur Dramatisierung ihrer Krankengeschichte hatte Frau Reuter mir schließlich den kleinen Nebensatz verraten, der zusätzlich auf dem Befund stand. Der genaue Wortlaut war: »Erneute Koloskopie in drei bis fünf Jahren ausreichend in Abhängigkeit der Histologie«. Aha. Das war schon eine etwas andere Information. Zumindest enthob sie Dr. Schlauch jeden Verdachts, etwas falsch gemacht oder verharmlost zu haben. Ich hatte trotzdem das Gefühl, dass Frau Reuter ihm genau das vorwarf. Wahrscheinlich hatte sie aber einfach nicht gewusst, was »Histologie« bedeutet. Vor meinem Medizinstudium hatte ich es schließlich auch nicht gewusst.

Histologie bezeichnet die feingewebliche Untersuchung von Körperteilen unter dem Mikroskop. Sie ist der mikroskopische Teil der Anatomie. Im Studium hatten wir zunächst mit dem makroskopischen Teil begonnen. Ein Semester lang hatten wir Leichen auseinandergenommen und die mit dem bloßen Auge sichtbaren Teile beurteilt. Das nannte man »makroskopisch«. Wir sahen, wie die Sehnen von den Muskeln zu den Fingern liefen, wie die Nervenbahnen ihnen teilweise folgten und sich dann verzweigten, immer dünner wurden und sich schließlich irgendwo im Gewebe verloren. Wir präparierten am aufgeschnittenen Korpus die Blutgefäße frei, die vom Herzen ausgehend alle Organe und Glieder versorgen. Wir schnitten die Organe auf oder legten an den Extremitäten die Knochen frei. Die ganze Zeit hatte es ziemlich übel nach Formalin gestunken, mit dem die Leichen vollgesogen waren, damit sie uns nicht unter den Händen wegschimmelten. Manchmal war einer der zarteren Kommilitoninnen schlecht geworden. Jedenfalls waren alle froh gewesen, als wir zur histologischen Analyse übergingen. Dazu wurden die interessanteren Leichenteile in hauchdünne Scheiben geschnitten, je nach Fragestellung unterschiedlich gefärbt und in Paraffin eingebettet. Nachdem wir ein weiteres Semester nichts anderes getan hatten, als solche Scheibchen unter dem Mikroskop zu beurteilen, waren wir allerdings froh, als auch das vorbei war.

Hier in der Klinik war die histologische Beurteilung Aufgabe der Pathologen. Das feingewebliche Bild unter dem Mikroskop sagt oft etwas anderes aus als das, was wir uns im Lichtstrahl unserer Endoskope so gedacht haben. Deswegen hatte Dr. Schlauch sich als alter Hase auch auf die Histologie berufen und seinen Befund bei Frau Reuter entsprechend eingeschränkt. Das Mikroskop des Pathologen hatte im Fall von Frau Reuter dann auch tatsächlich noch einmal eine ganz andere Geschichte erzählt als das Endoskop von Dr. Schlauch.

Histologisch hatte sich der harmlose Polyp als invasiv wachsendes Karzinom erwiesen, das bis über die Abtragungsränder des Gewebestücks hinausreichte, welches die Elektroschlinge verschmort hatte. Frau Reuter war aus allen Wolken gefallen. Schließlich war sie nach der Koloskopie noch am gleichen Tag in der Gewissheit wieder nach Hause gegangen, gesund zu sein. »Erneute Koloskopie in drei bis fünf Jahren«, hatte sie gedacht. Doch als das Ergebnis der Histologie drei Tage später auf der Station angelangt war, hatte Dr. Schlauch höchstpersönlich bei ihr angerufen und ihr mitgeteilt, dass es »nicht bei der erneuten Koloskopie in drei bis fünf Jahren bleiben würde«. So hatte er sich wohl ausgedrückt, bevor er ihr die Hiobsbotschaft der wirklichen Diagnose überbrachte. Zumindest behauptete Frau Reuter das. Wäre natürlich nicht die ganz korrekte Version des »Überbringens schlechter Nachrichten«. Ein bisschen zu trocken. Aber wer weiß, ob es stimmte.

Aber selbst wenn nicht war die Geschichte trotz aller Dramatisierung durch Frau Reuter durchaus tragisch. Und so war ich ganz schön verblüfft gewesen, als ich bei meiner Präsentation ihres Falls vor einigen Wochen an dieser Stelle bei Schlunk und Dr. Ranner auf kein großes Interesse stieß. Waren sie ein Ausbund an Nüchternheit, oder hatte mich Frau Reuters Erzählung über Gebühr emotionalisiert? Nina jedenfalls hatte sich von Frau Reuter offensichtlich weniger beeindrucken lassen und ließ die Sequenz mit der Diagnoseübermittlung in ihrer Vorstellung einfach weg. Stattdessen schilderte sie knapp den weiteren Werdegang von Frau Reuters Krebserkrankung, der eigentlich auch schon allen bekannt war:

Nach dem Anruf von Dr. Schlauch war Frau Reuter sofort wieder im Krankenhaus aufgenommen worden. Man hatte die Lunge geröntgt und ein CT des Bauch- und Beckenraums durchgeführt. Dann war auch schon die Anästhesie gekommen und hatte die

Narkose mit ihr besprochen. Am nächsten Tag war sie auf dem OP-Tisch gelandet und hatte ihren halben Dickdarm verloren. Man hatte eine Hemicolektomie vorgenommen und den Teil entfernt, in dem der Tumor saß. Dann hatte man das Stück Darm, das man entfernt hatte, wieder den Pathologen anvertraut, um zu sehen, ob jetzt alle bösartigen Zellen draußen waren. Man wollte sichergehen, dass die Tumorränder dieses Mal entfernt worden waren und der Darm mit ausreichend Abstand im gesunden Gewebe abgeschnitten worden war.

Leider ging der Plan nicht auf. Vielmehr wurde es ziemlich absurd. Sowohl in der Erzählung von Frau Reuter als auch in Wirklichkeit. Gut, dass Nina das Ganze heute berichten musste.

Die Pathologen hatten den entfernten Dicktrakt zerschnitten, gefärbt, eingebettet und über die Arbeit geflucht, fast 50 Zentimeter Dickdarm mikroskopisch untersuchen zu müssen. Zu ihrer Überraschung fanden sie – nichts. Zumindest keine bösartigen Zellen. Nicht mal die Abtragungsstelle des Polypen hatten sie wiederentdeckt, wie unser Chef immer wieder gerne erzählte. Das war in der Tat Schlamperei gewesen. Die Pathologen hatten die Stelle beim Zuschneiden nicht markiert, sodass im weiteren Verlauf nicht mehr eindeutig zu bestimmen gewesen war, wo der Polyp gesessen hatte.

Immerhin hatten sie ein paar jener Zellen wiedergefunden, die die Elektroschlinge verkocht hatte, und gingen davon aus, dass sich hier auch der Polyp befunden haben musste. Aber auch dort war keine Spur von Bösartigkeit zu entdecken gewesen. Schließlich hatte man alle Fachkräfte des pathologischen Instituts hinzugezogen und sich die alten Schnitte aus dem Polypen nochmals angesehen. Der Fall hatte nämlich große Wellen geschlagen, nicht nur im Leben von Frau Reuter, sondern auch in der Pathologie. Trotz aller Bemühungen konnten in dem entnommenen Stück Dickdarm keine weiteren malignen Zellen mehr festgestellt werden, sodass die Sinnhaftigkeit der Hemicolektomie von verschiedener Seite, allen voran von unserem Chef, offen infrage gestellt wurde. Natürlich nicht gegenüber Frau Reuter, aber durchaus intern.

Das war allerdings nicht ganz fair. Nach übereinstimmender Auskunft aller Pathologen waren in dem Polypen eindeutig Karzinomzellen nachgewiesen worden. Er war also bösartig gewesen. Insofern war eine Hemicolektomie durchaus gerechtfertigt gewesen. Wenn der herausgenommene halbe Dickdarm keine weiteren Tumorzellen zeigte und auch alle Lymphknoten, die man mit herausgenommenen hatte, tumorfrei waren, umso besser. So konnte man es schließlich auch sehen. Dann war es Tumorstadium I. Super. Und RO-Resektion, sprich: Der Tumor war weg. Noch besser. Entsprechend war das Ganze Frau Reuter als Sieg verkauft worden. Schließlich waren auch die übrigen Untersuchungen, also das CT und das Röntgenbild, unauffällig geblieben, genauso wie die Tumormarker im Blut. Damit galt Frau Reuter als tumorfrei und praktisch geheilt. Der Durchfall, den sie zunächst noch gehabt hatte, weil plötzlich die Hälfte ihres Dickdarms weg war, hatte sich auch schnell gegeben. Die nächste Koloskopie wurde in zwei Jahren angesetzt.

Kurz vor diesem Termin war es dann zur endgültigen Rehabilitation der Pathologen gekommen. Frau Reuter hatte nämlich doch nicht gesiegt. Bei einer Routineultraschalluntersuchung des Oberbauchs waren in der Leber mehrere, bis zu drei Zentimeter große, echoarme Areale aufgefallen – Stellen, die auf dem Bildschirm dunkler erschienen als der Rest des Lebergewebes. Sie hatten schon auf dem Ultraschallbild nicht gut ausgesehen. Irgendwie böse. Um Genaueres zu erfahren, hatte man Frau Reuter am nächsten Tag eine Nadel von außen durch die Leber in eine dieser dunklen Kugeln gestochen und ein Stückchen davon ans Licht geholt. Es zeigte sich, dass das fragliche Gewebe nicht schwarz, sondern weiß war. Dann kamen wieder die Pathologen: schneiden, färben, einbetten, beurteilen. Das Urteil war eindeutig. Die weißen Kugeln in Frau Reuters Leber waren Krebs. Und sie kamen nicht von der Leber. Sie kamen aus dem Dickdarm und waren Metastasen. Tochtergeschwülste. Damit hatte Frau Reuter plötzlich Tumorstadium IV. Nicht mehr super. Auf jeden Fall alles andere als ein Sieg.

An diesem Punkt hatte Dr. Ranner meine Schilderung vor einigen Wochen abgebrochen. Obwohl ich die Geschichte wirklich sehr mitreißend vortragen würde, hatten er und Schlunk offenbar kein übersteigertes Interesse daran, als Nächstes zu hören, wie Frau Reuter geweint hatte, als sie den Befund bekam, wie ihre Kinder reagiert hatten und was erst die Nachbarn gesagt hatten. Ich verstand und verstummte. Sie hatten es alles schon mehr als einmal gehört. Und einmal war auch genug. Sonst käme man im Krankenhaus aus dem Weinen wohl nicht mehr raus.

Nina hatte jetzt ihren Vortrag denn auch so knapp wie möglich gehalten und schloss damit, dass Frau Reuter die letzte Gabe ihrer Chemotherapie gut vertragen hätte und heute mit dem nächsten Zyklus begonnen werden könne. Die Zytostatikaabteilung, in der die Chemotherapeutika für die verschiedenen Patienten entsprechend ihrer Körpergröße und ihrem Gewicht individuell zusammengemischt wurden, sei bereits informiert.

Das waren gute Nachrichten sowohl für Frau Reuter als auch für uns. Das Chemotherapieregime von Frau Reuter war nämlich gerade umgestellt worden. Der alte Cocktail, den man ihr das letzte halbe Jahr über verabreicht hatte, hatte nicht mehr geholfen. Die vor einem Monat durchgeführte »Staging«-Untersuchung, bei der analysiert wurde, ob die vor Therapiebeginn bestehenden Tumorherde verschwunden oder zumindest kleiner geworden waren, hatte das Gegenteil ergeben. Die Leberherde, die man genau vermessen hatte und die nun als Referenz dienten, waren größer anstatt kleiner geworden. Und anstelle dreier Kugeln waren es auf einmal vier gewesen.

Das war beim ersten »Staging«, das man etwa drei Monate nach Therapiebeginn durchgeführt hatte, noch anders gewesen. Damals waren die Herde minimal geschrumpft. Nicht viel, aber immerhin. Bei einem Tumor, der gestreut hat, gilt bereits ein Nichtgrößerwerden als Erfolg. Man spricht von »stable disease«. Schließlich geht es in diesem Stadium nicht mehr um Heilung, sondern darum, das Leben der Patienten zu verlängern. Dass man den Kampf am Ende verlieren und Frau Reuter an ihrem Krebsleiden sterben würde, war der ausgemachte Gang der Dinge. Der Tod gewinnt am Ende immer, egal wie viele Schlachten man ihm abringt. Wenn man will, kann man das Ganze natürlich tragisch sehen. Aber das Zeitalter der »Memento-mori«-Bußpredigten ist natürlich vorbei. Die Medizin des 21. Jahrhunderts verspricht zwar nicht das ewige Leben, aber zumindest das Ringen mit dem Tod um jedes Quäntchen Zeit. Und deswegen ist eine mittels Chemotherapie erreichte »stable disease« ein Erfolg. Sie bedeutet, dass man den Tod auf Abstand hält.

Entsprechend hatte man damals bei Frau Reuter mit dem alten Cocktail weitergemacht. Man hatte sie weiterhin alle zwei Wochen einbestellt und ihr die gleichen Infusionen wie in den Monaten zuvor gegeben. Diese bestanden aus zytostatischen Wirkstoffen gegen die sich rasend schnell teilenden Krebszellen, die nicht mehr wussten, dass sie einmal für die Verdauung zuständige Dickdarmzellen gewesen waren. Sie hatten jedes Gefühl der Zugehörigkeit zu einem größeren Ganzen verloren und sich in egoistische und böse Einzelkämpfer verwandelt, die nur noch ans eigene Überleben und die eigene Fortpflanzung dachten. Solche Zellen kann man am besten bekämpfen, indem man ihren Vermehrungsirrsinn behindert. Man gibt also Medikamente, die in den Prozess der Zellteilung eingreifen und bewirken, dass der Vermehrungsprozess gestört wird oder nicht lebensfähige Zellen produziert. Zusätzlich zu den Zytostatika verabreicht man allerlei weitere Medikamente, deren vorrangige Aufgabe darin besteht, die Nebenwirkungen der Wirkstoffinfusionen zu verhindern oder abzumildern.

Zurück zu Frau Reuter und ihrem tapferen, aber letztlich aussichtslosen Kampf. Nachdem man festgestellt hatte, dass sich in ihrer Leber inzwischen vier anstatt drei Kugeln befanden und diese auch noch größer waren als zuvor, hatte man ihren Cocktail umgestellt. Zweitlinientherapie. Man hatte sozusagen einen neuen Pfeil aus dem Köcher geholt. Da sich in diesem Köcher allerdings nicht mehr allzu viele Pfeile befanden, waren wir froh, als Nina uns jetzt erzählte, dass Frau Reuter den Beschuss aushielt. Das Hauptproblem jeder Chemotherapie besteht nämlich darin, dass der Patient trotz modernster Supportivmedikation nicht durchhält und entweder seine Psyche oder irgendein Organ wegknickt. Der Vergleich der Chemotherapie mit einem Pfeil hinkt nämlich natürlich. Unter einem Pfeil vermutet man eine Präzisionswaffe. Das ist die Chemotherapie aber genau nicht. Sie ist eher eine Art Mörserbeschuss eines Feindes, der sich inmitten eines zivilen Wohngebiets verschanzt hat. »Collateral damage« ist vorprogrammiert. Und ähnlich einem General, der im Fernsehen erklären muss, warum eine seiner vermeintlichen Präzisionswaffen sich doch nicht als ganz so präzise herausgestellt hat, überwacht man als Arzt den Zustand der unbeteiligten Organe der beschossenen Patientenkörper und versucht, den Gesamtorganismus trotz Kollateralschäden bei der Stange zu halten. Alles in allem keine schöne Sache. Doch etwas Besseres als die Chemotherapie haben wir nicht. Zumindest nicht im Streukrebsstadium, in dem sich Frau Reuter befand.

In diesem Stadium hat, um im Bild zu bleiben, die Terrorzelle es bereits geschafft, den Gesamtorganismus zu infiltrieren. Das körpereigene Abwehrsystem – quasi Verfassungsschutz und Geheimdienst in einem – hat versagt. Die bösartigen Zellen haben die Lymphbahnen und Blutgefäße des Körpers benutzt, um die Grenzen ihres ursprünglichen Territoriums zu verlassen und weitere Terrorzellen in fremden Organen zu bilden. Ein Terrornetzwerk ist entstanden. Dieses zwingt den Arzt sozusagen in einen »war on terror«. Nicht zu gewinnen, schmutzig, mit vielen unschuldigen Opfern. Das ist Chemotherapie. Aber, wie gesagt, es gibt nichts Besseres.

Außerdem hilft sie. Wahrscheinlich wäre Frau Reuter ohne Chemotherapie bereits gestorben. Die statistische Lebenserwartung für Patienten mit nicht behandeltem Dickdarmkrebs Stadium IV liegt bei nur sechs Monaten. Die waren bereits vergangen. Und Frau Reuter hatte gerade mal eine Kugel mehr in der Leber. Ansonsten ging es ihr, Ninas Worten zufolge, gar nicht so schlecht. Nina berichtete sogar, dass die leichte Übelkeit, unter der Frau Reuter bei dem alten Cocktail noch gelitten hatte, bei dem neuen nicht mehr aufgetreten war. Auch die Leber- und Nierenwerte der heutigen Blutentnahme, die wir uns jetzt alle gemeinsam im Computer ansahen, waren normal. Keinerlei Hinweis auf Wegknicken oder gar Kapitulation. Selbst die weißen Blutkörperchen, die von den Zytostatika normalerweise am meisten in Mitleidenschaft gezogen wurden, hatten sich seit der letzten Gabe fast wieder erholt. Zuletzt erwähnte Nina einen pustulösen Hautausschlag, der sich bei Frau Reuter im Bereich des Dekolletés und des Rückens gebildet hatte. Auch das war eine gute Nachricht. Der Hautausschlag war die typische Nebenwirkung eines modernen »Biologicals«, das Frau Reuter zu den klassischen zytostatischen Medikamenten hinzugegeben wurde. Bei dieser relativ neuen Substanzklasse handelt es sich um Antikörper, die an bestimmte Marker auf der Oberfläche von Tumorzellen andocken und ihre

Zerstörung einleiten oder zumindest ihr weiteres Wachstum blockieren. Ein ganz neuer Ansatz in der Krebstherapie. Herkömmliche Zytostatika behindern zwar ebenso die Teilung und Vermehrung von Tumorzellen. Aber sie behindern eben auch das Wachstum aller anderen Zellen im Körper. Und genau das ist die Ursache für all die Nebenwirkungen. Schließlich müssen sich alle Zellgewebe des Körpers teilen, auch die gesunden. Zellen, die verbraucht sind, müssen ersetzt werden, Wunden müssen sich wieder verschließen, geschädigtes Gewebe sich wieder regenerieren. Nur durch diese ständige Erneuerung können wir wachsen und alt werden.

Paradoxerweise ist dieser Erneuerungsprozess auch der Grund dafür, warum es Krebs überhaupt gibt. Er entsteht dadurch, dass bei der in jeder Sekunde millionenfach stattfindenden Zellteilung überall im Körper ab und an ein Fehler passiert. Statistisch gesehen ungefähr einmal je zehn Millionen Teilungen. Jede zehnmillionste Zelle ist also defekt. Meist ist das nicht schlimm, der Fehler ist unbedeutend, und die Zelle funktioniert normal. Oder der Fehler ist so gravierend, dass die Zelle auffällt und ausgesondert wird. Manchmal erkennt die defekte Zelle sogar selbst, dass sie nicht so funktioniert, wie sie es sollte, und tötet sich selbst. Apoptose heißt dieses Selbstmordprogramm. Dabei achten diese Zellen sogar darauf, dass sie bei ihrem Suizid andere Zellen nicht stören. Ziemlich edel, finde ich, dieses Verhalten unserer Zellen. Zumindest fällt mir keine Analogie aus der menschlichen Gesellschaft zu solch noblem Betragen ein. Vielleicht auch gut so, wer weiß, wer sich sonst so alles umbringen müsste.

Manchmal aber macht selbst das beste und edelste System Fehler. Das ist umso wahrscheinlicher, je länger das System schon besteht. Bei Millionen Zellteilungen pro Sekunde bedeutet jeder Lebenstag des Organismus trotz der mikroskopisch kleinen Fehlerquote eine gigantische Quelle an möglichen Irrtümern.

Außerdem kommen die eingebauten Reparaturmechanismen ja auch in die Jahre und übersehen eher mal was. Und dann passiert es.

Aufgrund eines Fehlers in der Erbinformation beginnt eine defekte Zelle, die nicht ausgesondert worden ist und auch vergessen hat sich umzubringen, sich schneller zu teilen als die anderen. Aus der Zelle wird ein Zellklon. Zu Beginn ist er meist noch gutartig. Er beachtet seine Grenzen zu anderen Zellen und verhält sich weiter sozial im Zellgefüge mit seinen Brüdern und Schwestern. Meist dauert es dann immer noch Jahre, bevor die Sache problematisch wird. Oft bleibt es auch dabei.

Manchmal jedoch kommt es in diesem Klon zu weiteren Fehlern bei der Zellteilung. Neue Mutationen der Erbsubstanz finden statt und stacheln das Wachstum weiter an. Die Zellklone vergessen nun zunehmend ihre vornehme Zurückhaltung. Das Gesamtgefüge der Körperzellen wird ihnen egal, nur noch die eigene Zellreihe zählt. Ein paar Mutationen später ist es endgültig vorbei mit dem sozialen Gewissen. Der Zellklon denkt nun nur noch an sich selbst, an sein eigenes Wachstum. Er reißt alle Nährstoffe an sich und stiftet die umliegenden Blutgefäße an, neue Gefäße zu bilden, um Nährstoffe in seine immer größer werdende Geschwulst zu transportieren. Die Zellen sind endgültig entartet und bösartig geworden. Krebs ist entstanden.

Hier wiederum lassen sich leicht Analogien zur menschlichen Gesellschaft finden. Das sieht man schon an dem Bild eines »Krebsgeschwürs der Gesellschaft«, das auf Organisationen wie die Mafia und neuerdings auch für Hedgefonds oder andere Akteure der Finanzwelt gebraucht wird. Denn diese Organisationen handeln nach dem gleichen Prinzip wie die entarteten Zellen: alles für mich, nichts für die anderen. Totale Asozialität.

Solange man es nicht übertreibt, klappt das ja auch ganz gut. Zumindest aus Sicht der Mafia oder der Hedgefonds. Der Krebs jedoch bekommt irgendwann das Problem, dass er dazu neigt, den Organismus umzubringen, in dem er lebt und der ihn ernährt. Und dann ist es mit dem Krebs natürlich auch vorbei: Die Gier war zu groß, und am Ende sind alle tot.

Bei Frau Reuter wollten wir dieses kollektive Sterben so lange wie möglich hinauszögern. Eben deswegen gaben wir ihr zusätzlich zu den klassischen Zytostatika diese neuartige Bioinfusion, die nur an den Krebszellen andockt. Diese ist in den letzten Jahren der große Renner der Pharmaindustrie geworden, die ganz im Trend der Zeit statt auf Chemie jetzt auch auf »Bio« setzt und ständig neue dieser Antikörper auf den Markt wirft. Natürlich ist diese Therapieform noch mal teurer als die alten Chemiekeulen, aber »Bio«-Produkte sind ja auch teurer als die mit Pestiziden und sonstiger Chemie produzierten Waren vom Discounter. Dumm nur, dass die Biologicals noch nicht effektiv genug sind und zusätzlich zu den alten Chemiekeulen gegeben werden müssen. Und selbst dann verlängern sie das Leben der Patienten statistisch lediglich um einige Wochen. Bei Gesamtkosten von mehreren Zehntausend Euro für eine Behandlung mit Biologicals kommt man deswegen schnell in die Rechtfertigungsbredouille. Zum Beispiel gegenüber einer, sagen wir, verschnupften Oma mit geringer Rente, die ihr Hustenmittel und ihre Nasentropfen selbst zahlen muss, weil das Gesundheitssystem das Geld eben lieber für sechs Wochen Leben von Frau Reuter ausgibt.

Noch schwieriger wird die Rechtfertigung, wenn diese Biologicals wiederum eigene Nebenwirkungen wie besagten Hautausschlag hervorrufen, der Frau Reuters Dekolleté ruinierte. Dann muss man die gewonnenen sechs Wochen wiederum gegen die verlorene Lebensqualität aufwiegen, und das Ganze wird ziemlich kompliziert.

Immerhin zeigte der Hautausschlag, dass das Biological bei Frau Reuter ansprach. Das hatten alle Studien übereinstimmend erwiesen. Nur die Patienten, die einen entsprechenden Ausschlag entwickelten, profitierten auch von dem Medikament und überlebten länger. Frau Reuter schien zudem willig, auch diese Geißel zu ertragen. Entsprechend nickte Dr. Ranner Ninas Vorschlag zur Fortführung der mit den sündhaft teuren Biologicals angereicherten Chemotherapie ab. Damit war sie fertig mit ihren Patientenvorstellungen.

Da Schlunk sich in seiner Rolle als Stationsarzt bei der Verteilung der Neuaufnahmen weigern konnte, selbst einen der Neuankömmlinge zu übernehmen, wanderten jetzt alle Blicke zu mir. Zum Glück hatte ich während Ninas Bericht genug Zeit gehabt, meine Gedanken zu ordnen und mich wieder auf die beiden Dicken zu konzentrieren. Ich fühlte mich bereit. Nur der Zeh von Frau Kramer, der im unreinen Arbeitsraum lag, bereitete mir Unbehagen. Ich holte tief Luft. Dann erzählte ich meine Geschichten.

Ich beschränkte mich auf die medizinischen Details, ließ den emotionalen Ausbruch von Frau Hager einfach weg und war bemüht, möglichst souverän zu klingen, als ich das Abbrechen von Frau Kramers Zeh wie beiläufig erwähnte. Das gelang mir so gut, dass Nina, das kleine Biest, die schon im Begriff war, loszuprusten, sofort wieder verstummte, als sie die ernsten Blicke der beiden erfahrenen Kollegen bemerkte.

Als ich geendet hatte, blickte ich trotzig und etwas verschämt in die Gesichter des Ober- und des Stationsarztes, gewappnet für das, was da kommen möge. Dr. Ranners Ausdruck war interessiert professionell, mir schien sogar, als läge Anerkennung ob meiner gelungenen Vorstellung darin. Immerhin hatte er mich kein einziges Mal unterbrochen. Schlunk erwischte ich dabei, wie er nicht mehr mich, sondern unverhohlen Nina anstarrte. Nina schien seine Blicke durchaus zu bemerken. Ihre Aufmerksamkeit und ihr Interesse an meinen beiden Dicken wirkten jedenfalls ziemlich aufgesetzt.

Es folgten einige Sekunden betretenen Schweigens, da Schlunk anscheinend noch nicht mitbekommen hatte, dass ich geendet hatte, und weiter selbstvergessen Nina anstierte. Dann räusperte sich Dr. Ranner vernehmlich und sagte ein wenig hölzern zu Nina:

»Äh, gut! Und was sagen die Laborwerte …?«

Als Nina sich zum Computer drehte und Schlunk den Rücken zuwandte, kam wieder Bewegung in ihn. Mit einem unterdrückten Seufzer, den ich ziemlich peinlich fand, riss er sich von Nina los und sah erst zu Dr. Ranner, dann zu mir. Noch mal Ranner, noch mal ich. Schließlich sank sein Blick zu Boden, und er wurde rot.

Dr. Ranner wurde das Ganze offenbar zu bunt. Spöttisch sagte er zu Schlunk: »Na, Herr Stationsarzt, überarbeitet?« Schlunk schwieg. Zum ersten Mal seit dem Beginn meines Jobs auf der Station tat er mir leid. Ich fühlte mich sogar ein wenig solidarisch. Was half die ganze medizinische Brillanz und die vorgezeichnete große Karriere, wenn plötzlich eine fesche Assistenzärztin daherkam und einem den Kopf verdrehte?

Inzwischen hatte Nina die Laborwerte von Frau Kramer aufgerufen und auf »Drucken« geklickt. Der Drucker begann zu summen und spuckte den Zettel mit den in Frau Kramers Blut verborgenen Geheimnissen aus. Alle wurden wieder professionell. Nina und ich schauten auf den Computerbildschirm, Dr. Ranner und Schlunk auf den Ausdruck. Die deutlich erhöhten Nierenwerte ließen vermuten, dass der Diabetes auch Frau Kramers Niere nicht guttat. Der Langzeitblutzuckerwert betrug mit 10,1 Prozent fast das Doppelte des Normwerts. Puh. »Honigsüßer Durchfluss« traf es ganz gut. Der erhöhte Harnsäurewert und der im Computer rot markierte Cholesterinwert komplettierten die Diagnose eines »metabolischen Syndroms«. Die Krankheit des Wohlstands. Einfach von allem zu viel. Das Übermaß an Zucker,

Fett und Harnsäure, das in der Blutbahn zirkuliert, erhöht systematisch das Risiko für die Gefäße, sich zu entzünden, zu verkalken und sich zu verengen. Meist wird das Risiko durch Bluthochdruck und Nikotin noch erhöht und führt schließlich zu Arteriosklerose, der Hauptursache für Schlaganfälle und Herzinfarkte, den Killern Nummer eins in den Industrieländern. Vielleicht ist sie ja die Rache der ausgebeuteten Welt.

Bei Frau Kramer war der Schauplatz der Rache jedoch nicht Herz oder Hirn, sondern ihr Fuß. Und es war langsam an der Zeit, ihn sich genauer anzusehen. Mit der von Dr. Ranner gerne benutzten Aufforderung: »Auf, liebe Kollegen, schreiten wir zum Äußersten und sehen wir uns die Patienten an!«, machten wir uns auf in ihr Zimmer. Auf dem Weg legten wir einen Zwischenstopp im »unreinen Arbeitsraum« ein. Dort lag, mitten auf der riesigen, dunkelgrün lackierten Arbeitsfläche, eingewickelt in eine weiße Mullbinde, der tiefschwarze kleine Zeh von Frau Kramer. Er sah aus wie ein kleines Stückchen Holzkohle. Dr. Ranner nahm ihn prüfend zwischen Daumen und Zeigefinger und begutachtete die Abbruchstelle. Nina schluckte. Ich guckte möglichst unbeeindruckt. Schlunk war nach der kleinen Peinlichkeit im Arztzimmer wieder ganz der Alte und kommentierte trocken: »Nekrose Grad IV«. Ohne weiteren Zeitverlust gingen wir ins Zimmer der beiden dicken Damen.

Dort roch es faulig-süßlich. Der infizierte Fuß von Frau Kramer hatte sein Aroma inzwischen im ganzen Raum verbreitet. Niemand erhob Einwände, als sich Nina, die nun doch ein wenig blass um die Nase war, sich an dem riesigen Spezialbett von Frau Hager vorbeischlängelte und das Fenster am Ende des Raumes weit aufriss. Angenehm frische Nachmittagsluft drang ins Zimmer.

Dr. Ranner trat zuerst ans Bett von Frau Hager. Das Bild der fetten Frau Hager und des dürren Dr. Ranner weckte bei mir Assoziationen an das Märchen vom Froschkönig. In meiner Version war es allerdings nicht der Prinz, sondern die Prinzessin, die in eine dicke, hässliche Kröte verwandelt worden war. Etwas gedankenverloren erwartete ich, dass Dr. Ranner sie gleich küssen und erlösen würde. Diesen Gefallen tat er ihr jedoch nicht. Stattdessen erläuterte er ihr in knappen Worten den Zeitplan bis zu ihrer Verlegung in die Chirurgie. Dank seiner Autorität als Oberarzt gelang es ihm, weitere emotionale Ausbrüche von Frau Hager zu unterbinden. Er schüttelte ihr zum Abschied die Hand und wünschte ihr alles Gute, und schon standen wir vor dem Nachbarbett. Die Erlösung und Verwandlung von Frau Hager würden wir einem Chirurgen überlassen.

Frau Kramer schien die Abordnung aus vier Ärzten, die um ihr Bett herum Aufstellung nahmen, genauso wenig zu beeindrucken wie zuvor meine Aufwartung. Bereitwillig ließ sie sich von Dr. Ranner den übel müffelnden Vorfuß untersuchen. Nachdem er vergeblich nach Fußpulsen getastet hatte, testete er Frau Kramers Schmerzempfinden. Mit einer an seiner Kitteltasche befestigten Sicherheitsnadel begann er, Frau Kramer zu pieken. Da er bei allen Patienten immer dieselbe Nadel benutzte, war das zwar hygienisch bedenklich, aber ganz praktisch. Und Frau Kramer wusste ja nicht, wo diese Nadel vorher schon überall gewesen war. Dr. Ranner testete zunächst den Vorfuß und wanderte dann langsam nach oben – Ferse, Knöchel, Unterschenkel. Knapp unterhalb des Knies sagte Frau Kramer zum ersten Mal »Aua«. Die diabetische Polyneuropathie schien ihr Schmerzempfinden unterhalb dieses Bereichs komplett abgetötet zu haben. Sollten wir amputieren müssen, konnten wir uns den Anästhesisten eigentlich sparen.

Die Miene von Dr. Ranner, die im Laufe der Untersuchung mit der Sicherheitsnadel immer ernster geworden war, verdunkelte sich weiter, als er den Wundbereich an den Zehen näher begutachtete. Vorsichtig hob er den Fuß von Frau Kramer in die Höhe, um ihn von allen Seiten betrachten zu können. Eine Wolke muffigen Geruchs wehte fast sichtbar zu uns herüber. Nina, die inzwischen echt schlecht aussah, schaffte es gerade noch, ihren Kopf in Richtung Fenster zu drehen. Ich grinste in mich hinein. Nach Schlunk und mir war nun Nina an der Reihe, ein bisschen zu leiden.

Schließlich war der Oberarzt mit seiner Untersuchung fertig.

»Schwerste diabetische Polyneuropathie bis fast unters Knie und diabetisches Fußsyndrom mit Gangrän des gesamten Vorfußes, teilweise infiziert«, sagte er laut. Daraufhin, etwas leiser und zu uns gewandt: »Mal sehen, was wir von dem Fuß noch retten können.« Schließlich wandte er sich direkt an Frau Kramer: »Frau Kramer, Sie brauchen zunächst Antibiotika und eine gute Zuckereinstellung. Dann müssen wir die Knochen und die Gefäße Ihres Fußes untersuchen, und schließlich werden wir Sie dem Chirurgen vorstellen. Der wird ein Stück Ihres Fußes abnehmen müssen. All das zumindest, was bereits schwarz ist. Sie haben ja gesehen, wie vorhin der kleine Zeh schon von selbst abgefallen ist. Wir müssen verhindern, dass dieser Prozess unkontrolliert weitergeht, damit das Ganze wieder heilen kann.«

Frau Kramer machte den Eindruck, als hätte sie aufmerksam zugehört. Als er geendet hatte, blieb ihr Blick auf Dr. Ranner haften. Wahrscheinlich hatte sie die Aussicht, weitere Teile ihres Fußes zu verlieren, dann doch geschockt. Tatsächlich ergriff sie das Wort:

»Bekomme ich denn jetzt noch ein Mittagessen?«

Das war alles, was sie mit ihrer stumpfen Stimme und ihrem offensichtlich noch stumpferen Hirn hervorbrachte! Meine ungnädige Stimmung verwandelte sich in manifesten Ärger. Diese Dicken waren irgendwie zu viel für mich. Gleich würde ich von Dr. Ranner den Auftrag bekommen, die nötigen Untersuchungen anzumelden. Zuerst eine Angiografie zur Darstellung der Beinarterien, um zu sehen, ob die Durchblutung ausreiche oder ob man die Gefäße vor der anstehenden Amputation noch würde weiten müssen. Dazu vermutlich eine Kernspintomografie des Vorfußes, um zu sehen, wie stark der Knochen schon befallen war und wie weit man bei der Amputation würde gehen müssen. Außerdem würde ich mich mit ihrem grottig eingestellten Zucker herumschlagen und mir täglich ihren faulenden Fuß vor die Nase halten müssen. Wahrscheinlich würde ich mich besser um Frau Kramer kümmern, als Frau Kramer es in ihrem Leben je selbst getan hatte. Ich hatte das übermächtige Gefühl, dass Frau Kramer, dieses fette kleine Monster, diese Fürsorge nicht verdiente. Sollte sie sich doch zu Tode fressen. Ich hatte definitiv Besseres zu tun, als sie davon abzuhalten!

Der leicht gelangweilte Gesichtsausdruck von Dr. Ranner ließ erkennen, dass er ähnlich empfand. Auch Schlunk und Nina blickten nicht gerade freundlich auf Frau Kramer herab. Ein gewisses Maß an Empörung war in diesem Fall also offensichtlich gerechtfertigt. Schließlich hatte man als Arzt für seine Arbeit auch eine gewisse Wertschätzung verdient. Außerdem waren wir alle keine Hausärzte, die vielleicht ja mehr Zeit und Verständnis für ihre Patienten hatten und sich für diese aufopferten, sondern Vertreter einer deutlich karriereorientierteren Subspezies! Am Ende unserer Karrieren würde jeder von uns Spezialist in irgendetwas sein, etwas Tolles erforscht oder auf jeden Fall etwas Großes geleistet haben. Zumindest stellte ich mir meine Karriere so vor. Die Patienten kamen zu uns, weil wir gut waren auf unserem Gebiet und nicht weil wir so toll Händchen halten konnten. Für das Betüdeln waren andere geboren worden.

Während ich immer mehr in Rage geriet und mich fragte, wofür eigentlich Frau Kramer geboren worden war, schien die Erwähnung von Essen Ninas Magen endgültig den Garaus gemacht zu haben. Mit einem gestammelten »Ich muss mal kurz raus ...« wankte sie zur Tür, riss sie auf und verschwand.

Schlunk wollte ihr hinterhereilen, doch Dr. Ranner wies ihn mit einer unwirschen Geste an, hierzubleiben. Mit stoischer Miene beantwortete er Frau Kramers Frage nach dem Mittagessen, indem er auf die Schwestern verwies, die bestimmt gleich kommen und sich um ihre Bedürfnisse kümmern würden. Dann fragte er Frau Kramer nochmals, ob sie mit dem von ihm skizzierten Vorgehen einverstanden sei und alles verstanden habe. Als Frau Kramer daraufhin erneut klagte, dass sie heute doch noch gar nichts zu essen bekommen habe, wurde es auch Dr. Ranner zu viel, und er wünschte Frau Kramer kurz angebunden noch einen schönen Tag. Mit einem von Dr. Ranner vorgesagten und von Schlunk und mir wiederholten »Auf Wiedersehen, die Damen!« verließen wir das Zimmer.

Draußen ratterte gerade der Essenswagen vorbei. Ich erkannte Kuchen, und es duftete nach Krankenhausfilterkaffee. Mit einer gewissen Genugtuung erinnerte ich mich, dass die Diabetesreduktionskost, die wir Frau Kramer verschrieben hatten, keinen Kuchen vorsah.

Wir setzten unsere Visite fort und gingen ans andere Ende des langen Flurs, wo sich unser einziges Vierbettzimmer befand. Dort wurden traditionell die etwas schlichteren Gemüter untergebracht. Sensibleren Charakteren war ein Vierbettzimmer nicht zuzumuten. Schnarchen, Husten, Pupsen, ständige Blockade des Gemeinschaftsklos, falsches Fernsehprogramm, falsche politische Ansichten, zu viel Besuch für die anderen, zu wenig für mich – die Klagen nahmen kein Ende. Am schlimmsten waren weibliche Patienten. Männer waren räumliche Enge, schwierige hygienische Zustände und den Anblick lädierter Körper anscheinend besser gewohnt. Unsere Schwestern rollten jedenfalls immer mit den Augen, wenn wir das Vierbettzimmer aus Platzgründen ab und an in ein Frauenzimmer verwandeln mussten.

Zurzeit war es allerdings von Männern belegt. Wir suchten

dort Herrn Schnäbler, um zu sehen, ob bei seiner TIPS-Kontrolle alles gut gegangen war. Als wir das Zimmer betraten, fanden wir drei Männer vor, die am Tisch in der Mitte saßen und vergnüglich Karten spielten. Herr Schnäbler war nicht dabei. Laut Auskunft der drei Kartenspieler war Herr Schnäbler, der eigentlich Bettruhe einhalten sollte, kurz nach seiner Ankunft wieder verschwunden. Einer der drei wusste zu berichten, dass er wohl hatte rauchen wollen. Zumindest hätte er sich bereits beim Öffnen der Zimmertür eine Zigarette in den Mund gesteckt.

Dr. Ranner konnte offenbar nicht fassen, wie man gegenüber den Regeln der modernen Medizin, die Glück, Gesundheit und ein langes Leben verheißen, derart ignorant sein konnte. Ich fand die Situation eher lustig. Unser von offiziellen Leitlinien und evidenzbasierten Regeln geleitetes ärztliches Handeln war mit dem Chaos der normalen Welt eben nur schwer vereinbar. Vielleicht war ich auch einfach noch nicht lange genug dabei.

Mit scharfer Stimme bestimmte Dr. Ranner, dass für Herrn Schnäbler die Oberarztvisite heute ausfallen würde. Nach einer kurzen Pause ordnete er an, dass Schlunk oder der Dienstarzt jedoch später nochmals nach Herrn Schnäbler sehen sollten. Verletzung der ärztlichen Fürsorge- und Sorgfaltspflicht hatte ihm schließlich noch keiner nachsagen können.

Zurück auf dem Flur machten wir uns auf den Weg zu Frau Reuter. Sie war die letzte Station unserer Frischfleischtour der Neuaufnahmen. Und Repräsentant einer ganz anderen Welt als Herr Schnäbler. Frau Reuter lag in einem Einzelzimmer. Als wir eintraten, war die Luft mit dem Duft von Parfum geschwängert. Frau Reuter war gepflegt wie immer, hatte frisch frisierte Haare und perfekt lackierte Nägel. Erst auf den zweiten Blick erkannte man den Hautausschlag, von dem Nina berichtet hatte und der ihr ein wenig das Dekolleté versaute. Ansonsten sah man ihr nicht an, dass sie vier Kugeln in der Leber hatte. Obwohl die Dauer ihres Aufenthalts nur für zwei Tage angesetzt war, hatte Frau Reuter, ganz Stammgast, auch ihr Zimmer ein wenig aufgehübscht. Sie hatte Bilder ihrer Liebsten und ihres Hundes an der Wand befestigt, ihre eigene Decke mitgebracht und sich Blumen ans Fenster gestellt. Alles wirkte wie ein zweites Zuhause oder zumindest wie eine Art Nest.

Als wir an ihr Bett herantraten, überfiel sie uns sofort mit dem für sie üblichen Wortschwall. Ninas Aufnahmegespräch hatte Frau Reuters Mitteilungsbedürfnis anscheinend nicht ausreichend befriedigt. Genau aus diesem Grund schickten wir ihr gerne PJler – die hörten ihr immer bereitwillig zu. Ganz im Gegensatz zu Dr. Ranner, der mit Frau Reuters Wortschwall über ihre Gefühlslage der letzten Stunden sowie die Reaktionen ihrer Mitmenschen darauf noch weniger anzufangen wusste als mit der Ignoranz einer Frau Kramer oder der mangelnden Selbstdisziplin von Herrn Schnäbler. Der sonst so selbstsichere Privatdozent verfing sich wie eine Beute im Netz der Frau Reuter, die ihn durch subtile Appelle an sein Pflichtbewusstsein geschickt gefangen hielt. Immer wieder warf sie ihm Brocken ihres medizinischen Halbwissens hin und fragte ihn über die Wirkungsweise ihrer neuen Chemotherapie aus. Doch jedes Mal, wenn Dr. Ranner ansetzte, ihre Scheinfragen fachkundig und kompetent zu beantworten, war sie mit ihrer Aufmerksamkeit schon wieder woanders, weitergeschwommen in ihrem eigenen Erzählstrom, glitschig wie ein Fisch im Wasser. Allerdings nicht stumm, sondern ständig plappernd. Letztlich war es Schlunk, der Dr. Ranner rettete, indem er Frau Reuter freundlich, aber bestimmt unterbrach und sagte, dass später Prof. Dr. Renner, »der Chef höchstpersönlich«, vorbeikommen und alles Weitere festlegen würde. Ihm würden wir natürlich nicht vorgreifen wollen, geschweige denn können oder dürfen. Die Erwähnung von Prof. Dr. Renner, dem Chefarzt, führte dazu, dass bei dieser Vorstellung wie bei vielen Patienten ein Ausdruck glückseliger Rührung in Frau Reuters Augen trat und sie kurz innehielt. Geistesgegenwärtig nutzte Schlunk diese Unterbrechung des Erzählmahlstroms dazu, Dr. Ranner und mich blitzschnell durch die Tür zurück auf den Flur und in die Freiheit zu schieben. Der mit Neonlicht ausgeleuchtete Krankenhausflur hatte zwar mit Freiheit objektiv wenig zu tun, und es roch auch nicht nach dem Duft der großen weiten Welt, sondern immer noch nach Krankenhausfilterkaffee. Trotzdem fühlten wir uns wie entronnen. Dr. Ranner atmete einmal tief durch und blickte Schlunk dankbar an, bevor er uns einen schönen Tag wünschte und sich zügig verabschiedete.

Als Dr. Ranner verschwunden war, machte auch Schlunk sich rasch davon. Ich tippte darauf, dass ihm Ninas Unpässlichkeit wieder eingefallen war und er sich seiner Pflichten als Galan in spe erinnerte. Mit schnellen Schritten hetzte er Richtung Arztzimmer wohl in der Hoffnung, Nina dort zu finden. Ich selbst hatte weniger Eile. Ich schlenderte über den Flur und warf noch mal einen Blick in den unreinen Arbeitsraum. Der schwarze Zeh war verschwunden. Die dunkelgrüne Arbeitsplatte war leer und glänzte frisch poliert. Mein Zehmissgeschick war sprichwörtlich vom Tisch. Anscheinend war das Abbrechen fremder Zehen im Krankenhaus eine geläufige Sache.

Wie immer nach dem Ende der nachmittäglichen Besprechung mit dem Oberarzt merkte ich, wie meine Anspannung langsam nachließ. Das wichtigste Tagwerk war getan, ab jetzt konnte ich mir meine Zeit selbst einteilen. Zwar gab es noch genug zu tun – Akten wollten geführt und vor allem die Arztbriefe für den nächsten Tag diktiert werden, aber ab jetzt war ich mein eigener Herr. Zumindest bis morgen früh. Und das Wichtigste war jetzt definitiv, endlich etwas zu essen zu bekommen. Mir war schon ganz schlecht vor Hunger. Ich hatte mir allerdings mal wieder nichts mitgenommen, und die Kantine war inzwischen zu. Blieb nur die Hoffnung auf das Schwesternzimmer. Dort fanden sich meist irgendwelche liegen gebliebenen Brötchen und Käse- oder Wurstscheiben von Patienten, die ihr Frühstück heute oder gestern oder auch vorgestern nicht gewollt oder nicht hatten essen dürfen. Manchmal war auch ein Mittagessen im Angebot, wobei man schon sehr hungrig sein musste, um die oft verkochten Nudeln oder die ledrig trockenen Bratenscheiben einige Stunden später noch vertilgen zu können.

Ich hatte Glück. Zwar gab es kein Mittagessen mehr, dafür aber Brötchen von heute Morgen. Und das Schwesternzimmer war leer. Ich konnte mich also in aller Ruhe über den Kühlschrank hermachen. Heißhungrig riss ich ein Brötchen auseinander, stopfte mehrere Scheiben Käse und Salami hinein und aß gierig mit großen Bissen. Dann entdeckte ich ein gekochtes Ei, das ebenfalls schnell verschwand. Schließlich machte ich mich auch noch über einen Joghurt aus dem Privatvorrat der Schwestern her. Dass auf seinem Deckel dick mit Edding »Gertrud« geschrieben stand, war mir in diesem Moment egal. Ich war am Verhungern. Das hier war Mundraub. Und Gertrud war eh zu dick.

Als ich mit dem Joghurt fast fertig war, öffnete sich plötzlich die Tür zum Flur. Und wer kam herein? Natürlich Gertrud. Ertappt und nicht mehr ganz so sicher, ob das mit dem Mundraub bei ihr ziehen würde, versuchte ich unbeholfen, den Joghurt hinter meinem Rücken zu verbergen. Gleichzeitig grinste ich Gertrud etwas mühselig an. Gertrud grinste allerdings nicht zurück. Sie wirkte vielmehr schwer getroffen. Ihr Blick wanderte von meinem Gesicht zu dem Joghurt, den mein Rücken nur unzureichend verdeckte, und zurück. Dann traten ihr Tränen in die Augen. Mir wurde mulmig zumute. So schlimm war mein Joghurtklau nun auch nicht. Und ich hatte ja nicht ahnen können, dass es sie so mitnehmen würde. Als ich gerade ansetzen wollte, ihr zu versichern, dass es mir leidtäte, ich es in Zukunft nie wieder tun und ich ihr natürlich einen neuen Joghurt kaufen würde, schluchzte sie auf. Ich begann, mich ehrlich schlecht zu fühlen. Dann brach es aus ihr heraus.

»Dr' Herr Wolf isch dot!!«

Ich schluckte meinen letzten Rest Joghurt hinunter. Irgendwie fand ich den Erdbeergeschmack plötzlich unangenehm süß. Gertrud schluchzte noch mal.

»Geschdern scho. Dahoim. Ei'gschlofa. Der wollt nemme zu ons komma, hot sei Frau gsagt.«

Ich stellte den letzten Rest des Joghurts weg. Ich hatte keinen Hunger mehr. Gertruds Tränen waren irgendwie ansteckend. Vorsichtshalber riss ich eines der Küchentücher ab, die auf dem Kühlschrank standen, und tat so, als ob ich mir die Nase putzen müsste.

Ich hatte Herrn Wolf noch mehrfach betreut, meist zusammen mit Gertrud, der er offensichtlich auch ans Herz gewachsen war. Herr Wolf war immer freundlich gewesen, immer würdevoll. Er war so etwas wie das Gegenteil von Frau Reuter. Auch dann, als es ihm immer schlechter ging. Das war ziemlich schnell passiert. Nach dem ersten Zyklus Chemotherapie hatte es zunächst so ausgesehen, als ob das Wasser in seinem Bauch weniger geworden wäre. Vielleicht hatte Herr Wolf aber auch nur weniger getrunken. Vielleicht zu wenig. Denn nach dem zweiten Zyklus der notwendigerweise aggressiven Therapie war Herr Wolfs Niere ausgestiegen. Also mussten wir die Dosis reduzieren. Nach dem dritten Zyklus war es Herrn Wolf so schlecht gegangen, dass wir den vierten Zyklus aussetzten. Er war nur noch Haut und Knochen gewesen bis auf den Bauch, der noch immer weit nach vorne ragte.

Wir beschlossen, ihm eine Pause zu gönnen, in der Hoffnung, dass er wieder zu Kräften kommen würde. So hatte ich es ihm und seiner Ehefrau erzählt. Herr Wolf hatte mich dabei schon so komisch angesehen. Wahrscheinlich hatte er gewusst, dass er nicht mehr wiederkommen und dies unsere letzte Begegnung sein würde. Jetzt hatte Herr Wolf also endgültig verloren. Oder wir ihn. Euphemistisch betrachtet könnte man auch sagen, er hatte es geschafft. Seine letzten Wochen waren keine schönen gewesen. Trotzdem war er mein erster Toter. Das erste meiner Schäfchen, das mir abhandengekommen war. Nicht wegen, sondern trotz meiner Behandlung.

Gertruds gewaltiger Busen wurde weiter von tiefen Schluchzern erschüttert. Sie drängte sich an mir vorbei. Ich hatte das Gefühl, dass sie alleine sein wollte, und auch ich hatte keine Lust auf Gesellschaft. Ich warf den Joghurtbecher in den Mülleimer und verließ das Zimmer.

Verwirrt und unendlich müde ging ich mühsam die Treppen nach unten und zum Hintereingang der Klinik, wo einige Schwestern manchmal heimlich rauchten. Schließlich waren wir ein »rauchfreies Krankenhaus«. Jetzt war dort zum Glück niemand. Als ich ins Freie trat, blies mir ein scharfer Wind einzelne Regentropfen in mein schon feuchtes Gesicht. Nach einigen tiefen Atemzügen ging es mir langsam besser. Der Gedanke, dass Herr Wolf mich durch seinen Tod quasi ein zweites Mal gerettet hatte, wenn auch diesmal nur vor Gertrud und ihrem Zorn über den gestohlenen Joghurt, ließ mich sogar kurz lächeln.

Als mir schließlich dicke Regentropfen ins Gesicht platschten, ging ich zurück auf Station. Leise summte ich vor mich hin: »And all along the rain will see how fragile we are …« Sting. Ach ja, hatte ich heute Morgen im Radio gehört.

TEIL II

TERESA ODER
DIE FOLGEN DER WEIHNACHTSFEIER

Wenn man arbeitet, vergeht die Zeit bekanntlich schneller. Und in den nächsten Monaten arbeitete ich viel – so viel wie nie zuvor in meinem Leben. Die Zeit raste geradezu. Dezember, Weihnachten, Sylvester, alles war seltsam unbemerkt an mir vorbeigeeilt. Plätzchen essen, Lieder singen und Bescherung waren ohnehin ausgefallen, nachdem ich im Losverfahren um die Feiertagsdienste unter den Assistenten der Klinik den Zettel mit »Heiligabend« gezogen hatte.

Am 24. Dezember bekam ich dafür von den Angehörigen eines Patienten anerkennend zu hören, dass ich ein wahrhaft guter Mensch sein müsse, an einem solchen Tag zu arbeiten und für kranke Menschen da zu sein. Der Patient hatte sich offensichtlich an einer Mischung aus Weihnachtsgans, Kuchen und Glühwein überfressen. Während ich mit den Fingern seinen Bauch betastete und versuchte, seine Schmerzen genauer zu lokalisieren, entgegnete ich lakonisch, dass ich nur meinen Job machen würde. Als ich etwas fester drückte und der Patient laut aufschrie, waren sich die Angehörigen meiner edlen Gesinnung anscheinend nicht mehr so ganz sicher. Jedenfalls schwiegen sie für den Rest der Untersuchung.

Trotzdem bestätigte mich ihre pathetische Wertschätzung in meiner Überzeugung, als Arzt zu den Guten zu gehören. Wir sind die edlen Vertreter der weißen Magie, nicht die bösen, buckeligen und krummnasigen Vasallen ihrer schwarzen Kehrseite. Wir kämpfen auf der guten Seite der Macht. Auch an Weihnachten, an Feiertagen und am Wochenende – rund um die Uhr versteht sich. Dafür erfahren wir von allen Berufsgruppen stets die größte Wertschätzung, wenn man den Umfragen glaubt, die solche Fragen stellen. Das heißt, eigentlich stehen die Ärzte nur an zweiter Stelle. Irgendwie landen vor uns immer noch die Feuerwehrleute. Aber die sind keine echte Konkurrenz, zumindest nicht in meiner Welt. Nie wäre ich Feuerwehrmann geworden. Aber das Bedürfnis, zu den Guten zu gehören, war auf jeden Fall Teil meiner Motivation gewesen, Arzt zu werden. Ich wollte ein positiver, edelmütiger und beeindruckender Held in der hoffentlich spannenden Geschichte meines Lebens sein.

Als ich an diesem 24. Dezember die Unterhose des Patienten ein wenig nach unten schob, um seinen Unterbauch zu untersuchen, bekamen meine Heldengeschichte und meine Hose allerdings einige dunkle Flecken. Plötzlich presste der Patient mit zusammengepressten Zähnen die Worte »Ich kann es nicht mehr halten« hervor. Dann entleerte sich sein Darm mit einem lauten Furzgeräusch. In solchen Momenten tat es gut, zu hören, dass zumindest die Fremdwahrnehmung stimmte.

Die Zeit war weitergerast, und das neue Jahr hatte mit viel Kälte und Schnee begonnen. Der Weg zur Arbeit, den ich weiterhin tapfer mit dem Fahrrad bewältigte, wurde beschwerlicher. Ansonsten änderte sich an meinem Tagesablauf nichts. Ich hetzte weiterhin jeden Morgen in die Klinik, war immer etwas zu spät dran und kämpfte mit dem Minutenzeiger meiner Armbanduhr darum, den Frühbesprechungsraum im Arztkittel zu erreichen, bevor er ganz in die Senkrechte rutschte und es acht Uhr war.

So verging auch der Februar. Seit dem Zehenklau und dem Tod von Herrn Wolf waren inzwischen über vier Monate vergangen.

Frau Hager hatte ich nicht mehr wiedergesehen. Hoffentlich war sie noch vor dem üblichen weihnachtlichen Schlemmen operiert worden und genoss gerade zum ersten Mal in ihrem Leben die Fastenzeit. Frau Kramer war noch Wochen bei uns geblieben, doch davon später. Frau Reuter kam weiter regelmäßig für ihre Chemotherapie zu uns und war immer noch in einem erstaunlich guten Zustand.

Im klinischen Alltag waren viele Abläufe inzwischen Routine geworden. Die Frühbesprechung mit der Vorstellung der am Vortag aufgenommenen Patienten, die nachmittägliche Oberarztbesprechung, die Chefvisite am Mittwoch – das waren alles keine Aufreger mehr. Ich war erfahrener geworden, abgeklärter, vielleicht auch abgebrühter. Nach meinem Empfinden war ich auf dem Weg, ein richtiger Arzt zu werden.

Allerdings musste ich auf diesem Weg auch Opfer bringen. Eines dieser Opfer war zum Beispiel Teresa. Zumindest bemühte ich mich, es so zu sehen. Andere hätten vielleicht gesagt, dass ich das Opfer war, so wie es gelaufen ist. Aber ich hatte es bisher niemandem erzählt. Die Deutungshoheit lag also allein bei mir. Zum Glück ist mir die ganze Geschichte inzwischen egal und Teresa sowieso, sodass ich sie auch erzählen kann.

Kurz nach dem Zehenklau hatte ich Teresa schließlich gefragt. Also, ob sie mit mir mal einen Kaffee trinken gehen würde. Sie hatte mich süß angegrinst und gesagt, dass sie es sich überlegen würde. Sie hatte dann allerdings nicht lange überlegt und mir gleich am nächsten Tag zugesagt. Ich will jetzt nicht sagen, dass sie mir nicht widerstehen konnte, aber ein bisschen war es schon so. War wohl nur Getue gewesen, das mit der Bedenkzeit.

Bei unserem Date einige Tage später war sie mir dann verfallen. Klingt jetzt vielleicht dick aufgetragen, war aber so. Ich erinnere mich schließlich noch genau an unser Treffen. Das Kaffeetrinken hatten wir sein gelassen und uns gleich für abends verabredet. Ich hatte sie zum Essen eingeladen, schließlich war ich Arzt, der sich ab und an auch mal was leisten konnte. Ich suchte uns ein cooles, aber gleichzeitig gemütliches Lokal aus – bisschen Szene, aber nicht zu viel, gedämpftes, indirektes Licht, viele Kerzen, bisschen Musik, nicht zu laut, Geräuschpegel angenehm. Wir hatten uns gegenübergesessen. Sie hatte nur einen Salat gegessen. Ich Schnitzel. War schließlich der Klassiker in dem Laden.

Während des Essens hatte ich einige Details aus ihrem Leben erfahren. Manches hätte ich lieber nicht gewusst, weil ich es als normal und belanglos empfand. Zum Beispiel dass ihr Bruder als Automechaniker arbeitete und ihre Mutter auch Krankenschwester gewesen war, nun aber krank sei. Irgendwas mit Burn-out und Rücken. Es interessierte mich nicht wirklich. Hatte auch alles ein bisschen wirr geklungen, wie sie es erzählte. Es war jedenfalls banal gewesen und hatte Teresa das Geheimnisvolle genommen. Das, was mich eigentlich zu ihr hingezogen hatte. Damals an dem Abend allerdings hatte ich darüber hinweggesehen. Liebe macht ja bekanntlich blind. Und damals war ich schon ein wenig verliebt. So ein kleines bisschen. Sagen wir: auf einem Auge blind. Außerdem hatte ich ja auch nicht gewusst, dass sie mir das wichtigste Detail aus ihrem scheißgewöhnlichen Leben verschwiegen hatte.

Auch ich hatte ein bisschen aus meinem Leben erzählt und versucht, sie mit meinem Studium, meinen Noten und meinen Auslandsaufenthalten zu beeindrucken. In meinen Augen war das nichts Besonderes, aber für eine 22-jährige Krankenschwester, die seit ihrem 16. Lebensjahr arbeitete, immer in der gleichen Klinik, immer auf der gleichen Station, wahrscheinlich schon. Hoffte ich zumindest. Unter den Blinden ist der Einäugige schließlich König, auch wenn das jetzt ein bisschen hart klingt. Sehe ich aber heute so.

Nach dem Essen hatte ich Teresa einige Avancen gemacht.

Nichts Besonderes. Wie man das als Mann halt so macht. Ein paar Komplimente über ihr süßes Lächeln, ihre schönen Augen, ihre unglaublich anziehende, warme, berührende Art, so was halt. Als ich zwei Drinks später erwähnte, dass ich sie für die sexieste aller unserer Schwestern hielt, war sie zum ersten Mal leicht errötet und hatte kurz darauf ihre Hand auf meine gelegt. Okay, ich hatte meine Hand auch extra weit nach vorne geschoben, direkt neben ihre, mit der Handfläche nach oben, und ihr bei dem Manöver direkt in die Augen geschaut. Aber trotzdem. Sie war es gewesen, die ihre Hand in meine gelegt hatte!

Dann war alles ziemlich schnell gegangen. Wir hatten uns tief in die Augen geschaut. In ihrem Blick hatte klares Einverständnis über alles gelegen, was diese Nacht noch passieren sollte. Vollkommen eindeutig. Dann war ich aufgestanden von meinem Stuhl und hatte mich zu ihr auf die Bank gesetzt. Sie hatte bereitwillig Platz gemacht. Kurz darauf hatten wir uns geküsst. Erst sanft, vorsichtig. Dann immer intensiver. Leidenschaftlich. Teresa küsste gut. Es hatte sich gut angefühlt. Sehr, sehr gut. Nachdem wir uns nach einer Ewigkeit voneinander lösten, hatten wir ohne groß Worte zu verlieren gezahlt. Das heißt, ich hatte gezahlt. Natürlich. Dann waren wir zu mir gegangen. Eng umschlungen. Auf dem Nachhauseweg hatten wir uns immer wieder geküsst. Meine Hände hatten schon begonnen, ihren Körper zu erkunden. Aber es war eine kalte Winternacht gewesen, und wir waren ziemlich dick angezogen. Die Erkundungen waren also schwierig.

Zu mir war es zum Glück nicht weit. Als wir ankamen, waren wir trotzdem durchgefroren. Ich hatte uns einen Tee gemacht. Keinen Alkohol mehr, schließlich hatten wir beide genug getrunken. Es war dann trotzdem recht schnell recht hemmungslos geworden. Wir hatten uns immer wieder geküsst, Worte waren nur noch wenige gefallen. Nur noch Komplimente, Bestätigungen, Aufforderungen. Die Erkundung ihres Körpers mit meinen Händen und meinem Mund hatte umso besser geklappt, je weniger sie anhatte. Irgendwann hatte Teresa nichts mehr an. Und wir hörten nicht auf. Ich erinnere mich vor allem daran, wie gut sie gerochen hat. Nicht nur ihr Parfum, ihr ganzer Körper. Wenig später hatte ich auch nichts mehr an, und wir lagen im Bett. Der Rest war Leidenschaft. Guter, einfühlsamer, befriedigender Sex. Das, wofür die intimen Stellen des Körpers eigentlich gemacht sind, bevor sie, vor allem bei bettlägerigen Patienten, alt und unbrauchbar werden, verpilzen und übel müffeln.

Ich weiß noch, dass ich glücklich war, als ich mit der nackten, sich an mich kuschelnden Teresa im Arm einschlief. Und mehr gibt es über diese, unsere einzige gemeinsame Nacht nicht zu sagen. Der Gentleman genießt und schweigt. Habe ich immer so gehalten. Und deswegen bleibe ich auch Teresa gegenüber ein Gentleman, auch wenn ich damals, nach dieser Nacht, ganz schön sauer auf sie gewesen bin.

Am Morgen danach hatte Teresa mir nämlich mit Tränen in den Augen eröffnet, dass sie einen Freund hätte. Schon seit Jahren. Und dass sie ihm natürlich noch nie untreu gewesen wäre. Natürlich nicht. Dass sie gar nicht wüsste, wie sie das hatte tun können. Dass sie mich unglaublich anziehend fände, gestern Abend und auch heute noch, dass sie aber ihren Freund lieben und heiraten wollte, es sei alles schon ausgemachte Sache. Dass die Hochzeit im Sommer stattfinden sollte. Dass die Sache mit mir vielleicht einfach eine Art Torschlusspanik gewesen sei. Ob ich das denn verstehen könnte, sie wolle mir ja nicht wehtun. Blablabla, der ganze übliche Scheiß.

Was sollte ich sagen? Ich war der letzte, der irgendjemandem hinterherlaufen würde. Und schon gar nicht einer kleinen Krankenschwester. Ich war also cool geblieben. Hatte mich zusammengerissen. Zumindest zunächst. Erst als Teresa damit anfing, dass es vielleicht nur der Alkohol gewesen sei, hatte ich sie rausgeschmissen. War schließlich schon bei Männern beschissen, diese Ausrede. Aus dem Mund von Teresa jedoch hatte sie mich so richtig wütend gemacht. Mit leiser, kalter Stimme hatte ich sie aufgefordert, einfach zu gehen. Teresa hatte nicht weiter um Verständnis oder Vergebung gebettelt. Sie war einfach aus dem Bett geschlüpft, hatte sich angezogen, ihre Sachen zusammengerafft und war verschwunden. Vielleicht hatte mich das noch wütender gemacht. Im Nachhinein hatte ich das Gefühl, es ihr zu leicht gemacht zu haben. Ohne jede Buße oder Demütigung hatte ich sie entschwinden lassen. Und sie hatte dieses Angebot bereitwillig angenommen. Sie war einfach gegangen. Als sie die Wohnungstür öffnete, drehte sie sich noch einmal kurz zu mir um, wie ich in meinen Boxershorts im Flur stand und ihr hinterherstarrte. Wie ein Depp muss ich ausgesehen haben! Ich ärgere mich noch heute, dass ich nicht einfach im Bett liegen geblieben bin. Nur an den Tränen, die in ihren Augen schimmerten, als sie den Kopf schnell wieder abwandte, konnte ich mich hinterher ein wenig festhalten. In den Wochen danach trösteten und besänftigten sie meine immer wieder aufkeimende Wut.

In der Klinik bekam ich Teresa in der darauffolgenden Zeit zum Glück kaum zu Gesicht. Ich glaube, sie hatte ihre Dienste getauscht. Jedenfalls hatte sie in den ersten drei Wochen nach unserem etwas ausgiebigeren Kennenlernen nur noch Nachtdienste geschoben. Danach hatte sie Urlaub genommen bis kurz vor Weihnachten. Diese Zeit war für mich, na ja, nicht direkt schlimm, das wäre übertrieben. Schließlich war ich auch kein Kind von Traurigkeit. Um mein Herz zu brechen, musste schon was anderes passieren als so eine Krankenschwester-Arzt-Klassiker-One-Night-Stand-Geschichte. Aber ich hatte an der Angelegenheit schon zu knabbern gehabt. Bis Weihnachten. Also eigentlich bis zur Weihnachtsfeier. Da hatte ich den Spieß nämlich umgedreht. Seitdem ging es mir besser.

Eigentlich war die Weihnachtsfeier eine geschmacklose Veranstaltung gewesen. Sie hatte in einer schrecklichen Kneipe in einem der Neubauvororte stattgefunden, wo einige der Schwestern wohnten. Da sie im Verhältnis zu den ärztlichen Kollegen deutlich in der Mehrheit waren, hatten sie die Lokalität ausgesucht. Übrigens: Wenn von Schwestern hier immer als Frauen und von Ärzten immer als Männern die Rede ist, ist das zwar diskriminierend, entspricht aber der Realität. Alle Männer waren Ärzte. Alle weiblichen Wesen waren Schwestern. Bis auf Nina. Sie war auch gekommen und musste die weibliche Seite der Ärzteschaft alleine vertreten.

Ansonsten waren ärztlicherseits Schlunk, Dr. Ranner, zwei Ärzte der Nachbarstation und ich gekommen. Viel mehr Ärzte waren auch nicht eingeladen gewesen, schließlich war der Zusammenhalt in unserer Klinik nicht besonders groß, und die anderen Abteilungen feierten wohl extra, wie man mir als Weihnachtsfeierfrischling erklärte. Und Dr. Ranner war nach einer halben Stunde ohne etwas zu essen und mit fadenscheinigen Entschuldigungen wieder verschwunden.

Trotz des fettigen und dem Grundsatz des »Weniger ist mehr« grotesk widersprechenden Essens, der schaurig schnulzigen Weihnachtsmusik und der Überdosis an Tannenzweig-Adventskranz-Gedöns war die Feier mit steigendem Alkoholpegel dann doch ganz witzig geworden. Für manche hatte sie sogar bedeutsame Konsequenzen. Zumindest half sie, das Eis zu brechen. Zum Beispiel bei Nina und Schlunk. Die hatten es bis dato nämlich nicht geschafft, sich entscheidend näherzukommen. Das Vorpreschen von Schlunk damals auf der Station hatte ihm nicht viel genützt. Hatte er flirttechnisch damals noch deutlich vorne gelegen, so hatte ich ihn inzwischen längst überholt. Vielleicht war ich ein bisschen zu schnell gewesen, schließlich hatte das Ganze bei mir in einer Art Crash geendet. Aber das war Ansichtssache.

Und dass trotz Crash bei mir von »schrottreif« oder gar »Totalschaden« nicht die Rede sein konnte, würde ich an diesem Abend beweisen.

Außerdem war der imaginäre Wettstreit zwischen Schlunk und mir ein ungleicher Kampf. Nina war wahrscheinlich komplizierter als Teresa. Anspruchsvoller. Das soll jetzt natürlich nicht heißen, dass ich bei Teresa nur hatte landen können, weil sie sich mit zweiter Wahl zufriedengab. Und dass Schlunk entsprechend erste Wahl wäre. Also er quasi Formel 1, ich nur Formel 3. So war es nicht. Schlunk war ein beeindruckender Arzt, aber so als Mann, da wusste ich nicht recht, was Nina an ihm fand. Aber das war ja ihre Sache. Mit anspruchsvoll meine ich jedenfalls, dass Nina, die studiert und promoviert und intellektuell und was weiß ich noch alles war, einfach ein bisschen mehr Bohai erwartete. Da war es mit einer einfachen Einladung zum Abendessen nicht getan. Da musste man schon ein bisschen länger werben, bevor sie sich für eine Ausweitung der Kontaktzone offen zeigte. Das war zumindest meine Vermutung. Andererseits sind die Menschen am Ende dann doch alle gleich, und vielleicht war das distinguierte Getue bei Nina nur Show. Jedenfalls wurde sie an diesem Abend in einem ganz und gar anspruchslosen und potthässlichen Vorstadtlokal endlich weich. In Schwaden aus Bratenfett und Zigarettenrauch, der aus dem schlecht isolierten Raucherraum zu uns herüberwehte, eroberte Schlunk zu den Klängen von »Last Christmas« ihr Herz. Okay, das klingt vielleicht etwas melodramatisch. Wahrscheinlich hatte der Alkohol, der nötig war, um die Lokalität zu ertragen, ihr Herz schon einen Spalt weit geöffnet. Auf jeden Fall war Schlunk an diesem Abend dort hineingeschlüpft, und das Geknutsche der beiden in einer Art Kuschelecke war der Aufreger des Abends gewesen.

Wahrscheinlich hatte er meine Geschichte an diesem Abend überhaupt erst möglich gemacht. Also die Geschichte mit Anke.

Ganz klar eine Kurzgeschichte, zumindest von meiner Seite, und sicher keine Weltliteratur. Anke hätte das wohl gerne anders gesehen, wie mir ihr Verhalten an diesem Abend eigentlich hätte klarmachen müssen. Doch sie überschätzte sich auch. Sie hatte, um im Bild zu bleiben, einfach nicht die literarische Qualität einer, sagen wir, Madame Bovary. Vielleicht hätte es zum Gretchen gereicht, aber diese Rolle hielt in meinem Herz ja schon Teresa besetzt. Blieb für Anke also nur die Rolle der benutzten und anschließend weggeworfenen Abendabschnittsgefährtin. Dabei waren meine Absichten gar nicht böse oder hinterhältig gewesen. Ich war viel zu sehr mit der Aussicht beschäftigt, dass ich Teresa heute wiedersehen würde, als dass ich irgendwelche Gedanken, geschweige denn Absichten an andere Frauen verschwendet hätte. Letztlich wurde Anke einfach ein Opfer der Umstände. So wie ich auch. Die Gelegenheit, mit ihrer Hilfe meinen Gefühlshaushalt wieder in Ordnung zu bringen, war einfach zu verlockend gewesen. »I got 99 problems, but a bitch ain't one«, hatte ICE-T in meiner Jugend gesungen, und das war schon die richtige Einstellung für einen Mann, der seinen Weg gehen will. So wollte ich mich wieder fühlen. Und da kam mir Anke gerade recht.

Anke war auch Krankenschwester, Anfang 20 und erst einige Monate im Haus. Sie war deswegen noch nicht so vernetzt in dem ganzen Schwesternkuddelmuddel und, wie ich in den folgenden Wochen merken sollte, anscheinend auch nicht wirklich beliebt. Sie war eigentlich ganz hübsch, ohne eine Schönheit zu sein. Blonde halblange Haare, ziemlich rundes Gesicht, verschlafene grüne Augen. Für meinen Geschmack war sie ein bisschen zu moppelig, aber das war vielleicht eher meinem Schlankheitswahn als der armen Anke anzulasten.

Anke arbeitete auf der Nachbarstation, was sich im Nachhinein als mein Glück erweisen sollte. Ihr wäre es sicher nicht eingefallen, ihre Dienste zu tauschen, um mir aus dem Weg zu gehen.

Im Gegenteil, in den Wochen nach der Weihnachtsfeier nutzte sie jede sich bietende Gelegenheit, um auf meiner Station vorbeizuschauen. Noch nie hatte die Medikamentenbestellung auf der Nachbarstation so schlecht geklappt, und noch nie mussten so viele verschiedene Mittelchen von unserem Vorrat geborgt werden wie zu Beginn des neuen Jahres. Als Hüterin des Medikamentenschranks war Anke anscheinend ständig besorgt, dass irgendeine Packung nicht reichen würde. Sie bemühte sich jedenfalls intensivst darum, dass sämtliche Dienste für die nächsten Monate mit allem, was sie eventuell brauchen würden, versorgt waren. Dabei ließ Anke es sich nicht nehmen, jede Pille, die sie sich von uns borgte, persönlich bei uns auf der Station abzuholen. Dieses etwas absurde und durchschaubare Gehabe führte logischerweise nicht zu einem Aufstieg Ankes im Beliebtheitsranking der Pflegenden. Außerdem zog es jene Schwestern, die in unserem kleinen Zwist noch unentschieden waren, eher auf meine Seite, sodass sie mich vorwarnten, wenn Anke wieder einmal angerufen hatte, um anzumelden, dass sie dies oder jenes brauchen und gleich vorbeikommen würde. Wenn sie mich trotzdem erwischte – irgendwann hörte sie auf, sich anzukündigen, und kam einfach vorbei –, schmachtete sie mich mit einem Blick an, der mich an schlechte Filme erinnerte und in dem so viel sich verzehrendes Verlangen lag, dass ich am liebsten Reißaus genommen hätte. Das ging den ganzen Januar so. Dann, nach einer erneuten, kaum klarer zu formulierenden Ansage meinerseits, dass ich ihre Gefühle zwar respektieren, aber eben nicht teilen und im Gegenzug erwarten würde, dass sie diesen Respekt auch mir entgegenbringt, da wurden zwar ihre Besuche nicht weniger. Dafür änderte sich Ankes Mimik. Statt Anschmachten ging sie nun in Richtung beleidigte Leberwurst.

Dabei bin ich mir bis zum heutigen Tag keiner Schuld bewusst. Schließlich war nun wirklich nicht viel passiert zwischen uns. An jenem Abend auf der Weihnachtsfeier, okay, da hatten wir ein bisschen geknutscht. Aber wir waren nicht die Einzigen gewesen, Nina und Schlunk waren auch voll dabei, und einer der Ärzte der Nachbarstation hatte sich auch angeschlossen. Obwohl ich seine Partnerwahl so gar nicht verstehen konnte. Aber vielleicht war es ja auch Damenwahl gewesen und er nur ein williges, aber letztlich unschuldiges Opfer. So wie ich auch. Jedenfalls war der Abend in eine Art Knutschorgie ausgeartet, ohne Versprechungen und Verpflichtungen. Die Übrigen, die nicht knutschten, waren entweder bald gegangen oder hielten sich im Hintergrund. Umso nerviger war das Getue von Anke. Schließlich war es um Teresa und nicht um sie gegangen, auch wenn sie das vielleicht nicht hatte wissen können. War mir aber egal. Wichtig war nur, dass Teresa sah, dass es noch andere Frauen gab. Dass andere Mütter auch schöne Töchter haben, wie man so sagt, die genauso bereit oder sogar noch williger waren, mit mir in engeren Kontakt zu treten. Und auch wenn Teresa eine schönere Tochter war als Anke, klappte das Vorhaben hervorragend.

Teresa war spät gekommen, ich hatte schon befürchtet, dass sie gar nicht mehr auftauchen würde. Insgeheim hatte ich nämlich die Hoffnung gehegt, dass es mit uns beiden doch noch was werden würde. Kann ich ja jetzt zugeben, wo das alles schon wieder so lange her ist. Dass sie ihren Verlobten doch noch in den Wind schießen und sich für mich entscheiden würde. Ohne den anderen zu kennen, darf ich wohl behaupten, dass es die bessere Wahl gewesen wäre. Was konnte Teresa schließlich Besseres passieren als ich? Solche Gefühle hatte ich. Und dann war auch noch Weihnachten. Die Zeit der Wunder und Märchen. Vielleicht hatte ich in der Adventszeit sogar einen Abend mal gebetet. Ich weiß es nicht mehr genau. Jedenfalls wäre es die größte Enttäuschung gewesen, wenn Teresa einfach gar nicht gekommen wäre. Dann wäre Weihnachten für mich quasi ausgefallen.

Dann aber war sie doch noch erschienen. Ein Engel war nichts gegen sie. Kann ich schon zugeben, dass das mein erster Gedanke gewesen ist, als sie das Lokal betrat. Ihr kurzes aber nicht vulgäres Kleid betonte vorteilhaft ihre langen Beine. Sie hatte sich dezent geschminkt, was sie sonst nur selten tat und eigentlich auch nicht nötig hatte. Doch war es ihr gelungen, ihre dunklen, tiefen Augen nochmals zu betonen, sodass ich das Gefühl hatte, gar nicht anders zu können, als mich darin zu verlieren. Und ihre Aura aus Melancholie, Zärtlichkeit und Stärke entsprach genau dem, was ich von einem himmlischen Wesen erwartete.

Leider war der Engel dann aber nicht zu mir gekommen. Das Weihnachtswunder blieb aus. Sie hatte sich ganz ans andere Ende des langen Tisches unserer Truppe gesetzt. Trotzdem hatte ich sie den ganzen Abend beobachtet. Teresa war die ganze Zeit sehr schweigsam geblieben. Und hatte nicht zu mir herübergeguckt, sondern meist nach unten auf die Tischplatte. Erst als ich einige Plätze in ihre Richtung gerückt und schließlich neben Anke gelandet war – ob zufällig oder von ihr so eingefädelt, wer weiß –, da hatte sie ab und zu den Blick gehoben. Das war mir nicht entgangen. Schließlich hatte ich weiter ständig in Teresas Richtung geschaut, sodass Anke mich irgendwann aufforderte, doch ein bisschen mehr zu ihr zu sehen, in ihre Augen, und dass ich doch nicht so verschlossen sein solle. Na, und so war dann eines zum anderen gekommen. In Teresas Blick waren Trauer und Leid, aber keine Hoffnung gewesen. Im Trommelfeuer von Ankes Blicken lag Verlangen und das Versprechen schneller Freuden. Irgendwann hatte ich keine Lust mehr auf Trauer und Hoffnungslosigkeit, und dann, na, ja, halb zog sie ihn, halb sank er hin.

Als ich begann, mit Anke zu knutschen, war Teresa sehr schnell aufgestanden und hatte sich verabschiedet. Ohne mich eines weiteren Blickes zu würdigen. Ihre Kolleginnen hatten sie johlend aufgefordert, doch noch zu bleiben, und ziemlich offensichtliche

Andeutungen in Richtung des letzten verbliebenen Arztkollegen der anderen Station gemacht, den sonst anscheinend keine haben wollte. Teresa hatte sich jedoch nicht lange aufhalten lassen.

Unter dem Vorwand, die Toilette besuchen zu müssen, war ich ihr nachgegangen, hatte sie aber nicht mehr erwischt. Ich hatte eine Mischung aus Triumph und Schmerz gespürt, auch wenn mein Gefühlsleben durch die Getränke inzwischen leicht getrübt war. Jedenfalls hatte ich dann doch noch die Toilette besucht. Als ich wieder rauskam, hatte ich das Gefühl, dass der Abend irgendwie vorbei war. Zwar mühte ich mich, noch ein bisschen mit Anke zu knutschen, aber es wollte nicht mehr so recht gelingen, wo ich mich nicht mehr von Teresa beobachtet wusste. Ich wartete eine Zeit lang ab, nachdem Teresa verschwunden war, um keinerlei Assoziationen aufkommen zu lassen. Dann machte ich mich selbst auf den Weg nach Hause. Alle zunächst als Andeutungen, dann als explizite Wünsche vorgetragenen Aufforderungen von Anke, zu bleiben oder sie mitzunehmen, hatte ich abgelehnt. Zumindest soweit ich mich erinnere. Da hätte sie eigentlich schon wissen können, dass es nichts werden würde mit uns. Am Ende war sie mir einfach zum Taxi hinterhergelaufen. Ich erinnere mich noch ziemlich genau daran, dass ich sie immer wieder darum bat, sich doch bitte ein eigenes zu nehmen. Ich hatte ihr sogar angeboten, ihr meines abzutreten und mir ein neues zu rufen. Alleine wollte sie aber nicht einsteigen. Und mich wollte sie auch nicht alleine einsteigen lassen. Als es dem Taxifahrer schließlich zu bunt wurde, na, was sollte ich da machen? Ich habe mich breitschlagen lassen, dass wir gemeinsam einsteigen und ich sie quasi mit dem Taxi zu ihr nach Hause fahren würde. Das war meine feste Absicht gewesen. Felsenfest. Ich weiß es noch, als wäre es gestern gewesen. Wie Anke es schließlich schaffte, mich, als wir angekommen waren, mit sich aus dem Taxi zu zerren, wie es passieren konnte, dass wir schließlich bei ihr in der Wohnung landeten, und warum ich am nächsten Morgen neben der nackten Anke aufgewacht bin, ist mir bis heute schleierhaft.

Leider erzählte mir Anke am nächsten Morgen nichts von einem Verlobten und dass alles nur ein Fehler war, sondern kuschelte sich an mich und sagte, wie schön es mit mir sei. Dann wollte sie wissen, wo wir frühstücken gehen. Ich aber wollte nur noch weg. Und fand die Entschuldigung, einfach alles auf den Alkohol zu schieben, auf einmal gar nicht mehr so schlecht. Zog bei Anke aber nicht, die Schuld-war-nur-der-Alkohol-Nummer. Es folgte kein Rauswurf, sie wollte einfach nichts davon hören. Ich hatte mein Entkommen also selbst in die Hand nehmen müssen. Nach längerem und absolut nervigem Gezeter und Gezerre war es mir schließlich gelungen. Ich sagte Anke sicher zehnmal, dass ich noch Zeit für die Ordnung meiner Gefühle benötigen würde, und versprach ihr, mich ganz bald zu melden. Dann ließ sie mich endlich gehen.

Draußen hatte ich mehrmals tief durchgeatmet. Die kalte Winterluft kühlte mein leichtes Genervtsein ab. Dann fühlte ich mich großartig. Nicht wegen Anke. An die dachte ich längst nicht mehr. Sondern wegen Teresa. Mir wurde klar, wie viel von meinem Liebeskummer einfach verletzter Stolz gewesen war. Dieser Teil war jetzt verschwunden. Und ich fühlte mich das erste Mal seit Wochen wieder leicht. Sollte Teresa doch ihren Dödel heiraten und Kinder kriegen und ein Haus bauen, irgendwo in der Vorstadt, und ihre Blagen großziehen. War eh nicht meine Welt. Es lebe die Freiheit! Ein Hoch auf das Singleleben!

Die gute Anke hatte in der Folgezeit keine Chance gegen meine frisch erneuerte Singleüberzeugung. Immerhin hatten in den letzten beiden Februarwochen ihre Besuche auf unserer Station unter fadenscheinigen Vorwänden denn auch nachgelassen. Jetzt, Ende Februar, war eigentlich alles wieder bestens. Zumindest bei mir.

Anderen ging es weniger gut. Schlunk zum Beispiel. Seitdem Nina die Kontrolle über sein Leben übernommen hatte, gefiel er mir nicht mehr. Und da war ich nicht der Einzige. Die beiden waren nach der Weihnachtsfeier tatsächlich ein Paar geworden. Seitdem war Schlunk allerdings nur noch ein Schatten seiner selbst. Das merkten sogar die Schwestern. Sie tuschelten und grinsten bereits hinter seinem Rücken, wie er sich von Nina beherrschen ließ. Zum Beispiel, wenn sich Nina vor versammelter Mannschaft über eine seiner Anweisungen als Stationsarzt mit einer flapsigen Bemerkung hinwegsetzte. Oft machte sie verletzende Anspielungen; er solle sich nicht so anstellen oder den Stock, den er verschluckt habe, wieder ausspucken. Schlunk lief dann immer rot an, was ihm bei den Schwestern den Spitznamen »Glühwürmchen« einbrachte. Das fand ich eigentlich ganz süß. Es war schließlich nicht einfach nur verhöhnend, sondern zeigte irgendwie auch Mitgefühl. Der häufige Wechsel der Gesichtsfarbe machte irgendwie trotzdem einen pathologischen Eindruck. Und es wurde immer schlimmer. Mittlerweile gab es für Schlunks Geglühe bereits andere Ein-und-Ausschalter als Nina. Obwohl sie letztendlich immer die Ursache, also quasi die Energiequelle war.

Der typische Ablauf war so: Die Lampe ging zum ersten Mal an, wenn Nina, was fast täglich vorkam, etwas zu Schlunk sagte, was ihn demütigte oder bloßstellte. Daraufhin dauerte es einige Zeit, bis sie wieder runterdimmte. Dann jedoch wurde es ein zweites Mal Licht, wenn Dr. Ranner, der hinsichtlich der Einhaltung medizinischer Abläufe ähnlich penibel tickte wie noch vor Kurzem Schlunk, sich darüber beklagte, dass die Standards auf seiner Vorzeigestation in letzter Zeit doch stark zu wünschen übrig ließen. Bisweilen dauerte es dann über eine Stunde, bis Schlunks Kopf wieder Normalfarbe hatte.

Dr. Ranner hatte nicht ganz unrecht. Schlunk war wirklich nachlässiger und schusseliger geworden, und es kam häufiger vor, dass Dr. Ranner ihm eine nicht hundertprozentig korrekt angesetzte Medikation um die Ohren haute. Oder einen von Nina verfassten und von Schlunk durchgewunkenen Arztbrief dick rot gekennzeichnet zurückgab. Das Ganze gipfelte darin, dass es Ende Januar auf unserer Station zu einem Norovirenausbruch kam. Die Schwestern vermuteten einen Zusammenhang mit Ninas Weigerung, sich steril zu verkleiden, wenn sie in Zimmer mit infektiösen Patienten ging. In der Diskussion über mögliche Hygienemängel mit Dr. Ranner verlor Schlunk darüber jedoch kein Wort. Und Nina, die direkt danebensaß, grinste auf ihre unnachahmlich unschuldige Art. Schweigend ließ Schlunk Dr. Ranner monologisieren und beleuchtete mit hochrotem Kopf die Szene.

Wahrscheinlich war Nina tatsächlich nicht die alleinig Schuldige an der Verbreitung des Virus, der Erbrechen und Durchfall verursacht. Schließlich sind Noroviren hoch ansteckend, und wenn man einen Fall auf Station hatte – meist irgendeine Omi aus dem Pflegeheim –, dann konnte man eigentlich gleich dichtmachen, egal wie strikt das Personal die Hygienestandards einhielt. Schließlich verbreiten die Viren sich sogar über die Luft und dringen buchstäblich durch alle Ritzen. Am Anfang waren viele Schwestern gar nicht unglücklich darüber gewesen, dass unsere Station für Neuaufnahmen gesperrt wurde, um nicht noch mehr Patienten anzustecken. Immerhin blieben mehrere Zimmer für fast zwei Wochen leer. Erst als der Virus auch vor dem Personal nicht haltmachte und gegen Ende Januar die halbe Schwesternschaft ausgefallen war, weil sie mehr Zeit auf der Toilette als woanders verbrachte, begann die Suche nach einem Sündenbock. Als schließlich sogar Dr. Ranner das Bett respektive Klo hüten musste, hing der Haussegen gewaltig schief.

Ninas Behandlung durch die Schwestern bekam einen Touch von Hexenjagd. Nicht wenige schienen zu glauben, dass sie erst Schlunk verhext und jetzt die ganze Station verflucht hatte. Einige hätten sie wohl am liebsten auf den Scheiterhaufen geschickt. Selbst die unerschütterliche Gertrud murmelte immer ein »Halleluja«, wenn sie Nina auch nur von Weitem sah. Dann bemühte sie sich, schleunigst wieder aus Ninas Blickfeld zu verschwinden, wohl in der Angst, auch noch verwunschen zu werden.

Auch wenn dieses Getue besser in ein kleines christliches Krankenhaus als in unserer sakuläres Haus gepasst hätte, fand ich die Assoziation von Nina als einer Hexe irgendwie passend. Im Gegensatz zu den armen Frauen, die im Mittelalter tatsächlich auf dem Scheiterhaufen brannten, schaffte sie es jedoch, alles Unheil von sich fernzuhalten. Sie verstand es, zur richtigen Zeit die richtigen Leute so zu verhexen, dass sie alles von ihr annahmen, nur nicht dass sie ein kleines, fieses, mit den bösen Mächten im Bunde stehendes Biest war. Entsprechend blieb sie von allem verschont, von den Viren genauso wie vom Zorn des Oberarztes. Selbst als die Schwestern Ninas Verhalten schließlich der Pflegedienstleitung petzten, kam der männliche Leiter im Laufe des Vieraugengesprächs mit Nina zu dem Schluss, dass es sich bei dem Gezeter der Schwestern lediglich um kollektive Hysterie handeln würde.

Nichtsdestotrotz hatte die Stimmung auf Station zu Beginn des neuen Jahres empfindlich gelitten und sich während des Frühjahrs auch nicht entscheidend gebessert. Nur Nina schien das Spiel immer noch zu genießen. Sie schaltete Schlunk inzwischen nach Belieben ein und aus. Ich wollte gar nicht wissen, wie es zwischen den beiden erst außerhalb des Krankenhauses abgehen musste. Jedenfalls führte mir ihre Liaison immer wieder vor Augen, welche Gefahren so eine Beziehung in sich birgt und dass ich mich glücklich schätzen konnte, dem mit knapper Not entronnen zu sein. Für mich war klar: Schlunk hatte den Totalschaden gebaut, nicht ich.

DIE EUROPÄISCHE INTEGRATION ODER EIN ÜBERLASTETES HERZ

Ende Februar war der Norovirenausbruch endgültig vorüber, und alle waren wieder einsatzfähig. Die Station war voller als je zuvor. Sie hatte sich nämlich in eine Art Ferienlager verwandelt. Außer den Patienten und dem Stammpersonal tummelten sich seit Beginn der Semesterferien allerlei Medizinstudierende aus verschiedenen Ländern der Europäischen Union in unserer Abteilung und hetzten zwischen Arztbereichen, Patientenzimmern und Arbeitsräumen hin und her. Um sich auf die künftigen Aufgaben als Arzt oder Ärztin in ihren Heimatländern vorzubereiten, verbrachten sie im Rahmen eines »Erasmus«-Stipendiums einige Monate in Deutschland. Das war natürlich eine feine Sache, diente ohne Zweifel der internationalen Verständigung, und überhaupt war die europäische Integration eine großartige Idee. Da die Studenten in der Regel allerdings weder besonders gut Deutsch sprachen, noch medizinisch fit waren, stieg der Stresslevel für uns Ärzte, die wir sie betreuen mussten, gewaltig an. Vor allem, weil die ausländischen Studenten gerne im Rudel auftraten, man es also immer gleich mit mehreren zu tun bekam.

Zurzeit hatten wir drei solche »Eramus«-Jünger auf unserer Station zu Gast. Da war zum einen Kostas aus Griechenland, der eher verschlossen wirkte, dafür aber definitiv am besten Deutsch sprach von den dreien. Auch seine medizinischen Kenntnisse stachen hervor, und er wusste fast immer die richtige Antwort. Aus Frankreich kam die wirklich hübsche und französischen Charme versprühende Océane. Ihre Deutschkenntnisse waren dafür maximal als rudimentär zu bezeichnen. Und dann gab es noch die dickliche, etwas träge und meist schwer atmende Pilar aus Spanien, die asthmakrank war und deren Akne sich mit dem Ende der Pubertät leider nicht verflüchtigt hatte. Ihr Vorteil gegenüber der gefälligeren Océane war ihr deutlich besseres Deutsch, was sie zumindest in die Lage versetzte, andere zu verstehen, auch wenn sie meist nichts erwidern konnte. Und außerdem ihr, wie sich noch zeigen sollte, großes Herz.

Ein großes, dafür aber leider krankes Herz hatte in diesen Tagen auch noch jemand anderes, nämlich eine 80-jährige Patientin namens Frau Schneider. Als sie an einem schönen Februarmorgen morgens um zehn auf unserer Station eintraf, wusste ich das allerdings noch nicht. Eigentlich kam sie nämlich wegen einer Leberentzündung zu uns. Ihre Leberwerte waren in letzter Zeit kontinuierlich gestiegen. Ihr Hausarzt hatte die üblichen Routineabklärungen durchgeführt, aber keine Ursache gefunden. Deswegen hatte er ihr bei uns auf Station einen Termin zur Leberpunktion besorgt. Wir sollten einmal in die Leber hineinstechen, ein Stückchen herausholen und mittels mikroskopischer Untersuchung herausbekommen, warum sie denn so entzündet war.

Ich war damals am Telefon gewesen, als der Hausarzt angerufen hatte, um den Termin für sie zu machen. Schon damals war ich eher skeptisch gewesen. Schließlich war auch eine an sich harmlose Leberpunktion ein Eingriff, den man einer 80-Jährigen nicht ohne Not zumuten wollte. Das konnte ich inzwischen einigermaßen beurteilen, schließlich war ich kein totaler Anfänger mehr. Aber ich hatte auch gelernt, dass man mit Hausärzten nicht lang diskutierte. Schließlich sorgten sie dafür, dass der Patientenstrom auf unserer Station nicht abriss. Wenn sie der Meinung waren, dass ein Patient oder eine Patientin ins Krankenhaus gehörte, dann gab man ihnen eben einen Termin und hielt ansonsten die Klappe.

Das war mir allerdings mal wieder nicht so gut gelungen, das mit dem Klappe halten. Der Hausarzt war mir am Telefon ein wenig tumb vorgekommen. Er hatte nicht besonders zusammenhängend gesprochen und dabei nicht sonderlich sympathisch geklungen. Deswegen hatte ich nicht widerstehen können und erst mal ein wenig besserwisserisch nachgefragt. Ich hatte mit der Frage begonnen, wie Frau Schneider denn so zum Alkohol stände. In Abkürzung seiner chemischen Formel sprachen wir Ärzte von »C2«, und benutzten dieses Kürzel auch in Gesprächen vor Patienten als Geheimcode. »C2« war in unseren Breiten schließlich die häufigste Ursache für Leberwerterhöhung. Ich war ganz freundlich gewesen, hatte sogar gescherzt: »Ein Likörchen in Ehren kann doch niemand verwehren!« Schließlich war süßlicher Alkohol erfahrungsgemäß der präferierte Tröster älterer Damen. Das schien der hausärztliche Kollege anscheinend nicht zu wissen, jedenfalls fand er meinen Scherz nicht witzig. Er schien eher empört, dass ich ihn so eine Banalität wie den Alkoholkonsum abfragte.

Also ging ich mehr ins Detail und fragte weiter. Als Nächstes wollte ich wissen, welche Medikamente Frau Schneider denn nehmen würde. Dann natürlich, ob bereits nach Viren geguckt worden war, was der Eisen- und Kupferstoffwechsel machte und ob er, der Hausarzt, eventuell schon daran gedacht hätte, Autoantikörper abzunehmen. Am Ende hatte ich die gesamte Differentialdiagnostik der Leberwerterhöhung abgefragt. Das hatte den Hausarzt ebenso ins Schwitzen wie in Rage gebracht. Ich besänftigte den armen Mann, indem ich zugab, dass diese ganze Diagnostik mit seinem kleinen Hausarztbudget natürlich gar nicht drin sei. Dann hatte ich ihm versprochen, dass wir den Fall gerne übernehmen würden, er einen ausführlichen Brief mit allen Ergebnissen bekommen würde, und hatte ihm schleunigst einen Termin gegeben.

Ich kann nicht verhehlen, dass sich diese leicht überhebliche Attitüde ziemlich gut angefühlt hatte. Auch wenn es eigentlich nur logisch war, dass ich mich in meinem Spezialgebiet besser auskannte als ein Hausarzt, der von Haarausfall bis eingewachsenen Zehennägeln täglich alles Mögliche behandeln musste. Trotzdem, ich merkte, wie ich allmählich begann, mich mit meinem Job zu identifizieren. Aus dem bummelnden Studenten, der immer Zeit für einen Kaffee hatte, war ein geschäftiger Assistenzarzt geworden. Auch die Rolle des überforderten Berufsanfängers wurde mir allmählich zu klein, und ich hatte das Gefühl, dass ich langsam in den Kittel eines richtigen Arztes hineinwuchs. Entsprechend verwandte ich auch immer mehr Sorgfalt darauf, dass dieser Kittel vernünftig aussah. Als Student hatte ich es irgendwie cool gefunden, möglichst spät und mit abgeranztem, wochenlang nicht gewaschenem Kittel zu den Kursen zu erscheinen, ein kaum vernehmbares »T'schuldigung« nuschelnd. Inzwischen war das gar nicht mehr cool. Mein Kittel war immer blütenweiß und faltenfrei, bei Flecken wurde sofort gewechselt. Erwischte ich auf der Station einen Studenten, der mit schmutzigem Kittel herumlief, wies ich ihn zurecht, sich das nächste Mal gefälligst ein sauberes und gebügeltes Exemplar mitzubringen. Kurz, die letzten Monate hatten ihre Spuren hinterlassen. Ich begriff mich als Verantwortungsträger. Und als jemand mit Standesbewusstsein. Auf jeden Fall als etwas Besonderes.

Der Fall von Frau Schneider sollte mich allerdings daran erinnern, dass Hochmut vor dem Fall kommt. Und dass wer oder was man ist, mit dem Zustand eines Kittels dann doch eher wenig zu tun hat. Aber kleine Rückschläge gehören natürlich auch dazu. Und aus Fehlern wird man klug. Und so weiter.

Immerhin hatte ich insoweit den richtigen Riecher gehabt, als dass Frau Schneiders dringendstes Problem nicht die Leber war. Als sie nämlich an diesem Morgen im Gegenlicht der einfallenden Wintersonne über den Stationsflur auf mich zuächzte, fielen mir sofort ihr schwerer Atmen und ihre dicken Beine auf. Ich dachte mir meinen Teil, sagte aber nichts. Ich war gerade auf Visite und versuchte, mir anhand der Kurven einen Überblick über die zu visitierenden Patienten zu verschaffen. Neben mir am Visitenwagen stand »Little Europe«, wie ich unsere drei »Erasmus«-Studierenden für mich getauft hatte. Und »Little Europe« wollte schließlich bespaßt werden. Der Anblick von Frau Schneider war dafür ideal. Ein klassischer Kandidat fürs Lehrbuch, Kapitel Blickdiagnose. Blickdiagnose ist das, was einen richtig coolen Arzt auszeichnet. Einen, der keine aufwendige Diagnostik benötigt, sondern den Patient oder die Patientin einfach nur ansieht und Bescheid weiß. Einen wie mich eben.

Wahrscheinlich war ich einfach ein bisschen aufgekratzt und übermotiviert. Das Wetter war gut, und Schlunk war nicht da. Er hatte aus irgendeinem Grund frei. Auch Nina war für zwei Stunden in irgendeine Sprechstunde abgezogen worden. Ich war zurzeit also der einzige richtige Arzt auf Station. Der Chef quasi. Und den würde ich jetzt mal richtig raushängen lassen. Schließlich erschien mir im Licht dieses schönen Morgens alles sonnenklar. Es war Zeit für eine kleine Demonstration meines überlegenen Wissens.

Ich deutete also auf Frau Schneider, die sich langsam und schwer atmend näherte. In der einen Hand hielt sie einen ganzen Stapel Papiere. Mit der anderen zog sie einen Rollkoffer hinter sich her. Sie kam offensichtlich gerade von unserer administrativen Patientenaufnahme und befand sich nun auf der Suche nach ihrem Zimmer. Ich sagte:

»He, Fans« – diese Anrede hatte ich mir ausgedacht, wenn ich

»Little Europe« ansprach –, »was hat denn diese Dame hier eurer Meinung nach für ein Problem?«

Océane, die ich als Erste ins Auge fasste, vermutlich weil sie so ein Blickfang war, hatte anscheinend nur »hier« verstanden und das dann ins Französische übersetzt. Zumindest stotterte sie irgendwas mit »ici …« und sah mich mit großen Augen an. Um sie nicht zu demütigen, entließ ich sie aus meinem Blick und sah weiter zu Pilar. Sie schien immerhin den Sinn meiner Worte verstanden zu haben, brachte aber keine Antwort hervor. Ich blickte sie noch einmal aufmunternd an. Schließlich stammelte sie die Worte »Schwerrr … Luft …« Gleichzeitig begann sie, selber wie ein Maikäfer auf dem Rücken zu japsen, sodass man nicht genau wusste, wen sie denn nun meinte. Dann drehte sie sich weg und fing an, in ihren mit Pocketguides, Vokabelaufzeichnungen und sonstigem medizinischem Kram überfüllten Kitteltaschen nach ihrem Asthmaspray zu kramen. Als ich gerade dazu ansetzen wollte, mit überlegenem Grinsen mir die Antwort auf meine Frage selbst zu geben, sagte jemand in grammatikalisch wie auch phonetisch einwandfreiem Deutsch:

»Diese Frau leidet höchstwahrscheinlich unter Herzinsuffizienz.«

Es war Kostas, der geantwortet hatte. Erstaunt und ein wenig verärgert ob der entgangenen Chance, mich zu profilieren, sah ich ihn an. Kostas erwiderte ruhig und klar meinen Blick, sodass ich in meiner Rolle als Oberlehrer etwas ins Schwimmen geriet. Schließlich hatte er eindeutig recht. Die Symptomatik sprach klar für eine schwere Herzinsuffizienz. Die Atemnot, die dicken Beine – typisch. Die Herzkammern schaffen es nicht, das ankommende Blut schnell genug wegzupumpen. Entsprechend erhöht sich der Druck in den Venen, die das Blut zum Herzen transportieren. Und es passiert das, was immer geschieht, wenn sich der Druck auf das Blut in den Venen erhöht: Die Flüssigkeit wird abgepresst so ähnlich wie bei einer Waschmaschine mit porösem oder leckem Schlauch. Und so wie sich bei einer kaputten Waschmaschine eine Lache auf den Fliesen bildet, floss die abgepresste Flüssigkeit aus den Venen von Frau Schneider ebenfalls Richtung Boden.

Das Blut, das von seinem Kreislauf durch den Körper zum Herzen zurückkehrt, wird von der rechten Herzkammer nicht weiter in die Lunge gepumpt, wo es eigentlich hinsoll, sondern abgepresst und sammelt sich, der Schwerkraft folgend, in den untersten Körperpartien, den Füßen und Beinen also. Statt von Wasserschaden spricht man von Ödemen. Von Fußrücken-, Unterschenkel- oder Beinödemen, je nachdem wie hoch das Wasser steht. In diese Ödeme kann man reindrücken. Dann bleibt immer eine kleine Delle zurück, die sich erst langsam wieder aufrichtet. Das mit dem Eindrücken würde ich gleich testen und es »Little Europe« demonstrieren.

Das Wasser in den Beinen war aber nur der eine Teil des Problems von Frau Schneider. Er beruhte auf der Insuffizienz der rechten Herzkammer. Die Luftnot von Frau Schneider wiederum passte gut zu einer Insuffizienz der linken Kammer. Ihre Aufgabe besteht darin, das Blut, welches die rechte Herzkammer in die Lunge befördert hat und das nun von dort, angereichert mit Sauerstoff, zum Herzen zurückkehrt, wieder durch den Körper zu pumpen. So funktioniert schließlich das System. Im Grunde ist es ein banaler Kreislauf mit zwei hintereinandergeschalteten Pumpen. Die eine pumpt sauerstoffarmes Blut in die Lunge. Die andere pumpt sauerstoffreiches Blut, das von der Lunge zurückkommt, durch den Körper zu den Organen. Wenn alle Organe versorgt sind, strömt es wieder zurück zum rechten Herzen, von dort aus wieder in die Lunge. Und so weiter. Tausende Umläufe, jeden Tag.

Bei Frau Schneider jedenfalls schien auch die linke Herzkammer ein wenig schwächlich zu sein. Von meiner Blickdiagnose schloss ich, dass sich das Blut bei ihr nicht nur vor der rechten, sondern auch vor der linken Herzkammer staute. Auch hier trat Flüssigkeit aus, diesmal aber in die Lunge. Ein solches Lungenödem kann man natürlich nicht von außen eindrücken, aber man kann es hören. Mit dem Stethoskop. Meist hört man feinblasig klingende Rasselgeräusche, vor allem über den unteren Lungenabschnitten, wo sich die Flüssigkeit entsprechend dem Gesetz der Schwerkraft sammelt. Tiefer kann es nicht sinken, da die Lunge durch das Rippenfell nach unten abgedichtet ist. Das Wasser, das in der Lunge steht, behindert dann allerdings den Gasaustausch und damit die eigentliche Funktion der Lunge: Sauerstoff rein ins Blut bringen, Kohlendioxid raus. Letzteres nennt man, in Analogie zu einem Schornstein, auch »abrauchen«. Das im Körper entstehende Kohlendioxid wird über die Atmung sozusagen als Abgas in die Atmosphäre gepustet. Jeder Mensch ist also allein schon über seine Atmung quasi mitverantwortlich für den Treibhauseffekt und die Erderwärmung. Andererseits sollte man auch nicht übertreiben. Im Verhältnis zu dem, was die Menschen sonst noch so in die Atmosphäre pusten, ist einfaches Atmen schon okay. Selbst einfach mal tief durchzuatmen ist politisch und ökologisch korrekt.

Das Atmen fiel Frau Schneider im Moment allerdings offensichtlich schwer. Und während sie damit zwar ihren »ecological footprint« verbesserte, litten ihre Organe und ihr Körper unter dem Mangel an Sauerstoff. So wie sie pfiff, quasi wie aus dem letzten Loch, vermutete ich, dass sie nicht nur ein Lungenödem hatte, sondern zusätzlich einen Erguss. Ein Lungenerguss entsteht, wenn mehr und mehr Wasser abgepresst wird und sich zwischen der Lunge und dem Rippenfell sammelt. Dann wird es mit der Atmung noch schwieriger, weil die unter Wasser stehende Lunge nun auch noch zusammengedrückt wird. Der Erguss braucht schließlich Platz und verdrängt die Lunge. Das behindert den

Austausch der Gase natürlich noch mehr. Lungenödem plus Erguss lautete also meine Vermutung, als ich Frau Schneider dabei beobachtete, wie sie mit größter Mühe die Tür ihres Zimmers öffnete, das sie inzwischen gefunden hatte.

Ob dies zutraf, würden »Little Europe« und ich gleich herausfinden. Die Lehrstunde war noch nicht zu Ende. Und den vorlauten Kostas würde ich schon noch kleinkriegen. Vorher mussten wir allerdings noch unsere Visite beenden. Das würde schnell gehen. Schließlich hatte ich nur noch ein Zimmer. Eigentlich war es ein Zweibettzimmer, zurzeit wurde es aber nur von einer Patientin belegt, die schon länger bei uns war. Die Visite würde keine zwei Minuten dauern.

Ich rang mir ein paar anerkennende Worte für Kostas ab und verkündete »Little Europe«, dass wir nach der Visite zusammen zu Frau Schneider gehen würden. Dann öffnete ich die Tür des Zweibettzimmers. Ein wohlbekannter, ekelerregend süßlicher Geruch nach verwesendem Fleisch schlug mir entgegen. Im hinteren Bett lag eine ältere, ziemlich dicke Frau. Ihr eines Bein sollte eigentlich im Fußbereich verbunden sein. Für die Visite hatte die Schwester die Verbände jedoch entfernt. Dort, wo sich eigentlich die Zehen befinden sollten, klaffte ein schwärzliches Loch. Die Haut des Vorfußes war rötlich verfärbt.

»Guten Morgen, Frau Kramer.«

Ich trat an ihr Bett heran. Sie war immer noch genauso stumpf wie damals, als ich ihren Zeh gestohlen hatte. Zur Strafe hatte sie mir in den letzten vier Monaten gefühlte tausendmal ihren Gammelfuß entgegengestreckt. Zwischendurch war sie zu Hause gewesen, aber nur kurz. Nach der ersten Operation, bei der sie ihre Zehen bis zu den Grundgelenken verloren hatte, und wochenlanger intravenöser Antibiotikagabe hatten wir sie mit Pflegedienst und Spezialschuh nach Hause geschickt und gehofft, dass man den Rest des Fußes würde erhalten können. Bereits nach drei Wochen war dann allerdings klar gewesen, dass alle Hoffnung vergebens war. Frau Kramer schien das Schicksal ihres Fußes vollkommen egal zu sein. Sie hatte ihn weder gepflegt, noch auf ihre Ernährung geachtet. Und so war sie wieder eingewiesen worden. Nicht, weil sie Beschwerden gehabt hätte. Solange man Frau Kramer genug zu essen gab, war sie genügsam und äußerte selten Wünsche. Aber nach Absetzen der Antibiotika war die Rötung des Fußes wieder stärker geworden und hatte sich mit jedem Tag weiter in Richtung Ferse und Knöchel gezogen. Irgendwann war die Sache dem Pflegedienst unheimlich geworden. Er hatte den »KV-Dienst«, den Notdienst der »Kassenärztlichen Vereinigung«, alarmiert. Der besteht aus niedergelassenen Ärzte, die zur Aufbesserung ihres Einkommens in ihrer Freizeit den Notdienst abdecken, den die Vereinigung der Kassenärzte den gesetzlich versicherten Patienten vertraglich gewähren muss. Da diese »KV-Ärzte«, gerne auch Augenärzte oder Dermatologen, dabei oft Fälle außerhalb ihres Fachgebietes zu sehen bekommen, ist die Einweisung ins Krankenhaus ein häufiger und logischer Reflex.

Wenn im Fall von Frau Kramer jemandem Vorwürfe zu machen waren, dann höchstens dem Pflegedienst. Der hätte sie schon viel früher wieder zu uns schicken sollen und nicht erst, als der ganze Fuß rot war. Jetzt behandelten wir sie wieder antibiotisch, aber eigentlich war klar, dass der Fuß nicht zu retten war. Die Chirurgen wetzten bereits die Messer und fragten jeden Tag, wann sie Frau Kramer übernehmen dürften.

Entsprechend hielt ich die Visite kurz. Ich kannte den Fuß von Frau Kramer in- und auswendig und hatte »Little Europe« bei den Visiten der letzten zwei Wochen auch schon alles erzählt, was es Wissenswertes über Diabetes und das Fußsyndrom von Frau Kramer zu berichten gab. Océane und Pilar hatten kaum etwas verstanden, und Kostas hatte eh schon alles gewusst. Eine Besserung war auch heute nicht zu erkennen, und Frau Kramer war an meiner Visite und ihrem weiteren Schicksal wie gewohnt uninteressiert. Da ich zudem den Gestank von Tag zu Tag schlechter ertrug, bat ich die begleitende Schwester, den Fuß wieder zu verbinden, und wir waren draußen.

Als ich mit »Little Europe« wieder im Flur stand, zeigte die von der Decke herabhängende Stationsuhr gerade mal kurz vor halb elf. Wir waren schnell gewesen. Genug Zeit also für Frau Schneider.

»Little Europe« im Schlepptau ging ich zwei Türen weiter, und wir betraten nach kurzem Anklopfen das Zimmer, in das Frau Schneider zuvor verschwunden war. Es war ein Einzelzimmer, was sich im weiteren Verlauf als vorteilhaft erweisen sollte. Patientenzuschauer waren schließlich immer die schlimmsten. Übertroffen höchstens noch von Studierenden, vor denen man einen guten Eindruck machen will. Oder wenn einem der Chef über die Schulter schaute.

Frau Schneider lag mit erhöhtem Oberkörper völlig erschöpft auf ihrem Bett. Ihre Augen waren geschlossen. Ihre Beine, die wirklich verdammt dick waren, ragten uns entgegen. Am auffälligsten jedoch war ihr viel zu schneller Atem. Gefühlt atmete sie einmal pro Sekunde. Bei genaueren Hinhören allerdings eher unregelmäßig. Erst ganz oft nacheinander, dann wieder einige Sekunden gar nicht. Außerdem rasselte ihr Atem ganz schlimm. Klang irgendwie nicht gut. Klang so, dass man selbst als Laie wahrscheinlich vermutet hätte, dass da jemand nicht genug Luft bekam.

Die Situation war brenzliger, als ich es bei meiner Blickdiagnose vermutet hatte. Schnell trat ich ans Bett und fasste Frau Schneider genauer ins Auge. Sie sah nicht gut aus. Die Lippen waren bläulich verfärbt, der Rest ihres Gesichts war seltsam weiß. Schweiß stand ihr auf der Stirn, ihre Unterarme wirkten wie marmoriert. Ihr Brustkorb hob und senkte sich in seinem schnellen, asynchronen Rhythmus.

War ich im Zimmer von Frau Kramer noch selbstsicher und routiniert gewesen, wusste ich nun nicht genau, was zu tun war. Luftnot war das Symptom, mit dem ich immer noch am schlechtesten zurechtkam. Luftnötige Patienten waren meist so aufgeregt und hektisch, dass sie mich mit ihrer Todesangst infizierten. Auch ich wurde dann aufgeregt und hektisch, und meine eigene Angst, zu versagen und ihren Tod vielleicht nicht verhindern zu können, potenzierte sich mit ihrer. In der Regel hilft einem als Arzt in solchen Momenten die Routine. Die hatte sich aber leider bei mir noch nicht eingestellt. Nicht bei Luftnot.

Daher hatte ich in solchen Situationen bisher immer Schlunk zu Hilfe geholt und mich auf die Rolle des Befehlsempfängers beschränkt. Ausgerechnet heute war Schlunk aber dummerweise nicht da. Während ich mich plötzlich ärgerte, der einzige Arzt auf Station zu sein, richtete Frau Schneider mühselig ihren Oberkörper etwas weiter auf und blickte mir mit dem für Luftnötige so typischen Blick aus Flehen, Verzweiflung und Panik direkt in die Augen. Todesangst traf Versagensangst. Schlechte Kombination.

Schnell senkte ich meinen Blick und begann aktionistisch mein Stethoskop aus meiner Kitteltasche zu fummeln. Stethoskop war nie verkehrt. Luftnot hatte etwas mit der Lunge zu tun, und die Lunge konnte man abhören. Während ich Kostas, der inzwischen an die andere Bettseite herangetreten war, signalisierte, mir zu helfen, Frau Schneiders Oberkörper zu entblößen, kam ich mir schon nicht mehr ganz so doof vor.

»Sollen wir ihr nicht schon Sauerstoff geben?«

Kostas' Stimme riss mich zurück in die Unsicherheit. Ja, natürlich, konzentrierter Sauerstoff war bei Luftnot eigentlich immer richtig. Er war in jedem Patientenzimmer vorhanden, kam einfach direkt aus der Wand. Man brauchte nichts weiter als eine Atemmaske, um Sauerstoffanschluss und Patient miteinander zu verbinden.

War also im Prinzip keine schlechte Idee. Andererseits war hier immer noch ich der Chef. Und in Notfallsituationen ist es wichtig, dass einer »den Hut auf hat« und die Ansagen macht. Wenn jeder dahergelaufene mediterrane Medizinstudent da mitreden dürfte, könnte man gleich wieder einpacken. Ich ignorierte meine Angst und sagte übertrieben altklug: »Vor der Therapie kommt immer noch die Diagnose, Herr Kollege«, wobei ich das Kollege spöttisch betonte.

Das war zwar generell richtig, in dieser Situation aber natürlich trotzdem Quatsch. Alles, was Frau Schneider Linderung verschaffen und verhindern würde, dass sie sich weiter in ihre Not hineinsteigerte, wäre das Richtige gewesen. Für Skrupel hatte ich jedoch keine Zeit. Ich stopfte mir die Stöpsel meines Stethoskops in die Ohren, zog Frau Schneider ihre verschwitzte Bluse aus der Hose und schob sie nach oben, um freien Zugang zu ihrer Lunge zu haben. Mit einem Seitenblick registrierte ich, dass Océane und Pilar sich etwas verschüchtert in die Ecke des Zimmers zurückgezogen hatten. Dummerweise tauchte unter der Bluse von Frau Schneider auch noch ein weiß-gräuliches Unterhemd auf. Es war völlig durchgeschwitzt und tief in der Unterhose verankert. Das kostete mich noch mal einige Sekunden, bis ich endlich Frau Schneiders Brustkorb freigelegt hatte. Frau Schneider quittierte das Herumgezerre an ihr mit noch intensiverem Pfeifen, Rasseln, Ächzen und Stöhnen. Nicht gut.

Als ich mein Stethoskop endlich von hinten neben der Wirbelsäule auflegte, merkte ich, wie Kostas auf der anderen Seite das Gleiche tat. Ich ärgerte mich über seine Eigenmächtigkeit, konnte aber nichts sagen, da ich ja hören musste.

Interessanterweise hörte ich aber erst mal gar nichts. Ich überprüfte die Lage des Stethoskops. Sein Kopf lag über den unteren Rippen links neben der Wirbelsäule. Dort war definitiv die Lunge und somit ein Atemgeräusch zu erwarten. Zumindest solange der Patient atmet, und das tat Frau Schneider. Als ich kurz in ihre stieren Augen und auf ihren verzweifelt aufgerissenen Mund blickte, war ich mir zwar nicht mehr sicher, wie lange noch, aber in diesem Moment hätte ich auf jeden Fall etwas hören müssen.

Das konnte nur bedeuten, dass die Lunge von ihrem Platz verdrängt worden war. Und als Verdränger kamen nur Wasser oder Luft infrage. Luft, wenn die Lunge einen Riss hätte, durch den die Luft austreten, sich zwischen dem Rippenfell und der Lunge sammeln und sie einquetschen würde. Das würde man dann Pneumothorax nennen. Also »Luftbrustkorb«. Klingt eigentlich ganz nett, ist aber lebensbedrohlich. Vor allem dann, wenn die Luft außerhalb der Lunge immer mehr und die Luft innerhalb der Lunge immer weniger wird. Dann wird die Luftnot der Patienten perfiderweise nämlich mit jedem Atemzug stärker. Je tiefer sie atmen, um ihre Not zu lindern, umso mehr Luft tritt aus der Lunge aus und quetscht sie weiter zusammen. In einem solchen Fall ist schnelles Handeln angesagt. Man sticht in die Luftblase, die sich neben der Lunge gebildet hat, und lässt die Luft wie aus einem Luftballon ab. Natürlich nicht mit einem lauten Knall, sondern kontrolliert mit einer Drainage und einem angeschlossenen Kastensystem. Im Notfall aber auch mit Kanüle, Spritze, irgendetwas Spitzem. Hauptsache die Luft kommt raus und der Druck auf die Lunge nimmt ab.

Ein Pneumothorax war bei Frau Schneider allerdings nicht sehr wahrscheinlich. Luft-Brustkorb-Patienten sind meist junge, asthenische Männer, bei denen die Lunge nicht schnell genug mitgewachsen ist und deshalb zu spontanen Rissen neigt. Oder es sind Unfallopfer, deren gebrochene Rippen ein Loch in die Lunge gebohrt haben. Da pfeift die Luft dann raus. Frau Schneider hatte aber keinen Unfall gehabt, ich hatte sie ja kurz zuvor noch in ihr Zimmer schleichen sehen. Und jung und schlank war sie auch nicht gerade.

Stattdessen legten ihre dicken, mit Wasser gefüllten Beine die Vermutung nahe, dass es sich bei dem, was ihre Lunge von ihrem angestammten Platz verdrängt hatte, ebenfalls um Wasser handelte. Ich bewegte den Stethoskopkopf weiter nach oben in Richtung Hals, um zu hören, wie weit das Wasser schon gestiegen war und ab welcher Höhe ich endlich das typische Atemgeräusch der Lunge hören würde. Leider kam ich nicht weit. Auf Höhe des zweiten oder dritten Brustwirbelkörpers waren wieder Bluse und Unterhemd im Weg. Ich hatte immer noch kein Atemgeräusch vernommen. Der Erguss musste riesig sein!

In der Gewissheit, die wahrscheinliche Ursache für Frau Schneiders Luftnot gefunden zu haben, machte ich dann einen dummen Anfängerfehler. Ich hörte mit der Auskultation, dem Abhören der Lunge, einfach auf. Das war falsch. Man horcht nie nur eine Seite ab. Immer auch die andere. Schon um den Vergleich zu haben. Aber auf der anderen Seite befand sich immer noch Kostas' Stethoskop, und ich hätte keinen Platz gehabt. Und ich war natürlich froh, so schnell etwas gefunden zu haben. Immerhin überprüfte ich meinen Verdacht eines riesigen Pleuraergusses links, also auf meiner Seite. Nach Absetzen meines Stethoskops klopfte ich mit den Fingern über der vermeintlichen Lungenposition auf dem Rücken von Frau Schneider herum und versuchte »perkutorisch« herauszufinden, ob ich die für einen Erguss typische Dämpfung zu Gehör bekäme.

Tatsächlich machte es jedes Mal »Pumm, Pumm«, wenn ich mit dem Mittelfinger meiner rechten Hand auf den parallel zu den Rippen liegenden Mittelfinger der anderen Hand schlug. Nicht »Puff, Puff« wie über normalem, mit Luft gefülltem Lungengewebe. Auch nicht »Piff, Piff«, wie über dem Luftpolster eines Pneumothorax, sondern eben »Pumm, Pumm« wie über einem mit Flüssigkeit gefüllten Behälter. Und der war in diesem Fall das Rippenfell. Es war voll mit Wasser. Ich war mir jetzt sicher.

Triumphierend blickte ich zu Kostas hinüber. Der achtete jedoch gar nicht auf mich. Stattdessen wechselte er, sobald ich meine Finger entfernt hatte, mit seinem Stethoskopkopf frech von seiner rechten auf meine linke Seite und lauschte aufmerksam. Dort gab es, wie ich herausgefunden hatte, allerdings nichts zu hören. Denn dort befand sich ja dieser Riesenerguss, der die Luftnot von Frau Schneider verursachte. Und da ich hier der Chef war, würde ich entsprechend meiner vorherigen Ankündigung jetzt die Therapie einleiten.

»Frau Schneider hat einen Riesenerguss links und bekommt deswegen keine Luft mehr«, verkündete ich bestimmt. Leider hörte mir niemand zu, da Kostas immer noch mit seinem Stethoskop horchte und die beiden Mädels am anderen Ende des Bettes inzwischen begonnen hatten, lustige Dellen in Frau Schneiders Unterschenkel zu drücken. Als ich geendet hatte, blickte mich Pilar immerhin aufmerksam an. Anscheinend erwartete sie Anweisungen von mir.

»Pilar«, sprach ich sie an, »du holst jetzt das Ultraschallgerät …, ähh … verstehst du, Ultraschall … Sonografie- … ähh … Maschine?!«

Pilars zunächst verständnisloser Blick hellte sich beim Wort »Sonografie«, das ich mit ausladenden Handbewegungen gestisch untermalte, glücklicherweise auf. Sie sagte »Si, Si« und wandte sich zum Gehen.

»Halt, Pilar, … bring auch noch eine … äh … Sauerstoffmaske mit!«

Wieder machte ich andeutende Handbewegungen, ähnlich denen der Stewardessen im Flugzeug, wenn sie das Verhalten bei Druckabfall in der Maschine erklären. Dem Luftverkehr und seinen international einheitlichen Sicherheitsstandard sei Dank, Pilar signalisierte, dass sie auch diesmal verstanden hatte, und verschwand aus dem Zimmer.

Mein Plan war, mit dem Ultraschallgerät das Ausmaß des Ergusses zu überprüfen und eine geeignete Stelle zu markieren, wo ich ihn punktieren konnte. Dann würde ich das Wasser ablassen, damit die Lunge sich wieder entfalten konnte. Bis ich die Punktion gemacht hatte und alles Wasser draußen war, würde es allerdings noch ein bisschen dauern. Deswegen hatte ich – der kleine Kostas durfte sich freuen – auch noch die Sauerstoffmaske geordert. Ein bisschen Sauerstoff würde der zusammengequetschten Lunge von Frau Schneider sicherlich nicht schaden, wie mir ein erneuter Blick auf ihren Brustkorb, der sich nach wie vor hektisch und asynchron hob und senkte, eindrücklich bestätigte. Für die Punktion würde ich außerdem noch ein entsprechendes Set mit langer Nadel, Ablaufschlauch und Ablaufbeutel inklusive steriler Handschuhe und Abdecktuch benötigen. Pilar das gestisch zu erklären, wäre allerdings eindeutig zu kompliziert geworden. Stattdessen würde ich Kostas losschicken. Der kleine Schlaumeier konnte auch mal was Sinnvolles tun!

Als ich mich Kostas zuwandte, um ihn entsprechend zu instruieren, nahm dieser gerade endlich sein Stethoskop vom Körper von Frau Schneider. Noch bevor ich allerdings meine Anweisungen loswerden konnte, hatte er schon wieder eine seiner schlauen Ideen:

»Ich glaube nicht, dass Errguss im Moment ihrr Prrroblem, Doktorr, rrechts brrodelt Lunge schlimm, klingt wie Lungenödem … Wir sollten Blutdrruck und Sättigung messen!«

Nur an seinem plötzlichen Akzent erkannte ich, dass auch er anscheinend etwas nervös war. Ansonsten guckte Kostas stoisch wie immer. Seneca oder Mark Aurel oder wie diese Stoiker geheißen haben mögen, waren nichts dagegen. Ich merkte, wie meine Unsicherheit wieder wuchs. Anstatt damit zufrieden zu sein, dass ich die von ihm vorgeschlagene Sauerstoffmaske holen ließ, brachte mich die Nervensäge schon wieder in die Bredouille!

Schließlich konnte Kostas durchaus recht mit seiner Behauptung haben, dass Frau Schneider auf der anderen Seite der Lunge noch ein anderes Problem hatte. Da hatte ich ja nicht gehorcht. Wenn es dort, wie von Kostas beschrieben, wirklich brodelte, stand dort wahrscheinlich auch das Wasser. Nur eben nicht außerhalb der Lunge wie in dem Erguss auf der linken Seite, sondern in der Lunge selbst, ihren Bläschen und Gängen. Dort würde es den Gastausch und damit die Atmung von Frau Schneider natürlich genauso behindern wie der Erguss. Und dann würde man Frau Schneider vielleicht schon helfen können, indem man ihren Blutdruck senkte, sodass das Herz nicht mehr so viel Arbeit hatte und das Wasser wegpumpen konnte. Dafür müsste man den Blutdruck aber erst einmal messen. Kostas war nicht blöd, das musste ich ihm lassen.

Wahrscheinlich wäre es das Beste, wenn ich zunächst auch die andere Lungenseite abhören würde, bevor ich mich der Therapie des Ergusses widmete. Vielleicht hatte der naseweise griechische Pseudophilosoph ja recht mit seiner Behauptung. Das hätte aber auch ein klares Eingeständnis in die Fehlerhaftigkeit meines Vorgehens bedeutet. Und der Chef war immer noch ich! Während ich innerlich jeden einzelnen Euro aus dem Rettungsfond für die Griechen verwünschte, der womöglich erst dazu geführt hatte, dass es überhaupt noch »Erasmus«-Programme in Griechenland gab, entschloss ich mich, Kostas klarzumachen, dass zumindest in Deutschland noch Hierarchie und Ordnung herrschten.

»Kostas, das sind ja alles gute Ideen, aber das hier ist ein bisschen zu komplex für dich. Und jetzt ist keine Zeit für Lehre, aber ich erklär es dir später. Jetzt hol erst mal bitte ein Pleurapunktionsset aus dem Vorratsraum und bring sterile Handschuhe und eine sterile Abdeckfolie mit. Frag die Schwestern, wenn du was nicht findest ...«

Kostas sah mich entgeistert an, sodass ich zunächst dachte, er hätte mich – ausgerechnet jetzt! – nicht verstanden. Seine Erwiderung bewies allerdings, dass er sehr wohl im Bilde war:

»Doktorr, dauert zu lange, ich glaube, wirr brrauchen Nitro und Furo. Und Sauerstoff!!«

Jetzt wurde es mir aber langsam zu bunt. Bei dem Sauerstoff war ich Kostas schließlich schon entgegengekommen. Jetzt wollte er mir auch noch die weitere Therapie vorschreiben! Nitro, das die Gefäße weitstellt, um den Blutdruck zu senken, und Furo, das die Niere zur maximalen Wasserausscheidung veranlasst – das waren die klassischen Medikamente zur Behandlung eines durch eine akute Blutdruckkrise hervorgerufenen Lungenwasserstaus, auch hypertensives Lungenödem genannt. Die Gegenmittel zu ordern, ohne den Blutdruck überhaupt gemessen zu haben, war aber nun wirklich pure Anmaßung! Das konnte ich mir nicht mehr bieten lassen. Meine Ratio schaltete sich kurz aus. Ab jetzt ging es nicht mehr um Argumente, ab jetzt ging es um Rechthaben.

Schließlich hatte ich in der Hierarchie des Krankenhauses eindeutig eine höhere Position als Kostas inne. Deswegen war meine Diagnose aus Prinzip die richtige. Ober sticht Unter. Die Griechen hatten einfach nichts begriffen.

Als ich ansetzte, Kostas diesen Sachverhalt in scharfen Worten ein für alle Mal klarzumachen, öffnete sich die Tür. In Erwartung, Pilar und ein Sonogerät im Türrahmen zu erblicken, drehte ich mich um. Durch die Türöffnung konnte ich im helleren Flurlicht auch tatsächlich Pilar erkennen, die sich mit dem Ultraschallgerät näherte. Relevanter aber war die Figur, die vor ihr im Türrahmen erschien. Es war Prof. Dr. Renner! Die Verkörperung eminenzbasierter Medizin schlechthin. Mein Oberstatus war futsch.

Hatte sich Prof. Renner auf der Suche nach seinen Privatpatienten in der Tür geirrt? Jedenfalls begrüßte er uns wohlgelaunt mit den Worten: »Küss die Hand, gnädige Frau!« Das war seine Standardbegrüßung für weibliche Private. Schon beim Wort »Küss« hatte sich seine Stimme allerdings um ungefähr eine Oktave gesenkt. Das war der Moment gewesen, als er Kostas, Océane und mich am Bett der totenblassen und japsenden Frau Schneider erblickte. Als er weitersprach, war sein Ton scharf und fordernd:

»Teeg, was ist hier los?«

In diesem Moment kam Pilar mit ihrem Ultraschallgerät zur Tür herein. Leider hatte sie den Schwung des schweren Geräts wohl falsch berechnet, sodass sie Prof. Dr. Renner zu allem Überfluss auch noch von hinten in die Hacken fuhr. Prof. Renner verlor das Gleichgewicht und wusste sich nicht anders zu helfen, als sich vorne am Bett von Frau Schneider abzustützen. Leider erwischte er jedoch nicht das Bett, sondern einen ihrer dicken Unterschenkel. Seine fest zugreifenden Finger versanken fast in Frau Schneiders Ödemen.

Nicht gerade begeistert zog er seine Hand wieder zurück und blickte böse auf Pilar, die vor Scham im Erdboden versank und wieder hektisch nach ihrem Asthmaspray kramte. Dann aber zeigte sich, dass Prof. Renner ein alter Klinikfuchs war. Offensichtlich hatte ihm seine »Berührung« mit dem Wasserproblem von Frau Schneider bereits den entscheidenden Hinweis gegeben. Noch ein weiterer Blick auf die pfeifende und rasselnde Frau Schneider, und schon hatte er die Situation begriffen. Meine Erwiderung auf die Frage, was hier los sei, wartete er gar nicht mehr ab. Er gab sich gleich selbst die Antwort. Leider deckte sich diese nicht mit meiner Lösung. Eher mit den Ideen von Kostas.

»Dekompensierte Herzinsuffizienz mit jetzt hypertensivem oder tachykardem Lungenödem, nehme ich an??? Wie ist die Frequenz, wie ist der Druck…? Teeg…?

Ich wäre auch gerne im Erdboden versunken. Aber da war ja schon Pilar. Deswegen blieb mir nichts anderes, als stehen zu bleiben und rot anzulaufen. Meine gestammelte Erklärung mit Hinweis auf den Pleuraerguss und die geplante Punktion überzeugten Renner endgültig davon, dass von mir nichts Brauchbares zu erwarten war. Entsprechend übernahm er selbst die Initiative. Hatte ich bei meinem Chef noch nicht erlebt, so praktisch patent wie er nun agierte. Aber er hatte natürlich auch ein wenig Glück.

Zum Beispiel hatte er Glück, dass ich bereits eine Sauerstoffmaske angefordert hatte, die Pilar auch tatsächlich mitgebracht hatte. Von wegen »Wer zu spät kommt, den bestraft das Leben«. Im Krankenhaus war es meist günstig, der zweite zu sein. Ein Glück, dass allerdings nur Oberärzten oder Chefärzten zuteil wurde. Sie kamen immer erst dann, wenn der Assi, das Frontschwein sozusagen, die eigentliche Arbeit schon getan hatte.

Renner riss die Maske aus ihrem Plastikbeutel und schloss ihren Schlauch an den Sauerstoffspender in der Wand an, während er das andere, anatomisch geformte Mund-Nasen-Stück Frau Schneider ins Gesicht drückte. Frau Schneider, die ihre Lider in den letzten Minuten konstant geschlossen gehalten hatte, schöpfte ob des voll aufgedrehten Sauerstoffs anscheinend wieder Hoffnung und öffnete die Augen.

Außerdem profitierte Prof. Renner natürlich von seinem Chefarztbonus. Während er kurz sein Stethoskop auf beide Lungenseiten von Frau Schneider presste und mich dabei mit finsterer Miene musterte, war Kostas servil und übereifrig mit den Worten »Hole Blutdrrruck und Schwesterr« verschwunden. Als Prof. Renner sein Abhören der Lunge mit noch finsterer Miene beendet hatte, war Kostas bereits mit einer Blutdruckmanschette und einer Schwester im Schlepptau wieder aufgetaucht. Bei der mitgebrachten Schwester handelte es sich zudem um Gertrud, die ein mindestens ebenso alter Hase wie Renner war und bei dem Wort »Lungenödem« gleich wieder losliefum Momente später mit Nitrospray sowie zwei aufgezogenen Spritzen zurückzukehren, auf die sie mit ihrer altmodisch korrekten Handschrift »Furo« und »Morphium« geschrieben hatte. Prof. Dr. Renner musste sich nur noch bedienen.

Kostas hatte inzwischen Frau Schneiders Blutdruck gemessen und verkündete: »220 zu 130!« Meine schlimmsten Befürchtungen bestätigten sich. In Kostas' Stoikergesicht glaubte ich die Andeutung eines Lächelns zu erkennen. Prof. Renner nickte Kostas zu und lüftete die Sauerstoffmaske von Frau Schneiders Gesicht. Mit sonorer Stimme sagte er:

»Ich bin hier der Chefarzt. Keine Angst, ich kümmere mich jetzt um Sie. Bitte heben Sie kurz die Zunge, Sie müssen einige Sprühstöße eines Medikamentes bekommen ...«

Frau Schneider tat wie geheißen, sodass Prof. Renner ihr problemlos drei, vier Hübe des Nitrosprays verabreichen konnte. Nachdem er ihr auch noch das Furosemid und einige Milligramm Morphium gespritzt hatte, das laut Gertrud bei Luftnötigen »angschtlösend und beruhigend« wirkte, begann Frau Schneider tatsächlich, wieder ruhiger zu atmen. Das Gerät zur Messung der Sauerstoffsättigung der roten Blutkörperchen, das die nimmermüde Gertrud ebenfalls herbeigeholt hatte, zeigte einen zumindest akzeptablen Wert von 90 Prozent. Als sie das Gerät eingeschaltet hatte, hatte er noch knapp unter 80 gelegen. Als Prof. Renner nach vollbrachtem Werk in die Runde schaute, schien er sehr zufrieden mit sich zu sein. Zu allem Überfluss strahlte nun auch Océane, die das Geschehen bisher aus dem Hintergrund beobachtet hatte, Prof. Renner an und murmelte ein bewunderndes: »Très bien, très bien«.

Derart angestachelt hielt Prof. Renner uns anschließend einen Vortrag über das hypertensive Lungenödem und seine Behandlung. »Little Europe« hörte aufmerksam zu. Pilar nickte immer wieder eifrig, wohl um ihr vorheriges Missgeschick mit dem Sonogerät ungeschehen zu machen. Auch Océane wusste durch intensives Strahlen zu kaschieren, dass sie kein Wort verstand. Nur Kostas wirkte wieder vollkommen unberührt.

Ich hingegen wollte nur noch weg. Als Prof. Renner endlich geendet hatte und anfing, in mittelmäßigem Französisch mit der begeisterten Océane über Paris zu plaudern, das Renner anscheinend gerne und regelmäßig besuchte, machte ich Anstalten, das nicht mehr benötigte Sonogerät Richtung Tür zu schieben. Als ich die Tür schließlich öffnete, merkte Prof. Renner, dass sein Einsatz beendet war. Er entschwand mit einem Richtung Océane gehauchten »A bientôt!«, um weitere Privatpatienten zu beglücken. Immerhin verschonte er mich mit kritischen Bemerkungen.

Frau Schneider war inzwischen offensichtlich eingeschlafen, zumindest lag sie mit geschlossenen Augen und ruhigem Atem einigermaßen entspannt auf ihrem Bett. Der Sättigungsmesser zeigte 93 Prozent. Wir verließen das Zimmer. Ich bat Pilar noch, das Sonogerät wieder dorthin zu schieben, wo sie es gefunden hatte, dann entließ ich »Little Europe« zum Essen. Schließlich war es inzwischen Mittag geworden. Ich selbst hatte allerdings keinen Hunger. Mit einem Becher Kaffee zog ich mich in die hinterste Ecke des Arztzimmers zurück und tat den Rest des Nachmittags beschäftigt.

Am späten Nachmittag schickte ich »Little Europe« früher als sonst nach Hause, weil ich endlich alleine sein wollte. Océane und Kostas machten sich vom Acker. Pilar jedoch blieb und setzte sich zu mir. Unter Aufbietung all ihrer Deutschkenntnisse sagte sie: »Nicht so schlimm, Doktor …« Da gab es bei mir kein Halten mehr, und ich schüttete ihr mein ganzes Herz aus.

Ich erklärte ihr, warum mein Vorgehen natürlich auch richtig gewesen war. Und dass es sich bei der Dämpfung auf der linken Seite von Frau Schneiders Brustkorb trotzdem um einen riesigen Erguss handeln würde, den man im Röntgenbild schon sehen werde. Dass die Welt ungerecht sei, weil ich mich doch immer bemühen würde. Und dass dem, der ewig strebend sich bemüht, doch eigentlich Erlösung zuteilwerden müsse. Dann verlor ich kurz den Faden meines Klageliedes, aber Pilar wartete geduldig. Vielleicht, weil sie mir ohnehin nicht antworten konnte oder weil sie verstand, dass ich keine Antworten suchte, sondern etwas loswerden wollte. Manchmal murmelte sie ihr melodiöses »Si, Si«. Und so versenkte ich meinen Frust und den ganzen verletzten Stolz über meinen fehlgeschlagenen Egotrip in ihrem Herzen. Das tat gut.

Da Prof. Dr. Renner die nächsten Tage auf Dienstreise war und sowohl Océane aufgrund mangelnder sprachlicher Befähigung als auch Kostas aufgrund seines Charakters nicht zum Tratschen neigten, blieb der Zwischenfall ohne Folgen. Als Prof. Renner zurückkam, schien er die ganze Sache vergessen zu haben. Er sprach mich jedenfalls nicht mehr darauf an.

Einige Tage später punktierten wir bei Frau Schneider dann auch den von mir diagnostizierten Erguss. Insgesamt 1,5 Liter entleerten sich aus ihrem Rippenfell in den angeschlossenen Beutel. Zuvor war es Frau Schneider bereits mit jedem Tag besser gegangen. Die Erhöhung der wassertreibenden Medikamente und die verbesserte Herzinsuffizienztherapie hatten ihr gutgetan. Episoden mit schwerer Luftnot waren nicht mehr aufgetreten. Nach der Punktion ging es ihr noch besser. Das Messgerät zeigte nach einer kurzen Zeit, welche die Lunge für ihre Wiederentfaltung brauchte, einen Sauerstoffsättigungswert von 98 Prozent an. Frau Schneider war dankbar und zufrieden. Und ich hatte auch irgendwie recht gehabt. Vielleicht nicht in der akuten Situation, aber immerhin so generell. In meinen Erinnerungen speicherte ich das Ganze jedenfalls unter der Rubrik »gar nicht so schlecht« ab.

Ach, ja: Die Leberwerte von Frau Schneider wurden ebenfalls deutlich besser, nachdem wir ihre Herzinsuffizienz eingestellt hatten. Im Ultraschallbild hatte sich die Leber unauffällig gezeigt, wenn auch ein wenig geschwollen. Die Venen in der Leber, die das Blut zum Herzen bringen sollten, waren ebenfalls massiv gestaut gewesen. Nachdem wir dem Herzen so gut es ging auf die Sprünge geholfen hatten, besserte sich die Situation und die Werte normalisierten sich. Wir diagnostizierten eine »Stauungshepatitis« und ließen Frau Schneiders Leber in Ruhe.

Frei nach dem Motto »Ende gut, alles gut« war ich letztlich sogar ein bisschen stolz. Denn Frau Schneiders Problem war offensichtlich das Herz gewesen. Und eben nicht die Leber. Also war sie eigentlich gar nicht unsere Baustelle gewesen. Sie hätte von Anfang an in die Kardiologie und nicht zu uns in die Gastroenterologie gehört. Um im Bild der Baustelle zu bleiben, waren wir schließlich so etwas wie die Installateure. Gas, Wasser, Scheiße, wie man so sagt. Das Herz ist zwar auch eine Pumpe, aber eben eine elektrische. Mit so was hatten wir Installateure nichts zu tun. Auf der Baustelle macht der Installateur ja auch nicht nebenbei noch den Job des Elektrikers. Es war also ein besonderer Service gewesen, dass wir uns überhaupt um Frau Schneider, ihr Herz und ihre Luftnot gekümmert hatten!

Irgendwann gelang es mir tatsächlich, das Ganze so zu sehen.

HERR HIMMELREICH ODER
DER ÜBERLEBTE TOD

Neben allen Qualen für mein Ego hatte die Episode mit Frau Schneider den Effekt, dass mein zuletzt übermäßig stark angeschwollenes Selbstbewusstsein wieder auf ein gesundes Maß zusammenschmolz. Sogar mein Verhältnis zu Kostas kam wieder ins Lot. Zwar ging mir seine undurchsichtige und fast schon penetrant gelassene Art immer noch auf die Nerven, ich hörte aber auf, ihn in seine Schranken weisen zu wollen. Ich musste anerkennen, dass er anscheinend entweder hochbegabt war oder ein bisher nicht gesehenes Exemplar von einem Bücher fressenden Streber. Nachdem ich das akzeptiert hatte, war es nicht mehr so schlimm. Ich ging sogar so weit, ihn ab und an zurate zu ziehen. Natürlich nur wenn wir alleine waren oder im vertrauten Kreis von »Little Europe«. Pilars Herz war inzwischen sowieso eine Mördergrube für meine Komplexe geworden. Und Océane verstand ohnehin nichts. Es war einfach angenehmer, mit Kostas und nicht gegen ihn zu arbeiten. Inzwischen waren Dr. Ranner und Prof. Renner diejenigen, die zunehmend genervt waren, wenn Kostas bei den Visiten ihre Diagnosen mit irgendwelchen abgefahrenen Alternativmöglichkeiten aus den Tiefen seines unerschöpflichen Wissensfundus ins Wanken brachte. Ich hielt mich raus und freute mich diebisch.

Dafür entpuppte sich Océane, mein ursprünglicher Favorit unter den drei mir Anvertrauten, immer öfter als nervige Heulsuse. Sie machte einfach aus allem ein Drama. Gleich, ob man ihr eine Frage stellte, sie zum Blutabnehmen schickte oder bat, einen Patienten aufzunehmen: Man konnte sicher sein, dass das Ganze in Tränen enden würde. Bei der Chefvisite in der vorherigen Woche hatte das Drama um die attraktive, aber leicht gestörte Französin seinen vorläufigen Höhepunkt erreicht. Obwohl ich zugeben muss, dass der Vormittag tatsächlich dramatisch verlief.

Nina, Schlunk und ich hatten die Patienten, die wir Prof. Dr. Renner vorzustellen hatten, nach Zimmern unter uns aufgeteilt. Ich übernahm die Einzelzimmer. Dazu zählte auch das Zimmer, in dem zuletzt Frau Schneider gelegen hatte. Nachdem wir sie am Vortag entlassen hatten, lag dort nun der 66-jährige Herr Himmelreich. Océane hatte ihn aufgenommen, und ich hatte mit ihr abgesprochen, dass sie ihn bei der Chefvisite auch vorstellen sollte. Meine drei Studenten von »Little Europe« waren jetzt schon fast vier Wochen auf Station und würden uns bald wieder verlassen. Und Océane war die Einzige, die bisher noch keine Patientenvorstellung übernommen hatte. Als ich ihr verkündete, dass sie fällig sei, hatte sie sich zunächst geweigert und mit Händen und Füßen gewehrt. Natürlich waren auch Tränen geflossen. Ich war trotzdem hart geblieben. Manchmal muss man Menschen zu ihrem Glück zwingen, dachte ich. Schließlich sollte sie Deutsch lernen. Und vielleicht auch ein bisschen Medizin. Vielleicht würde ihr ein Sprung ins kalte Wasser mal ganz gut tun. Dafür versprach ich Océane, die Vorstellung mit ihr vorher durchzugehen.

Herr Himmelreich war wegen Bauchschmerzen und Problemen beim Stuhlgang eingewiesen worden. Sein Hausarzt hatte ihn ambulant bereits komplett durchchecken lassen: Magen- und Darmspiegelung, Stuhluntersuchung, Blutabnahme, Sonografie. Die Befunde hatte er dabei. Sie waren unauffällig. Schließlich hatte der Hausarzt ihn zu uns geschickt, wohl weil er sich nicht mehr zu helfen wusste. Herr Himmelreich hatte weiter über Unterbauchschmerzen geklagt, am schlimmsten wären sie in der Mitte. So stand es jedenfalls im Einweisungsschein des Hausarztes. Und deswegen war er jetzt bei uns, den Bauchspezialisten.

Und wir, wir schickten ihm erst mal Océane. Sie war vielleicht nicht ganz der Spezialist, den der Hausarzt sich vorgestellt hatte. Aber sie war ja auch nur die Vorhut. Und Océane hatte sich immerhin viel Mühe gegeben und sich über zwei Stunden mit Herrn Himmelreich unterhalten. Anschließend hatte ich mich noch im Arztzimmer eine Stunde mit ihr hingesetzt und mir angehört, was sie herausgefunden hatte. Der Ursache für seine Schmerzen war Océane allerdings nicht auf die Spur gekommen. Dafür aber einem anderen Problem, das ihn wohl mindestens genauso quälte: Herr Himmelreich konnte nicht mehr richtig Wasser lassen. Er hatte Océane erklärt, dass er nahezu ständig Harndrang verspüre, dann aber, wenn er auf der Toilette säße, nichts kommen würde. Oder zumindest fast nichts. Nur einige Tröpfchen – «Tropf, tropf», wie Océane es ausdrückte –, dann war Schluss. Das klang nach Prostatavergrößerung, dem typischen Problem älterer Männer. Zugegeben: Für dieses Problem war die junge und hübsche Océane mit ihrem sexy französischen Akzent dann doch eine eher ungeeignete Gesprächspartnerin. Vielleicht hatte Herr Himmelreich ihr deshalb auch nicht alles erzählt. Immerhin wusste Océane noch zu berichten, dass der Hausarzt Herrn Himmelreich bereits zum Urologen geschickt hatte. Dieser hatte Herrn Himmelreich wohl vorgeschlagen, sich operieren zu lassen, was Herr Himmelreich bisher jedoch strikt abgelehnt hätte. In der Annahme, dass die Schwierigkeiten beim Wasserlassen nicht der Rede wert seien und zudem nicht in unseren Zuständigkeitsbereich fielen, hatte ich nicht weitergebohrt. Wir würden uns mal schön um den Bauch kümmern. Wasserlassen und Prostata, damit konnten sich die Urologen beschäftigen.

Ich fragte mich damals ohnehin, was die den ganzen Tag so machten. Schließlich umfasst ihr Verantwortungsbereich nur zwei Röhren und einen Behälter. Die eine Röhre ist die »Urethra«, die Harnröhre, über die der Urin austritt. Die andere ist der Ureter, der »Harnleiter«, der hoch zur Niere führt, wo der Urin produziert wird. Der Behälter ist die Blase zwischen den beiden Röhren, wo der Urin zwischengespeichert wird. Das war's. Um die Niere, das komplexe Organ oberhalb der ableitenden Harnwege, kümmern sich bereits wieder spezialisierte Internisten, die Nephrologen nämlich. Zugegebenerweise gibt es neben dem Harnwegssystem noch ein paar Drüsen wie zum Beispiel die Prostata, um die sie sich auch noch kümmern. Trotzdem erscheint mir ihr Tätigkeitsgebiet ziemlich überschaubar.

Doch zurück zu Herrn Himmelreich. Seine Problemchen beim Wasserlassen erschienen mir alles in allem banal. Ein Prostataleiden und das »Stottern« beim Wasserlassen treten schließlich bei fast allen älteren Männern irgendwann auf. Ich wollte mich jedenfalls nicht darum kümmern. Auch die Sache mit dem Bauchweh erschien mir dubios. Schließlich bestand die Symptomatik schon seit einigen Monaten, und bis jetzt war nichts Gravierendes passiert. Das war eigentlich immer ein sicheres Indiz, dass es so schlimm nicht sein konnte.

Herr Himmelreich hatte Océane außerdem berichtet, dass seine Schmerzen stets von selbst gekommen und wieder gegangen waren. Hmm. Das Gespenst der primären Fehlbelegung vor Augen fragte ich mich, ob Herr Himmelreich überhaupt etwas im Krankenhaus verloren hatte. Zum Glück hatte ich Herrn Himmelreich nicht angenommen. Der einweisende Hausarzt hatte direkt mit Dr. Ranner gesprochen. Ich war also raus.

Bis auf seine »Problemchen« schien bei Herrn Himmelreich jedenfalls alles im grünen Bereich zu sein. Nicht mal Gewicht hatte er verloren – ein weiterer Hinweis auf Harmlosigkeit. Wer über Monate Bauchprobleme und Stuhlgangsschwierigkeiten hat, trotzdem normal isst und kein Gewicht verliert, dem kann es so schlecht nicht gehen. Und so hatte ich bei Océane nicht weiter nachgefragt. Das Gespräch mit ihr war ohnehin eine etwas ermüdende Angelegenheit gewesen, trotz ihres wirklich süßen französischen Akzents. Bevor sie zu mir gekommen war, hatte sie sich auf vier eng beschriebenen Din-A4-Seiten Notizen gemacht. Dort stand alles über die genaue Frequenz und die Konsistenz und die täglich wechselnde Farbe des Stuhlgangs von Herrn Himmelreich. Océane hatte mühselig Vokabeln wie »Blähungen« im Wörterbuch gesucht, sie ins Französische und dann wieder zurück ins Deutsche übersetzt. Nachdem ich die Seiten gelesen hatte, war ich hin und her gerissen gewesen zwischen Bewunderung für ihre gut gemeinten Bemühungen und höhnischem Spott für das Minimum an brauchbarer Information, das dabei herausgekommen war. Schließlich brach ich unser Gespräch ab und bestärkte sie, alles genauso haarklein dem Chef zu erzählen, der sich die Geschichte vom Stuhlgang geduldig anhörte. Als Océane bei der Chefvisite am nächsten Tag mit ihrem wirklich reizenden französischen Akzent dann tatsächlich von ihren DIN-A4-Blättern ablas und von »Kaka« statt von Stuhlgang sprach, war es wirklich nur noch bezaubernd.

Leider währte der Zauber nur kurz. Das Gespräch zwischen Herrn Himmelreich und uns driftete bald nach dem Beginn der Visite nämlich in eine ganz andere Richtung. Nachdem er Océanes Vortrag zunächst aufmerksam zugehört und bestätigt hatte, dass er unter Bauchgrummeln, Verstopfung und Hämorrhoiden leiden würde, nutzte er eine der vielen Pausen, die Océane einlegen musste, um ihre Gedanken zu ordnen, und riss das Gespräch an sich. Er verkündete, dass er sich entschlossen hätte, mit uns jetzt mal über »sein eigentliches Problem« zu reden. Wahrscheinlich fühlte er sich aufgrund der maskulinen Mehrheit bei der Chefvisite weniger gehemmt als am Vortag, als er nur mit Océane gesprochen hatte. Mit ihm, Renner, Ranner, Schlunk, Kostas und mir waren immerhin fünf Männer im Raum, denen mit Nina, Pilar und Océane nur drei Frauen gegenüberstanden. Oder er dachte, jetzt oder nie mit seinem wirklichen Anliegen rausrücken zu müssen, wo schon einmal der Chefarzt anwesend war. Vielleicht hoffte er, dass Renner ihm helfen oder ihn als älterer Mann zumindest würde verstehen können. Was weiß ich. Ich muss ja auch nicht alles begreifen. Schließlich war ich in der Ausbildung zum Internisten und nicht auf dem Weg zum Psychiater.

Herr Himmelreich legte jedenfalls los wie die Feuerwehr. Sein Hauptproblem sei gar nicht der Bauch und auch nicht sein »Kaka«, wie er mit einem eindeutig zweideutigen Seitenblick auf die verdutzte Océane betonte. Sein Hauptproblem sei die Prostata und dass er nicht mehr pinkeln könne. Und die Tabletten, die der Urologe ihm gegeben hätte, die könne man in der Pfeife rauchen, weil sie so was von gar nicht helfen würden. Auch die ganzen Kürbiskerne, die er jeden Morgen fressen würde, die würden ihm nicht helfen. Und dass sein Hausarzt und der Urologe, alle beide, ihn nicht verstehen würden, dass die beiden sogar – er wurde mit jedem Satz emotionaler – wahrscheinlich unter einer Decke stecken würden, denn alle beide würden immer nur von einer Operation reden, die er halt machen lassen solle. Er hätte aber keine Lust auf so eine Operation, das hätte er dem Hausarzt und dem Urologen auch schon x-mal gesagt. Denn – und das sage er uns jetzt im Vertrauen – wenn er ganz ehrlich sein soll, hätte er einen Heidenschiss vor so einer Operation. Weil er nämlich einen Kumpel hätte und der sei da operiert worden, weil er auch dieses Problem mit dem Wasserlassen gehabt hätte. Und bei diesem Kumpel, da sei auf dem OP-Tisch so einiges schiefgegangen. Gewisse Funktionen wären jetzt einfach nicht mehr da, also auf Deutsch, sein Kumpel würde jetzt keinen mehr hochkriegen. So was von tot wäre dem seine Hose. Dabei hätte er sich gerade erst eine jüngere Frau genommen. Nur wegen der hätte er die Operation ja überhaupt machen lassen. Er hatte vor ihr schließlich nicht als alter Sack dastehen wollen, der nicht pinkeln könne. Und jetzt hätte er den Schlamassel.

Die Frau hätte sich inzwischen nämlich von ihm getrennt. Herr Himmelreich schrie nun fast. Anscheinend hatte sie genug von dem ewig schlapp herunterhängenden Stück zwischen seinen Beinen und ihm an den Kopf geworfen, dass er kein Mann mehr wäre. Zum Schluss hatte Herr Himmelreich mit hochrotem Kopf ausgerufen, dass schließlich selbst der Papst Ehen auflösen würde, wenn der Mann seine ehelichen Pflichten nicht mehr erfüllen könne. Und dass man sich ja wohl vorstellen könnte, wie es seinem Kumpel, der schließlich auch katholisch sei und dem der Papst schon was bedeuten würde, also, wie es dem jetzt gehen würde. Auf Deutsch gesagt: nämlich beschissen.

Nach dieser Tirade schien Herr Himmelreich zum ersten Mal Luft zu holen. Sein Kopf war dunkelrot, und sein Blutdruck musste bedrohliche Werte erreicht haben. Blickdiagnose. Sein Oberkörper bebte, und seine Arme ruderten wild hin und her. Vielleicht hätte man hier schon eingreifen sollen. Andererseits hatte uns Herr Himmelreich mit seiner wirren, aber nicht undramatischen Geschichte durchaus in seinen Bann gezogen. Und er war offensichtlich noch nicht fertig. Er holte einmal tief Luft und klang dabei wie ein Ertrinkender, der noch ein letztes Mal den Kopf aus dem Wasser steckt, bevor er von der nächsten großen Welle überrollt wird. Dann hob er wieder an und verkündete: »So wahr ich Himmelreich heiße, ich werde diese Operation auf keinen Fall machen lassen!« Schließlich, fügte er an, sei er auch nicht mehr der Jüngste und das Problem mit der Potenz sei auch ihm nicht fremd. Ob der Herr Chefarzt, als Ältester in der Runde, vielleicht wüsste, wovon er spräche?

Hier machte er eine kurze Pause, als erwartete er, dass Prof. Dr. Renner ihm nun von seinen Erfahrungen beim Wasserlassen und Erigieren berichten würde. Tatsächlich wanderten alle Augenpaare im Raum zu Prof. Renner. Dieser hatte aber offensichtlich keine Lust, diese Themen in unserer Runde mit Herrn Himmelreich zu diskutieren. Jedenfalls reagierte er nicht auf die Frage, ganz so als hätte er die Ansprache an seine Person gar nicht mitbekommen. Keine ungeschickte Taktik, wie ich fand. Nur an seinen leicht nach unten gezogenen Mundwinkeln erkannte ich, dass seine Bereitschaft, Herrn Himmelreich noch länger zuzuhören, langsam an ihre Grenzen stieß.

Das Schweigen von Renner interpretierte Herrr Himmelreich jedoch anscheinend als Zustimmung. Nach einem kurzen Seufzer, der wohl die Tragik des Schicksals alternder Männer unterstreichen sollte, erläuterte er uns, dass es bei ihm auch nicht mehr alles glattlaufen würde, das mit der Erregung und dem Verkehr. Schon seit zwei Jahren wäre das so. Wenn er ehrlich wäre, vielleicht auch schon seit fünf. Damals hätte er es noch auf seine Frau geschoben, die sei schließlich auch nicht mehr die Jüngste. Und dann nach fast 40 Jahren Ehe, na ja, wir wüssten schon. Zum Glück gäbe es Viagra – bei diesem Wort warf er Océane einen schmierigen Blick zu –, aber das wäre teuer, und sein Hausarzt würde es ihm nicht verschreiben. Stattdessen würde er immer nur von normalen Alterserscheinungen sprechen. Außerdem hätte der Hausarzt beim Viagra angeblich Angst um sein Herz. Zugegebenermaßen hätte er ja auch schon einen Infarkt hinter sich. Aber trotzdem. Wahrscheinlich wollten der Urologe und der Hausarzt ihn einfach nur zu dieser Operation treiben. Aber was, wenn danach gar nichts mehr ginge? Das könnte er seiner Frau nun wirklich nicht antun. Die wäre nämlich nicht schuld an dem Elend in der Hose, die sei »exkulpiert«. Er benutzte tatsächlich dieses Wort, anscheinend hatte er es mit der Kirche. Im Sinne der Ursachenforschung sei er nämlich auch schon im Puff gewesen. Der Besuch sei allerdings im Streit mit der dortigen Dame geendet, da man sich nicht hätte einigen können, wer an dem ebenfalls nicht erfolgreichen Versuch des Verkehrs schuld sei und ob nun entsprechend ein Lohn fällig wäre oder nicht.

Hatte er bis jetzt eher zu Prof. Dr. Renner gesprochen, wandte er sich nun Océane zu und fuhr fort, dass die Zicke im Puff allerdings bei Weitem nicht so hübsch gewesen sei wie beispielsweise die entzückende französische Kollegin, die ihm gestern so viel ihrer Zeit gewidmet habe. Und deswegen sei die Frage, ob er noch könne oder ob er nicht mehr könne, für ihn auch noch nicht abschließend geklärt. Und solange das nicht der Fall sei, käme die Operation nicht in Frage. Basta.

Océane, die Herr Himmelreich nun so lüstern anstarrte, dass es mir durchaus wahrscheinlich erschien, dass sein Potenzproblem physischer und nicht psychischer Natur war, hatte außer dem Wort Viagra mal wieder nichts verstanden und brach in Tränen aus.

Prof. Dr. Renner versuchte, die Lage zu beruhigen, indem er Océane väterlich anblickte. Ob das wirklich die richtige Deeskalationsstrategie war, darüber lässt sich streiten. Jedenfalls ergriff die derart von zwei älteren Herren in die Enge getriebene Océane die Flucht und stürmte tränenüberströmt aus dem Zimmer. Pilar und ihr großes Herz sahen es natürlich als ihre Pflicht an, ihrer armen Geschlechtsgenossin beizustehen, sodass Nina als einziges weibliches Wesen im Zimmer verblieb.

Nach einem peinlichen Moment des Schweigens fragte Nina Prof. Dr. Renner, ob sie angesichts der Männerprobleme, die hier besprochen würden, besser auch den Raum verlassen solle. Diese Bemerkung half Prof. Renner offensichtlich, seine Professionalität zurückzugewinnen. Er verneinte heftig und verwies darauf, dass solche Dinge für einen Arzt oder eine Ärztin natürlich keine Rolle spielten. Herr Himmelreich wirkte enttäuscht. Wahrscheinlich hätte er das Problem der männlichen Potenz im Allgemeinen sowie bei ihm im Speziellen gerne in einer trauten, noch dazu medizinisch bewanderten Männerrunde diskutiert. Prof. Dr. Renner hatte aber offensichtlich kein Interesse. Die ganze Nummer ging ihm jetzt doch etwas zu weit. Oder zu nahe. Je nachdem.

Mit strenger Chefarztmiene erklärte er Herrn Himmelreich lapidar, dass ihm das alles sehr leid tue, er bei uns aber leider falsch sei, da wir Spezialisten für Magen, Darm und Leber und den Rest des Bauches seien. Bezüglich seiner Prostata und der Erektionsprobleme müsse er sich an einen Urologen wenden. Und da er das bereits getan hätte, sollte er diesem vertrauen und seinem Rat folgen. Herr Himmelreich wollte ihn unterbrechen, doch Prof. Renner ließ ihn nicht zu Wort kommen. Überhaupt, fuhr er in etwas lauterem Ton fort, sei es wichtig, seinem Arzt zu vertrauen. Deswegen möge er ihm bitte glauben, dass wir hier nichts für ihn tun könnten. Er solle es positiv sehen: Er dürfe heute bereits wieder nach Hause gehen.

Herr Himmelreich fiel aus allen Wolken. Wenn schon kein Heilsversprechen, so hatte er vom Chefarzt wohl zumindest einen Lösungsvorschlag für seine Probleme erwartet. Mit einer derart klaren Ablehnung hatte er jedenfalls nicht gerechnet. Während Prof. Renner gesprochen hatte, war der Unterkiefer von Herrn Himmelreich immer tiefer gesunken und sein Mund immer weiter aufgeklappt. Als Prof. Renner geendet hatte, sah er mit seinem verschwitzten grauen Haar und seinen Schlabberklamotten, die er wahrscheinlich extra fürs Krankenhaus mitgebracht hatte, aus wie ein trauriger Hund. Wie ein begossener Pudel, um genau zu sein.

Gleich darauf zeigte sich allerdings, dass dieser Pudel kein Schoßhündchen, sondern eher ein Kampfhund war. Zuerst fauchte Herr Himmelreich animalisch, dann bellte er los. Was das denn nun bitte heißen solle? Was wir hier denn für Ärzte seien? Dass er sich extra ins Krankenhaus habe einweisen lassen, damit ihm endlich jemand helfe. Dass man ihm versprochen habe, man würde sich hier um ihn kümmern. Dass er von einem Chefarzt nun wirklich etwas anderes erwartete hätte. Und so weiter.

Prof. Dr. Renner hörte ihm eine Weile teilnahmslos zu. Die Mischung aus Bitten und Anschuldigungen ließ ihn völlig kalt. Kurz hatte ich das Bild vom Eingangsbereich einer exklusiven Diskothek vor Augen, in der Prof. Dr. Renner als Türsteher in Anzug und Krawatte fungierte und Herrn Himmelreich abwies, da er leider nicht passend gekleidet war. Ich war am Wochenende endlich mal wieder aus gewesen, wahrscheinlich kam die Assoziation daher. Ich schätzte jedoch, dass Prof. Dr. Renner in Wahrheit einfach ökonomisch dachte. Schließlich hatte er gestern wieder Controllinggespräche gehabt, in denen ihm die wirtschaftlichen Daten seiner Abteilung präsentiert worden waren. Insgesamt waren die Zahlen wohl nicht so prickelnd gewesen. Die Erlösseite zu gering, die Kostenseite zu hoch. Jedenfalls hatte Renner heute Morgen in der Frühbesprechung schon kurz getobt und den üblichen Sermon der Krankenhausmanager wiederholt: Fallzahlen rauf, Liegedauer runter!

Die meisten Ärzte hatten Renner ähnlich teilnahmslos zugehört, wie dieser soeben Herrn Himmelreich gelauscht hatte. Die Betriebswirtschaftfuzzis konnten uns schließlich mal. Wahrscheinlich waren sie allesamt privat versichert und hatten sich längst aus der Solidargemeinschaft verabschiedet. Und jetzt wollten sie uns vorschreiben, wie wir all die Geringverdiener und chronisch Kränkelnden versorgen sollten, die sie ihrem Schicksal überlassen hatten. Ihr Gerede ging uns zum einen Ohr rein und zum anderen wieder raus. Dabei könnte man es durchaus als ehrenwerte Aufgabe sehen, die begrenzten Ressourcen im Gesundheitssystem gerecht zu verteilen und allen eine bezahlbare Versorgung zukommen zu lassen. Aber einen derart hehren Eindruck machten die meisten Controller nicht auf uns. Uns Ärzten erschienen sie als Bremser unserer Arbeit am Patienten. Für uns waren sie, zusammen mit den Krankenkassen und den anderen Sozialversicherungsträgern, die immer nur irgendwelche Anfragen stellten, die man möglichst sofort und schriftlich und über mindestens drei Seiten beantworten sollte, die Feinde. Und man kam ihnen am besten bei, indem man sie ignorierte.

Jedenfalls waren wohl einfach die gesundheitspolitischen Entwicklungen daran schuld, dass Prof. Dr. Renner in Herrn Himmelreich keinen kranken Menschen sah, sondern nur eine primäre Fehlbelegung, die nicht ins Krankenhaus gehörte. Und wahrscheinlich war er das ja auch. Derart legitimiert blieb Renner ungerührt angesichts der emotionalen Appelle von Herrn Himmelreich.

Trotzdem wurde die Situation in dem kleinen Raum langsam immer ungemütlicher. Nina hatte sich bereits ostentativ dem Fenster zugewandt und suchte den bewölkten Himmel nach ein paar Strahlen der blassen Wintersonne ab. Oberarzt Dr. Ranner und Schlunk guckten sich gegenseitig an. Ihre Blicke ließen vermuten, dass sie die Patientenführung ihres Chefs als eher suboptimal erachteten. Selbst Kostas, dessen stoischer Blick trotz seiner Geistesschärfe heute ausnahmsweise ein wenig dämlich wirkte, hatte sich weit in eine Ecke zurückgezogen, wie um der Ballung an negativer Energie am Bett von Herrn Himmelreich zu entgehen. Ich selber trat unruhig von einem Fuß auf den anderen. Der Konflikt zwischen Herrn Himmelreich und Prof. Renner war mir nämlich in diesem Moment ehrlicherweise ziemlich egal. Ich hatte ein dringenderes Problem: Ich musste seit geraumer Zeit auf die Toilette und hielt das ganze Gerede über Wasserlassen und Prostataleiden kaum mehr aus. Glücklicherweise schien die Visite sich langsam ihrem Ende zuzuneigen. Prof. Dr. Renner betonte nochmals, wie sehr es ihm leidtue, dass er nichts für ihn, Herrn Himmelreich, tun könne, außer ihn wieder nach Hause zu schicken. Herr Himmelreichs Kopf war tiefrot angelaufen und sah aus, als würde er gleich platzen. Wahrscheinlich erlitt er gerade die nächste Blutdruckkrise. Sein Mund zitterte und stieß einige unflätige Beschimpfungen hervor, die Prof. Dr. Renner schließlich dazu bewogen, einfach die Tür zu öffnen und sich zu verabschieden. Erleichtert folgten wir unserem Chef. Als wir im Flur standen und die schwere Zimmertür hinter uns ins Schloss gefallen war, konnten wir das Geschimpfe von Herrn Himmelreich immer noch hören, wenn auch angenehm gedämpft.

Im Nachhinein gesehen war es vielleicht ein Fehler gewesen, Herrn Himmelreich alleine zu lassen. Sein roter Kopf hatte schließlich nichts Gutes verheißen. Wir hatten bei der Visite immerhin erfahren, dass Herr Himmelreich anscheinend herzkrank war. Angesichts des hanebüchenen Sermons, den Herr Himmelreich vom Stapel gelassen hatte, war diese Information jedoch irgendwie unter den Tisch gefallen. Zudem hatte ich am Vortag leider vergessen, Océane zu instruieren, Herrn Himmelreich auf Herzprobleme abzuklopfen, obwohl dies eigentlich zum klinischen Standard eines Aufnahmegesprächs zählt.

Oft kam es vor, dass Patienten, die mit einem aktuellen gesundheitlichen Problem zu uns kamen, so fokussiert auf ihr derzeitiges Leiden waren, dass sie eventuelle Vorerkrankungen völlig vergaßen. Deswegen ist es die Pflicht des guten Arztes nachzuhaken. Meistens fragt er so etwas wie: »Waren Sie schon mal im Krankenhaus?« Das war konkret, und die meisten Patienten, die diese Frage bejahten, konnten sich auch an den Grund ihres Aufenthalts erinnern. Falls nicht, dann ließen meist die Medikamente, die der Patient einnahm, Rückschlüsse auf Vorerkrankungen zu. Ab einem gewissen Alter schlucken schließlich fast alle irgendwelche Pillen. Herr Himmelreich hatte bei der Medikamentenanamnese von Océane jedoch keinerlei Medikamente angegeben. Vielleicht nahm er wirklich nichts. Jedenfalls hatte ich nicht weiter nachgefragt.

Außerdem hätten Océane oder ich bei der Aufnahme mit Herrn Himmelreich auch alle seine Körpersysteme durchgehen müssen: Verdauung und Stuhlgang, Wasserlassen und Urin, Atmung und Luft, Nervensystem und Psyche. Und natürlich den Kreislauf und das Herz. Spätestens dann wären Herrn Himmelreich wahrscheinlich auch die eigenen Herzprobleme wieder eingefallen. Und wenn nicht, dann wäre ihm nicht zu helfen gewesen. Dummheit ist schließlich auch ein Risikofaktor. Meiner Ansicht nach ein weitaus größerer als Rauchen oder ungesunde Ernährung.

Als wir jetzt auf dem Flur standen, waren wir jedoch alle zu erleichtert, endlich aus dem Zimmer zu sein, um an Herrn Himmelreichs Herz zu denken. Ich selbst dachte vor allem an meine drängende Blase. Glücklicherweise verabschiedete sich der offensichtlich leicht gestresste Prof. Dr. Renner rasch mit dem Hinweis auf dringende und wichtige Termine. Zuvor gab er noch eine letzte Anweisung, dass es keinen Grund gebe, Herrn Himmelreich noch länger auf »seiner« Station zu lassen. Dann war er verschwunden. Das traditionelle gemeinsame Brötchenfrühstück nach der Chefvisite fiel offensichtlich für heute aus.

Dr. Ranner, der dem Brötchenfrühstück noch nie viel hatte abgewinnen können, nutzte die Gelegenheit, sich ebenfalls zu entschuldigen und die Station zu verlassen. Außerdem bat er Schlunk, ihn in den nächsten Stunden in der Endoskopie zu vertreten. Also war auch Schlunk gegangen. Nur mit mir alleine wollte Nina daraufhin dann auch keine Brötchen mehr essen, sondern lieber richtig Mittagessen gehen, drüben in der Kantine. Das fand ich wiederum doof, schließlich hatte ich extra Brötchen mitgebracht. Außerdem konnte ich den Kantinenfraß langsam nicht mehr sehen. Ich war am Tag der Chefvisite eigentlich immer froh, dass wir zumindest einmal pro Woche nicht dorthin gehen mussten.

Wir konnten uns jedenfalls nicht einigen. Und da ich immer noch dringend auf die Toilette musste, kümmerte es mich nicht, als Nina sagte, ihr wäre es gleich, was ich machen würde, sie jedenfalls würde jetzt gehen.

Als ich wieder aus der Toilette kam, waren alle verschwunden. Auch Kostas war weg. Wahrscheinlich war er mit Nina in die Kantine gegangen. Der lange Stationsflur war leer. Nur aus dem Aufenthaltsraum der Schwestern, wo die Tür offen stand, hörte ich gedämpfte Stimmen und ab und zu einen Lacher. Eigentlich musste ich dorthin, um meine Brötchen zu holen, die ich in Erwartung unseres gemeinsamen Ärztefrühstücks auf den Tisch des Schwesternzimmers gelegt hatte und jetzt wahrscheinlich von den Schwestern gemampft wurden. Als ich mich dem Schwesternzimmer näherte, erkannte ich allerdings plötzlich eine Stimme, der ich in den letzten Wochen eher aus dem Weg gegangen war: Teresa.

Schnell änderte ich meinen Plan und beschloss, dass ich eigentlich noch gar keinen Hunger hatte. Ich kehrte um und wandte mich Richtung Arztzimmer. Auf dem Weg dorthin kam ich noch einmal am Zimmer von Herrn Himmelreich vorbei. Als ich an der breiten Holztür des Zimmers vorbeischlenderte, unschlüssig, was ich als Nächstes tun wollte, hörte ich drinnen ein seltsam gurgelndes Geräusch. Es klang wie ein erstickter Schrei: »Gharrrgh ...« Oder so ähnlich. Einmal. Dann Stille.

Hinter mir erklang weiter das gedämpfte Geplapper der Schwestern. Kurz glaubte ich, Teresa lachen zu hören. Aus dem Zimmer von Herrn Himmelreich kam nichts mehr. Vielleicht hatte ich mich auch getäuscht. Vielleicht war es auch etwas anderes gewesen. Eine Krähe zum Beispiel. So ungefähr hatte es zumindest geklungen. Allerdings passte eine Krähe nicht recht auf einen Krankenhausflur. Aus irgendeinem Grund überfiel mich Angst. Das Geräusch war eindeutig aus dem Zimmer von Herrn

Himmelreich gekommen. Und hatte dann doch eher menschlich geklungen. Und irgendwie nicht gut. Im Moment war ich der einzige Arzt hier auf Station. Also war ich verantwortlich. Andererseits hatte ich wirklich keine Lust mehr auf Herrn Himmelreich und seine ganze Wut und seinen Verdruss und seine Genitalprobleme.

Was tun? Ich hielt mein Ohr an die Tür. Nichts. Auch keine Aufräumgeräusche, wie man sie bei einem Patienten erwarten würde, der gerade seine Sachen packt. Auch kein leises Vor-sich-hin-Schimpfen. Nichts als Stille.

Schließlich obsiegte mein Verantwortungsgefühl. Ich beschloss nachzusehen, was da los war. Ich klopfte. Einmal. Keine Reaktion. Noch einmal. Wieder nichts. Das Ganze wurde immer seltsamer. Vielleicht war Herr Himmelreich einer von der ganz schnellen Sorte und war schon während meines Toilettenbesuchs verschwunden? Das Entleeren meiner Blase hatte immerhin zwei, drei Minuten gedauert. Plus Händewaschen natürlich. Aber woher war dann dieser gurgelnde Schrei gekommen? Nach dem dritten erfolglosen Klopfen war meine Geduld am Ende. Ich öffnete die Tür.

Das Zimmer war leer. Zumindest auf den ersten Blick. Niemand lag auf dem Bett. Auch das Badezimmer, das man durch die geöffnete Tür gut einsehen konnte, war leer. Ich trat ins Zimmer und ging auf das Bett zu. Dann darum herum. Hinter dem Bett lag jemand, halb eingequetscht zwischen der Bettkante und dem Heizkörper, der sich unter dem Fenster befand. Es war Herr Himmelreich. Er war seltsam verdreht, das Gesicht dem Boden zugekehrt. Neben dem Kopf schimmerte eine Lache aus weißlich transparenter Flüssigkeit. »Kein Blut« schoss mir es mir durch den Kopf und beruhigte mich für den Bruchteil einer Sekunde.

Inzwischen war die automatisch schließende Zimmertür hinter mir mit einem leisen Klick wieder ins Schloss gefallen. In dem Zimmer herrschte vollständige Stille. Auf dem winterkahlen Baum vor dem Fenster saßen tatsächlich einige Krähen. Wahrscheinlich hatte ich sie vorher schon gesehen und deswegen das Geräusch mit ihnen assoziiert. In Wirklichkeit konnte man durch die doppelt verglasten Isolierfenster von draußen allerdings keine Geräusche hören. Andersherum würde auch all das Leid, das dieses Zimmer gesehen hatte und noch sehen würde, außerhalb der Krankenhausmauern niemand mitbekommen.

Für derlei existenzialistische Betrachtungen war dies allerdings definitiv der falsche Augenblick. Der leblose und verdrehte Körper von Herrn Himmelreich sah so aus, als wäre er auf dem besten Weg, den Löffel abzugeben, wenn ich nicht bald etwas tun würde.

Endlich gelang es mir, meine Starre zu überwinden und in den Actionmodus zurückzuschalten. Ich löste die Bettbremse und schob das Bett vorsichtig zur Seite. Dabei versuchte ich, den leblosen Körper zu stützen, um nicht noch mehr Schaden anzurichten. Es gelang mir leidlich. Der Leib sank wie ein schwerer Sack vollends zu Boden. Das Gesicht von Herrn Himmelreich, das noch immer Richtung Boden zeigte, lag nun in der Lache, die säuerlich und eklig nach Erbrochenem roch.

Ich schob das Bett an die Türseite des Zimmers und verschaffte mir Zugang zum Rumpf. Mit einem Ächzen drehte ich den schweren Mann auf den Rücken. Dabei gab ich mir Mühe, den Kopf zu schützen. Der komplett erschlaffte Muskeltonus bewirkte jedoch, dass der Kopf von der Körperdrehung mitgerissen wurde, sich auf dem Hinterkopf einmal durch die Lache drehte und unsanft auf der linken Gesichtshälfte zu liegen kam. Herr Himmelreich starrte mich mit weit offenen Augen aus maximal weiten Pupillen an.

Mir lief ein kurzer Schauer über den Rücken. Was mich hier ansah, war der Tod. Er hatte sich von den doppelt verglasten Scheiben nicht aufhalten lassen und war dabei, sich mit der Seele von Herrn Himmelreich wieder vom Acker zu machen, um sie zum Ufer jenes Flusses zu bringen, den alle irgendwann überqueren. Der Fährmann Charon, der Herrn Himmelreich hinüberbringen sollte, wartete schon.

Egal. Charon hin oder her, ich arbeitete in einem Krankenhaus des 21. Jahrhunderts. Meine Arbeit war beseelt vom Glauben an die Aufklärung, die Vernunft und das Machbare. Wir waren ein Bollwerk der Wissenschaft. Eine Trutzburg des Lebens. Und bevor wir nicht unser Okay gaben, würde kein Todesengel Herrn Himmelreich irgendwohin bringen. Schon gar nicht ins Reich der Toten. Solange auch nur das kleinste bisschen Hoffnung bestand, würde er hierbleiben, im Reich der Lebenden und in den Händen von Ärzten, die den Sinn ihrer Arbeit darin sahen, den Tod auf Abstand zu halten.

Da ich momentan der einzig anwesende Arzt war, fiel der Kampf gegen den Tod heute wohl mir zu. Wenn ich Herrn Himmelreich, der den Hades schon halb hinübergeschippert war, seinem Totenschiffer wieder entreißen wollte, musste ich mich allerdings langsam ein bisschen beeilen. Sprich mit der Reanimation beginnen.

Kurz überlegte ich, ob ich nach einem Puls suchen sollte. Ich erinnerte mich, dass die Suche nach Pulsen in den neuesten Reanimationsrichtlinien, die ein Kollege vor Kurzem in der Frühbesprechung vorgestellt hatte, dem Arzt inzwischen freigestellt war. Laien wird sogar explizit davon abgeraten. Es dauert einfach zu lange, und man verliert wertvolle Zeit. Laut Richtlinie soll der Laie sofort mit der Herzdruckmassage beginnen, sobald ein Patient bewusstlos ist und nicht mehr atmet. Denn nur die schnelle Aufnahme einer Herzmassage, die zumindest einen Notkreislauf aufrechterhält, bringt den Patienten einen Benefit. Selbst die Mund-zu-Mund-Beatmung gilt nicht mehr als besonders wichtig. Kann man machen, muss man aber nicht. Meist ist nämlich noch so viel Sauerstoff in den roten Blutkörperchen vorhanden, dass zumindest noch für einige Minuten eine Notversorgung der Organe sichergestellt ist.

Ich war nun aber kein Laie, sondern Arzt. Spezialist per definitionem. Zwar war ich noch nie bei einer realen Reanimation dabei gewesen, aber ich hatte einen Ausweis in der Tasche, auf dem stand, dass ich den »Advanced Life Support« beherrschte. Im Studium hatte ich mal so einen Kurs besucht. Dort wurde nicht nur »Basic Life Support« gelehrt, der Hinz und Kunz in jedem Erste-Hilfe-Kurs beigebracht wird und wo man drücken und beatmen lernt. Der »ALS«-Kurs war Ärzten und Medizinstudenten vorbehalten. Wir hatten Intubieren und künstliches Beatmen sowie die Anwendung der Elektrotherapie mit Defibrillator gelernt. Dazu die verschiedenen Notfallalgorithmen und welches Medikament man wann spritzen musste. Wir waren das komplette Reanimationsprogramm durchgegangen, das normalerweise der Notarzt durchführt. Natürlich hatten wir das Ganze auch praktisch geübt. Allerdings an Puppen. Leider lag der Kurs bereits zwei Jahre zurück. Viel wusste ich nicht mehr.

Egal. Just do it! Ich fasste an den Hals von Herrn Himmelreich und versuchte, einen Puls zu fühlen. Gleichzeitig sah ich auf die Uhr. Der Minutenzeiger war bei der Zwölf angekommen. 14.00 Uhr. War das der Todeszeitpunkt von Herrn Himmelreich? Nein. Ich würde um ihn kämpfen. Eigentlich interessierte mich eh nur der Sekundenzeiger. Maximal zehn Sekunden würde ich nach dem Puls suchen, dann musste ich mit der Herzmassage anfangen. So viel wusste ich schon noch!

8 … 9 … 10. Zehn Sekunden waren vorüber. Kein Puls. Das Gesicht von Herrn Himmelreich war, wie mir schien, mit jeder Sekunde blauer geworden. Ich musste definitiv nicht weitersuchen.

Als ich meine Hände auf seinen Brustkorb legte und versuchte, mich an die richtige Position und die Drucktiefe zu erinnern, fiel mir glücklicherweise ein, dass ganz am Anfang jeder Wiederbelebung das Herbeiholen von Hilfe stand. Diesen Schritt hatte ich bis jetzt wohl verdrängt, weil ich nicht wollte, dass mich jemand beobachtete oder ich mich rechtfertigen musste. Aber alleine würde ich mit der Situation wahrscheinlich nicht glücklich werden. Und da eine Beatmung von Mund zu Mund nicht infrage kam, wenn ich nicht selber kotzen wollte, musste ein Ambubeutel her. Vielleicht würde ich sogar Intubieren müssen! Schluck. Bei dem Gedanken verspürte ich eine seltsame Mischung aus Panik und Vorfreude. Jedenfalls brauchte ich dringend Hilfe.

Ich sprang auf, machte einen Schritt zur Tür und riss sie auf. Vor mir gähnte der ausgestorbene Flur. Nur über der Tür des Schwesternzimmers leuchtete ein einsames grünes Licht. Ach ja. 14.00 Uhr. Übergabezeit. Die Frühschicht ging, die Spätschicht kam. Kaffeekränzchen. Stören nur in dringendsten Notfällen. Aber das hier war definitiv ein Notfall. Mehr Notfall ging nicht. Also brüllte ich los:

»Hilfe! Ich brauche Hilfe! Schnell! Ich brauche den Rea-Wagen!«

Offensichtlich war ich laut genug gewesen. Zumindest war das Stimmengewirr aus dem Schwesternzimmer schlagartig verstummt. Dann passierte eine Zeit lang nichts. Als ich gerade wieder losbrüllen wollte, öffnete sich eine Tür. Allerdings nicht die des Schwesternzimmers, sondern die des Patientenzimmers gegenüber. Ein erschrockenes Paar Augen blickte sensationslüstern in den Flur. Es war Frau Reuter.

»Was ist denn los?«

Frau Reuters Stimme klang irgendwie schleimig. Wahrscheinlich wollte sie Anteilnahme heucheln, doch ihr stand die pure Neugier ins Gesicht geschrieben. O Mann! Ausgerechnet Frau Reuter! Aber es war eigentlich klar, dass sie sich das nicht entgehen lassen würde. Ihr Stammzimmer lag genau gegenüber, und inzwischen war sie Dauergast. Die Chemotherapie hatte dann doch Nebenwirkungen gezeigt. Abfall weißer Blutkörperchen, plötzlich auftretendes Fieber, gestiegene Nierenwerte. Die üblichen Verdächtigen. Die Behandlung der Nebenwirkungen hatte mehr und mehr Zeit in Anspruch genommen und die Frequenz der Chemotherapien entsprechend abgenommen. Inzwischen war ihre Leber voll mit Metastasen und bildete kaum noch die Eiweiße, die sie eigentlich bilden sollte. Und weil auch die Galle zwischen all den Geschwülsten nicht mehr richtig fließen konnte, war Frau Reuter ganz gelb im Gesicht. Der schlechte Zustand ihrer Leber führte dazu, dass man ihr nun auch keine Chemotherapie mehr geben konnte. Der Köcher war leer. Unser Waffenarsenal war erschöpft. Nur wollte ihr das keiner sagen. Und Frau Reuter wollte es noch weniger hören. Das Ganze war ein Elend. Und jetzt blickte mir dieses Elend aus der Tür gegenüber erschrocken, aber immer noch neugierig und voller Angst, etwas zu verpassen, aus seinen gelben Augen direkt ins Gesicht.

Zum Glück tat sich nun auch im Schwesternzimmer etwas. Die Tür öffnete sich, und ein von schwarzen Locken umrahmtes Gesicht streckte den Kopf hinaus. Es war Teresa.

Ich näherte mich dem emotionalen Overkill. Zwar waren seit meinen ersten Hilferuf erst 30 Sekunden vergangen. Aber das war für einen frischen Toten eine Menge Zeit.

Mühsam gelang es mir, mit einigermaßen ruhiger Stimme zu sprechen: »Teresa! Schnell! Wir haben hier eine Rea!«

Teresas Gesicht, in das, wie ich glaubte, ein Ausdruck von Verletztheit getreten war, als sie mich erblickt hatte, versteinerte für einen Augenblick. Dann entpuppte sie sich einmal mehr als die hervorragende und professionelle Schwester, die sie war. Sie brüllte »Rea!« in den Schwesternraum, dann war sie auch schon an meiner Seite.

Ich hatte gerade noch Zeit, Frau Reuter in voller Lautstärke anzubrüllen, dass sie gefälligst in ihrem Zimmer bleiben solle, da sie dies hier nichts angehen würde. Frau Reuter wurde von der Wucht meines Ausbruchs quasi wieder in ihr Zimmer zurückgeweht. Sie zog sogar die Tür hinter sich zu. Ich bemerkte noch, dass sie die Tür nicht vollständig schloss, sondern nur anlehnte, wahrscheinlich um dahinter zu horchen und einen geeigneten Augenblick abzuwarten, um wieder herauszukommen. Aber ich hatte Wichtigeres zu tun, als mich über Frau Reuter aufzuregen. Immerhin hatte es gutgetan, mal richtig zu brüllen.

Zusammen mit Teresa trat ich in das Zimmer von Herrn Himmelreich. Seit dem Zeitpunkt, als ich ihn entdeckt hatte, waren circa drei Minuten vergangen. Seit dem Augenblick, als ich den krächzenden Laut auf dem Flur gehört hatte, sicher schon vier. Vier Minuten ohne Kreislauf waren viel. Das Hirn von Herrn Himmelreich kämpfte definitiv bereits ums Überleben und hatte wahrscheinlich schon Verluste gemacht.

Zum Glück war es für Teresa offensichtlich nicht die erste Reanimation. Sie schien sich bedeutend sicherer als ich zu sein, was zu tun war, und übernahm das Kommando:

»Los, Florian! Fang an zu drücken, ich checke seine Atemwege und seinen Zugang!«

Ihre sanfte und doch bestimmte Art, die ich, wie ich feststellte, immer noch bewunderte, verhinderte, dass ich Chefallüren bekam. Ich tat einfach, was sie mir sagte. Knapp oberhalb des Brustbeins setzte ich meinen linken Handballen an, legte die rechte Hand darüber und fing mit ausgestreckten Armen an, rhythmisch zu drücken. Nicht so pseudomäßig wie im Fernsehen, wo sie die Ellbogen immer abknicken und keinerlei Druck erzeugen. Darauf hatten sie uns in dem Reanimationskurs immer wieder hingewiesen: Arme gestreckt! Einsatz des ganzen Oberkörpers! Schließlich wollte man den Patienten nicht streicheln, sondern sein Herz ersetzen.

Ich drückte ungefähr drei Zentimeter tief. Es ging leichter, als ich dachte. Dann allerdings wurde es schwerer. Die Elastizität des knöchernen Brustkorbs von Herrn Himmelreich war ausgereizt. Ich löste den Druck, der Brustkorb richtete sich wieder auf. Dann drückte ich wieder. Als der Widerstand größer wurde, ließ ich wieder locker.

»Mann, Florian, drück fester, das ist doch kein Kind!«

Kurz war ich über den herrischen Ton von Teresa verärgert, aber als ich aufsah und in ihre warmen braunen Augen blickte, waren meine negativen Gefühle gleich wieder verflogen. Sie hatte ja recht. Ich sollte schließlich das Herz ersetzen!

Während ich von Neuem begann, den Brustkorb von Herrn Himmelreich zu bearbeiten, drehte Teresa den Kopf von Herrn Himmelreich maximal zur Seite. Dann versuchte sie, mit inzwischen behandschuhten Fingern, die Reste des Erbrochenen aus seinem Mund zu kratzen.

Mir wurde übel. Aber ich durfte mir jetzt keine Blöße geben. Ich wurde gebraucht. Eigentlich war ich ja sogar der Arzt. Sich um den Kopf und die Atemwege zu kümmern, war eigentlich meine Aufgabe. Ich schluckte also meinen Ekel runter und versuchte, ebenso professionell zu sein wie Teresa. Ich konzentrierte mich wieder auf die Bearbeitung des Brustkorbs und ignorierte den Widerstand, der sich meinen Stößen bot. Statt drei drückte ich jetzt etwa fünf Zentimeter tief.

Nach etwa zehn Stößen machte es plötzlich laut und vernehmlich »Knack«. Ich blickte erschrocken auf. Teresa sagte sofort: »Egal, mach weiter«. Wieder beruhigte mich ihre Stimme. Ich erinnerte mich daran, dass es ganz normal war, wenn bei der Reanimation ein paar Rippen brachen. Ganz coole und oberschlaue Notärzte behaupten sogar, dass man die Herzmassage nicht ordentlich gemacht hat, wenn dabei nicht mindestens eine Rippe zu Bruch gegangen ist. Aber das ist natürlich Quatsch. Ob etwas zu Bruch geht oder nicht, hängt vor allem vom Alter des Patienten und dem Zustand seiner Knochen ab. Ältere, schon osteoporotische Knochen brechen einfach schneller. Letztlich ist es egal, ob und wie viele Rippen bei der Reanimation brechen. Der Patient hat andere Probleme. Er ist nämlich tot. Das Einzige, was zählt, ist die Herstellung eines Blutkreislaufs, indem man das Herz so stark wie möglich zusammendrückt und wieder entspannt. Es war also keine Zeit für Skrupel.

In diesem Moment flog die Tür auf. Gleich drei Schwestern stürmten zusammen mit dem Rea-Wagen und dem Defibrillator herein. Offensichtlich wollten sich weder die Früh- noch die Spätschicht die Attraktion einer Reanimation entgehen lassen, die selbst in einem Krankenhaus nicht so häufig stattfindet.

Jedenfalls wurde es plötzlich ziemlich eng in dem kleinen Einzelzimmer. Und wie immer, wenn zu viele Menschen aufeinandertreffen, wusste erst mal keiner, was er oder sie genau zu tun hatte. Die drei Schwestern standen herum wie die drei Grazien, leider waren sie nicht ganz so hübsch. Dafür wirkten sie ganz zufrieden, das spannende Geschehen aus nächster Nähe betrachten zu können.

Ich begriff, dass es an der Zeit war, dass ich wieder das Kommando übernahm. Glücklicherweise hatte Teresas Professionalität auf mich abgestrahlt. Zuallererst schickte ich diejenige der drei Neuankömmlinge, die ich für die Unfähigste hielt, einfach wieder raus und gab ihr die Anweisung, das Rea-Team zu informieren. Das waren die professionellen, von den Narkoseärzten bereitgestellten Lebensretter unserer Klinik. Die kuhäugige und immer ein wenig bräsige Schwester Gloria widersprach ungeahnt emotional. Das Rea-Team sei natürlich längst informiert! Und sie würde auch helfen wollen!

Aber für Diskussionen war jetzt keine Zeit. Ich schickte sie trotzdem aus dem Raum und bellte sie an, dass sie dann halt am Anfang der Station auf das Team warten sollte, um ihnen den Weg zu zeigen.

Als die Schwester endlich draußen war, war die Situation schon etwas übersichtlicher. Allerdings wurde es in dem Zimmer allmählich unerträglich stickig. Außerdem führte die intensive Herzmassage dazu, dass aus dem Mund von Herrn Himmelreich immer wieder ein paar Brocken Erbrochenes hervorquollen und einen entsprechenden Gestank verbreiteten. Ich befahl Ilse, der zweiten Schwester, die zwar ziemlich dick, ansonsten aber ganz patent war, nicht doof rumzustehen, sondern gefälligst die Fenster zu öffnen. Teresa hatte inzwischen den Ambu-Beutel aus den Tiefen des Rea-Wagens hervorgezogen und versuchte, Herrn Himmelreich Sauerstoff zukommen zu lassen, indem sie ihm mit der einen Hand die Maske auf das Gesicht und mit der anderen Hand den Beutel drückte. Jetzt musste nur noch die letzte verbliebene Schwester, die noch junge und gerade erst ausgelernte Steffi, beschäftigt werden. Um Teresa zu entlasten, wies ich sie an, den Sauerstoffanschluss in der Wand zu aktivieren und ihn an den Beutel anzuschließen. Danach sollte sie den Absauger, der sich ebenfalls in der Wand befand, klarmachen, um das Erbrochene, das offensichtlich im Mund von Herrn Himmelreich stand, zu entfernen.

Die Schwestern spurten wie von der Tarantel gestochen. Klare Anweisungen waren doch eine feine Sache. Mein Selbstbewusstsein schwoll an. Ich konnte förmlich spüren, wie ich wieder in meine Chef- und Heldenrolle hineinwuchs.

Nachdem Schwester Ilse das Fenster geöffnet hatte, bedeutete ich ihr, mich abzulösen. Als sie sich neben mich kniete, konnte ich es mir nicht verkneifen, ihr durch sanften Druck auf ihre Hände zu bedeuten, wie tief sie zu drücken hatte. Obwohl ich das ja selbst gerade erst gelernt hatte. Dann übernahm ich Teresas Platz am Kopf von Herrn Himmelreich, wo sich ein Notarzt eigentlich befinden sollte.

Kalte, klare Winterluft strömte ins Zimmer und verdrängte den säuerlich-ekligen Gestank. Auch meine Gedanken wurden klarer und reiner. Teresa schien meine neue Sicherheit zu spüren. Mit dem ihr eigenen intuitiven Verstehen räumte sie widerstandslos ihre Position und machte sich daran, den Defibrillator anzuschließen. Schließlich mussten wir schleunigst herausfinden, wie es um die elektrische Aktivität im Herzen von Herrn Himmelreich bestellt war. Davon würde das weitere Vorgehen abhängen und welchen Reanimationsalgorithmus wir einsetzen würden.

In der Zwischenzeit würde ich mich den Atemwegen von Herrn Himmelreich widmen. Bisschen spät vielleicht. Das initiale »A« im Rettungs-ABC steht schließlich für »Atemwege frei machen«. Aber Reanimation ist Teamarbeit, und ich beruhigte mich, indem ich mir sagte, dass Teresa sich schon seit einigen Minuten um den Mund von Herrn Himmelreich bemüht hatte.

Trotzdem war der Schlund immer noch voll mit Erbrochenem. Und der Absaugschlauch war noch immer nicht bereit, wie ich mit einem kurzen Seitenblick feststellte. Steffi war offensichtlich doch nicht so brauchbar, wie ich gedacht hatte. Ich beschloss, es mit der Beatmung trotzdem zu versuchen. Zwar sind jene Lungenentzündungen, die von saurem Erbrochenen verursacht werden, von der übelsten Sorte, aber im Moment konnte Herr Himmelreich froh sein, falls er überhaupt mit einer Lungenentzündung davonkam.

Ich bedeutete der bereits stark schwitzenden Ilse, eine kurze Pause mit der Herzdruckmassage zu machen, um nicht gegen ihren Druck auf den Brustkorb anpusten zu müssen. Gleichzeitig legte ich die Atemmaske des Ambu-Beutels, der inzwischen am Sauerstoff aus der Wand hing und lustig vor sich hin pfiff, vorschriftsmäßig um Mund und Nase des korrekt überstreckten Kopfes von Herrn Himmelreich. Dann drückte ich zweimal auf den Beutel. Eigentlich wäre nach zwei Sauerstoffstößen wieder Ilse mit 30 neuen Brustkorbkompressionen an der Reihe gewesen. Doch die Maske war beim ersten Sauerstoffstoß verrutscht, sodass ich, anstatt Luft in den Brustkorb von Herrn Himmelreich zu pusten, nur zwei schleimige Batzen Erbrochenes aus seinem Mund auf meine Hose befördert hatte. Ich beschloss, diesen Versuch nicht zu zählen. Stattdessen justierte ich den Beutel und drückte weitere zwei Male. Diesmal hielt die Maske dicht. Die schleimige Flüssigkeit, die ich mit jedem Sauerstoffstoß unter der Maske auf- und absteigen sah, ließ freilich vermuten, dass das lebenspendende Gas die Luftröhre von Herrn Himmelreich gar nicht erreichte. Wahrscheinlich presste ich nur Erbrochenes in sie hinein. So ging es nicht. Ich wurde hektisch und blickte auf. Wo blieb der verdammte Absaugschlauch?

Da kam er. Schwester Steffi war endlich mit der Vorbereitung des Absaugsystems fertig und drückte mir mit einem erleichterten Lächeln, das definitiv unangebracht war, den Absaugschlauch in die Hand.

Teresa hatte inzwischen den Defibrillator eingeschaltet. Der EKG-Bildschirm wurde lebendig und leuchtete in einem grünlichen Farbton. Mit einem lauten »Piep« erschien eine in der Mitte des Bildschirms horizontal verlaufende Linie, die die Herzstromkurve von Herrn Himmelreich ableiten sollte. Dazu musste man die zwei Paddles, die sich an der Seite des Defis befanden, an den richtigen Positionen auf den Brustkorb von Herrn Himmelreich drücken. Teresa riss die Paddles aus ihrer Halterung und platzierte eines vorne auf dem Brustkorb, knapp über den Handballen der schwer schnaufenden Ilse, und das andere seitlich links auf Herrn Himmelreichs mäßig beharrte Männerhaut.

Man kann an so einem Defi allerhand einstellen. In seiner Grundeinstellung leitet er jedoch immer von den Paddles ab. Wenn man sie auf den Brustkorb drückt, bekommt man einen Überblick über die elektrische Aktivität des Herzens. Im Falle eines normalen physiologischen Sinusrhythmus sieht man zuerst eine kleine Erhebung, auch »P-Welle« genannt, welche die elektrische Erregung der Vorhöfe des Herzens darstellt. Dann, maximal 20 Millisekunden später, muss die Erregung der Hauptkammer folgen, auch »QRS-Komplex« genannt. Danach kommt die »T-Welle« als Ausdruck der Erregungsrückbildung des Herzens. Dann Ruhe, bis gleich darauf das Ganze wieder von vorne beginnt. So sieht die Kurve bei einem gesunden Patienten mit normaler Herzaktivität aus. Die Stromabnehmer, die ein bisschen an Maurerkellen erinnern, lagen in diesem Moment allerdings auf dem Brustkorb von Herrn Himmelreich. Und dieser war tot. Entsprechend bot sich ein komplett anderes Bild.

Die tiefgrüne Linie auf dem blassgrünen Bildschirm hatte sich gleich nach dem Aufsetzen der Paddles in Bewegung gesetzt. Zunächst erschienen die kreuz und quer verlaufenden Zuckungen völlig wirr und chaotisch, dann, nachdem Teresa ihre Hände stabilisiert hatte, glaubte ich, so etwas wie eine rasend schnelle Auf- und Abwärtsbewegung der Linie zu erkennen. Kein wirklicher Rhythmus, keine geordneten Wellen oder Komplexe. Einfach ein wirres Zucken. Unten-oben-oben-unten. Immer weiter.

Der Schweiß, der mir ohnehin schon auf der Stirn stand, begann mir an den Augenbrauen herunterzurinnen. Ich hatte keine Ahnung, was ich da sah. Es wirkte wie die Kinderzeichnung eines Dreijährigen. Am liebsten hätte ich mich einfach weiter dem Mund gewidmet und so getan, als sei ich damit völlig ausgelastet. Tatsächlich begann ich – quasi als Übersprunghandlung – planlos mit meinem Sauger im Mund von Herrn Himmelreich zu stochern. Aber das war natürlich keine Lösung.

Einmal mehr blickte ich in meiner Not zu Teresa. Diesmal machte allerdings auch sie nicht den Eindruck, als ob sie wüsste, was die Kurve auf dem Bildschirm uns mitteilen wollte, und erwiderte stattdessen erwartungsvoll meinen Blick. Offensichtlich wartete sie darauf, dass ich eine Entscheidung traf, was sie als Nächstes tun sollte. Trotzdem half sie mir mal wieder aus der Patsche. Als sie mein Zögern bemerkte, sagte sie laut:

»Los, Flori, sag an, soll ich defibrillieren oder nicht?«

Das reichte schon. Teresa erinnerte mich daran, dass Reanimieren eigentlich ganz einfach ist. Es gibt nämlich eigentlich nur zwei verschiedene Vorgehensweisen, auch Grundalgorithmen genannt. Und die unterscheiden sich im Wesentlichen auch nur darin, ob man defibrilliert oder eben nicht. Nicht defibrillieren würde man dann, wenn die Linie auf dem Monitor gar keine Auslenkung zeigt und auf ihrem Nullwert verbleibt. Dann gibt es keine elektrische Erregung mehr im Herzen, die man durch das Defibrillieren wieder in den richtigen Rhythmus hätte bringen können. Defibrillieren ist nämlich keineswegs so eine Art Starterversuch für das Herz, so wie etwa eine Zündkerze einen Motor startet. Das kommt in Filmen zwar immer so rüber, ist aber Quatsch. Defibrillation bedeutet eher, den Resetknopf am Computer zu drücken, wenn der Rechner zwar noch an ist, aber nicht mehr richtig reagiert. Dann bringt man mit »Reset« das System wieder auf Linie. Das Gleiche macht man auch bei der Defibrillation. Wenn elektrische Aktivität vorhanden, das Herz also quasi noch an ist, dies aber nicht mehr zu einer geordneten Herzkontraktion führt, dann kann man den wertvollen Muskel durch einen kurzen, gezielten Schock wieder auf Linie, sprich in den richtigen Rhythmus bringen. Zumindest manchmal. Durch den Stromstoß von extern entlädt man alle Herzmuskelzellen einmal zum gleichen Zeitpunkt und hofft, dass das Herz seinen richtigen Rhythmus wiederfindet.

Die einzige Entscheidung, die ich treffen musste, lautete daher: defibrillieren oder eben nicht. Reset ja oder nein. Teresa hatte völlig recht. Und weil das, was ich auf dem Bildschirm sehen konnte, definitiv keine Nulllinie war, sondern ein, wenn auch wirres, elektrisches Muster, war defibrillieren angesagt. Wie jemand, dem gerade ein Licht aufgegangen ist, blickte ich zu Teresa und sagte bestimmt:

»Defibrillieren! Wir müssen defibrillieren!«

Teresa war offensichtlich zufrieden, dass endlich eine Entscheidung getroffen war. Sie nickte bestimmt: »360?«

Das war die Frage nach der Energievorwahl, die sie am Gerät einstellen sollte. Ich erinnerte mich zum Glück noch daran, dass man bei einer Reanimation immer die maximale Energiestufe verwenden soll, und glaubte auch noch zu wissen, dass dies 360 Joule waren. Um mich abzusichern, sagte ich einfach:

»Ja, maximale Energie!«

Ich sah, wie Teresa die Drehvorrichtung zur Energieeinstellung am Defibrillator ganz nach rechts drehte und gleichzeitig den Aufladeknopf drückte. Das charakteristische Summen des Aufladetons des Gerätes, das ich aus meinem Kurs noch gut in Erinnerung hatte, erfüllte den Raum.

Eine Sekunde später ertönte der Alarmton, der das Ende des Aufladevorgangs anzeigte und alle Umstehenden daran erinnerte, dass das Gerät jetzt unter Strom stand. Teresa hatte in der Zwischenzeit sogar noch etwas Kontaktcreme auf die Andrückseite der Paddles geschmiert. Ohne Kontaktcreme kann es vorkommen, dass die Stromleitung zwischen Haut und Paddles nicht funktioniert und man dem Patienten nur den Brustkorb verbrennt, anstatt sein Herz zu resynchronisieren.

Als Teresa die Paddels wieder vorne und seitlich am Brustkorb aufsetzte und erneut die wirre Zackenlinie erschien, war der Zeitpunkt gekommen, Herrn Himmelreichs Herz zu zeigen, wo es langging. Auf einen Wink nahm die uns ängstlich beäugende, aber immer noch brav den Brustkorb bearbeitende Ilse die Hände weg. Teresa blickte noch einmal in die Runde. Ich nickte ihr zu. Dann rief sie »Alle weg« und drückte simultan auf die Schockauslöseknöpfe auf den Paddles.

Der Alarmton verstummte schlagartig. Gleichzeitig zuckte der massige Körper von Herrn Himmelreich wie von Geisterhand geschüttelt. Der Geruch verbrannter Härchen erfüllte die kalte Luft. Ich hielt den Atem an und blickte auf den Defi. Auf dem Monitor erschien ein einzelner, vertikaler, gerader Strich. Das war der Elektroschock. Dann folgte eine gerade, horizontale Linie. Vielleicht eine Sekunde. Dann kam wieder Bewegung in die Linie. Sie zackte erst nach unten, dann nach oben, immer schneller, immer wilder. Unten-oben, oben-unten.

»Mist. Hat nicht geklappt. Immer noch dasselbe. Noch mal.«

Ich versuchte, weiter ruhig und gefasst zu wirken. Doch insgeheim war ich unsicher und blickte wieder in Teresas Gesicht in der Hoffnung, dort Bestätigung für mein Vorgehen zu finden. Teresa gab sie mir, indem sie ohne zu zögern wieder den Aufladeknopf betätigte. Erneut ertönte der summende Aufladeton. Nach einer Sekunde war das Gerät scharf, und der Alarmton erklang. Wieder rief Teresa: »Alle weg«, blickte einmal in die Runde und drückte ab.

Wieder das gleiche Bild. Der abrupt abbrechende Ton. Der sich aufbäumende Körper von Herrn Himmelreich. Der Geruch von verbranntem Fleisch. Der gerade, vertikale Strich auf dem EKG-Monitor, die darauf folgende horizontale Nulllinie, schließlich wieder die wilden Zacken. Verdammter Mist. Ich zweifelte mehr und mehr daran, ob das von mir gewählte Vorgehen wirklich das richtige war. Vielleicht gab es in den wirren Zacken ja doch einen Rhythmus, der mir, der ich ja eigentlich Gastroenterologie machen wollte und hier nur unfreiwillig den Lebensretter spielte, verborgen blieb. Und wo blieb eigentlich das verdammte Rea-Team?

Teresa und die anderen beiden Schwestern guckten mich fragend und unsicher an. Zwischenzeitlich hatte ich fast das Gefühl gehabt, dass sie Spaß daran hatten, mal etwas Spannenderes zu machen, als immer nur Popos abzuwischen und Tabletten auszuteilen. Mir blieb nichts, als weiterzumachen, bis das Rea-Team kommen würde. Hoffentlich bald. Ich riss mich also zusammen:

»Wieder nichts. Noch einmal.«

Der Vorgang wiederholte sich ein drittes Mal. Die plötzliche Stille, Herrn Himmelreichs Zucken, der Gestank, die Nulllinie auf dem Monitor, dann, nach kurzer Pause, chaotisches Zucken. Ich sah auf die Uhr. 14.08 Uhr. Herr Himmelreich war inzwischen etwa zehn Minuten klinisch tot. Vielleicht länger. Charon würde das andere Ufer mit Herrn Himmelreich bald erreicht haben. Mit jeder Minute verschlechtert sich die Chance, einen Patienten wieder zurückzuholen. Und natürlich auch das »Outcome« des vom Tode Auferstandenen, insbesondere sein späterer Geisteszustand.

Meine Stimmung kippte. Verzweiflung und Panik stiegen in mir hoch. Der Schweiß lief an mir runter, als stände ich unter der Dusche. Da gelang es mir plötzlich, meinen Kopf von meinen Gefühlen zu entkoppeln. Meine Gedanken wurden klar und fatalistisch. Es handelte sich hier um einen Toten. Alles, was passieren konnte, war, dass er das blieb, was er eh schon war: tot. Meine ärztliche Pflicht bestand darin, alles zu versuchen, ihn zurückzuholen. So gut ich es eben konnte. Wenn es nicht gelang, dann war es nicht meine Schuld. Ich hatte ihn schließlich nicht umgebracht. Ich hatte alles getan, um ihn zu retten.

Mit neu gewonnener Bestimmtheit wies ich Schwester Ilse an, wieder mit dem Drücken zu beginnen, und bedeutete Teresa, dass sie am Defi erst mal Pause hatte. Wir würden einfach weiterdrücken, bis das verdammte Rea-Team eintraf. In der Zwischenzeit würde ich mich weiter den Atemwegen von Herrn Himmelreich widmen.

Die dicke Ilse begann erneut, den Brustkorb von Herrn Himmelreich in rhythmischen Stößen tief einzudrücken in der Hoffnung, dass sich noch irgendein Molekül Sauerstoff in Herrn Himmelreichs Blut befinden würde. Teresa nahm sich der unsicher herumstehenden Steffi an, und alle beide machten sich an dem Rea-Wagen zu schaffen. Ich griff mir den Absaugschlauch und steckte ihn Herrn Himmelreich in den Mund. Ich wunderte mich zunächst, warum der Schlauch nicht saugen wollte. Das Gerät in der Wand, an das der Schlauch angeschlossen war, erzeugte eindeutig Unterdruck, wie mir das Sauggeräusch anzeigte. Bevor ich mich aufregen konnte, bemerkte ich das kleine seitliche Loch am Anfang des flexiblen Ansaugstutzens und erinnerte mich, dass man es mit dem Finger verschließen musste, damit der Saugstrom nach vorne in den Absaugstutzen geleitet wurde. Durch Andrücken und Heben des Fingers auf dem Loch konnte man die Saugkraft kontrollieren und verringern, wenn der Schlauch sich in Mund oder Rachen festgesaugt hatte. Peinlich, dass ich das vergessen hatte. Zum Glück hatte mal wieder keiner was bemerkt.

Endlich begann ich, die schleimige Flüssigkeit in Herrn Himmelreichs Mund abzusaugen, die im Takt von Ilses Brustkorbkompressionen auf und ab schwappte. Mithilfe meines Fingers auf dem seitlichen Loch wechselte ich von Sog auf Entlastung, wenn ich mich an einem größeren Stück des ehemaligen Nahrungsbreis oder an der Mundschleimhaut von Herrn Himmelreich festgesaugt hatte. Machte ich gut. Quasi Profiabsauger.

Dann wurde es wieder schwieriger. Ich kam nicht recht weiter. Herr Himmelreichs Mund klappte immer wieder zu. Aber wieder einmal hatte Teresa mitgedacht. Sie reichte mir den bereits aufgeklappten Intubationsspatel. Das war genau das, was ich jetzt brauchte. Damit würde ich den Mund aufziehen können. Außerdem besaß die geniale Erfindung eine nach vorne gerichtete Lichtquelle, die durch dicke Batterien in dem handlichen Griff betrieben wurde, damit man in den lichtlosen Abgründen des Rachens auch etwas sehen konnte.

Dankbar nahm ich Teresa den Spatel ab, setzte ihn auf die schlaffe Zunge von Herrn Himmelreich und zog den Unterkiefer nach oben. Der Mund öffnete sich weit. Während ich weitersaugte, konnte ich bis hinunter in den Schlund sehen. Sogar den Ansatz der Stimmlippen konnte ich erkennen. Als ich noch etwas fester zog, lagen sie in ihrer ganzen Pracht vor mir. Das Intubieren würde kinderleicht sein. Hinter den Stimmlippen lag nämlich die Luftröhre – und genau da musste er hin, der Tubus!

Ich hatte unzählige Geschichten von schwierigen und gescheiterten Intubationen gehört. Manchmal war es wohl fast unmöglich, einen Patienten zu intubieren. Man konnte mit dem Spatel ziehen und zerren und bekam den Mund trotzdem nicht weit genug auf. Oder man sah die Stimmlippen nicht richtig. Dann bekamen wohl selbst alte Hasen den Tubus nicht rein. Viele machten dann den Fehler, es zu lange zu versuchen, während der Patient keinen Sauerstoff und stattdessen einen Hirnschaden bekam.

Aber das würde mir nicht passieren. Nicht bei Herrn Himmelreich. Das würde klappen. Meine Armbanduhr zeigte 14.10 Uhr. Ungefähr zwölf Minuten waren inzwischen vergangen, seitdem ich Herrn Himmelreich gefunden hatte. Immerhin drückten wir seit ungefähr neun. Und vielleicht hatten wir bei den zwischenzeitlichen Beatmungsversuchen ja doch ein bisschen frische Luft in seine Lunge gepresst. Die Hoffnung stirbt immer zuletzt.

Als ich aufblickte, stellte ich befriedigt fest, dass Ilse zwar keuchte und schnaubte wie eine Dampflok, aber immer noch ordentlich drückte. Trotz der Kälte im Zimmer lief auch ihr inzwischen der Schweiß in kleinen Rinnsalen über das Gesicht. Schwester Steffi war von Teresa offensichtlich instruiert worden und damit beschäftigt, den Tubus vorzubereiten. Teresa selbst zog eine Flüssigkeit in eine Spritze. Der Ampulle nach zu schließen handelte es sich um Adrenalin.

In diesem Augenblick flog die Tür auf und schlug mit einem

lauten Knall gegen den Rea-Wagen. Schwester Steffi glitt vor Schreck der Tubus, den sie gerade aus der Packung gerissen hatte, aus den Händen und fiel zu Boden. Die verstörte Ilse hielt einen Moment in ihrer monotonen Druckarbeit inne. Teresa schnitt sich mit der Glasampulle, die sie gerade aufgebrochen hatte, in den behandschuhten Finger und sagte »Autsch«. An der Schnittstelle vermischte sich ihr Blut mit dem am Handschuh klebenden Erbrochenen von Herrn Himmelreich.

Drei männliche Wesen, die in den blauen Klamotten der Operationssäle oder der Intensivstationen gekleidet waren, stürmten ins Zimmer. Noch bevor ich piep sagen konnte, brüllte der vorderste los:

»Ebert mein Name. Anästhesie! Das Rea-Team!«

Während ich noch überlegte, wo ich den Namen Ebert schon mal gehört hatte, hatten die Profis die Lage bereits überblickt. Einer der beiden mitgekommenen Pfleger drängte Ilse zur Seite und übernahm nahtlos das Drücken. Natürlich drückte er schneller und tiefer als Ilse und ich zusammen. Es knackte mehrfach im Brustkorb von Herrn Himmelreich. Bevor die heute wirklich ein wenig langsame Steffi den fallen gelassenen Tubus wieder aufheben konnte, hatte der zweite Pfleger aus seinem Rucksack bereits einen neuen rausgezogen und beschmierte ihn mit Gleitgel.

Kollege Ebert, von dem mir inzwischen wieder eingefallen war, dass er mir damals bei meinem ersten Nachtdienst Herrn Wuttke aufgedrückt hatte, war neben mich gerückt, hatte mir sanft, aber bestimmt den Spatel aus der Hand genommen und blickte jetzt selbst in den gereinigten Schlund von Herrn Himmelreich. Gleichzeitig ließ er sich von mir kurz über die bereits durchgeführten Defibrillationsversuche informieren. Als ich versuchte, ihm den wirren Rhythmus zu beschreiben, den ich auf dem Bildschirm gesehen hatte, sah er mich skeptisch an. Teresa, geistesgegenwärtig wie immer, drückte die Paddles auf den Brustkorb von Herrn Himmelreich, um mein Gestammel zu illustrieren. Auf dem Bildschirm erschien wieder das wirre Gezacke. Ebert sagte: »Alles klar. Kammerflimmern.«

Anstatt sich weiter mit dem Bildschirm zu beschäftigen, beugte sich Ebert noch einmal über Herrn Himmelreichs Gesicht. Dann sagte er »Tubus« und streckte seine freie Hand nach hinten aus. Der Pfleger legte den Tubus wie einen Staffelstab in sie hinein. Als Ebert drauf und dran war, den Tubus im Schlund von Herrn Himmelreich zu versenken, wurde ich ärgerlich. Das war mein Patient! Mein Schlund! Meine Intubation!

»Verzeihung, Herr Kollege, aber das mache ich!«

Bestimmt griff ich mir den Tubus, den Ebert bereits in der Hand hielt. Kollege Ebert reagierte überrascht, ließ mich aber gewähren.

»Okay. Ein Versuch. Schnell.«

Ich nahm den Spatel, zog die Zunge nach vorne und blickte erneut in den offenen Schlund von Herrn Himmelreich. In der Tiefe erkannte ich die Stimmlippen. Vorsichtig setzte ich den Tubus an und schob ihn vor, bis die Spitze unmittelbar vor den kleinen weißen Lippen lag, die für die Stimmbildung zuständig sind. Dahinter lag die Luftröhre. Ein letzter Stoß. Ich war durch. Der Tubus war drin. Vor lauter Aufregung hebelte ich mit dem Spatel zu weit nach vorne. Fehler. Ziehen, nicht hebeln lautete die Devise. Mit einem knirschenden Geräusch gab einer der oberen Schneidezähne von Herrn Himmelreich nach und stand plötzlich merkwürdig schief. Mist. Aber egal. Typischer Kollateralschaden beim Intubieren. Darum konnte sich später der Zahnarzt kümmern.

Mit den Worten »24 Zentimeter ab Zahnreihe!« wies Ebert mich an, den Tubus bis zur Markierungszahl 24 vorzuschieben. Auf dieser Höhe sollte der Tubus gut in der Luftröhre des etwa 175 Zentimeter großen Herrn Himmelreich liegen. Über einen zusätzlichen, am Tubus befindlichen kleinen Schlauch blies Ebert mittels einer leeren Spritze als Nächstes den »Cuff« auf. Das ist ein kleiner Ballon, der sich am Tubusschaft befindet und dazu dient, die Luftröhre zu verschließen, sodass ein Gastausch nur noch über den Tubus möglich ist. Gleichzeitig würde er dafür sorgen, dass keine weiteren Reste des Erbrochenen in die Luftröhre gelangten.

Dann fixierte Ebert den Tubus mit einem Pflaster, welches der assistierende Pfleger bereits vorbereitet hatte, am Mund von Herrn Himmelreich, riss die Beatmungsmaske vom Ambu-Beutel und schloss stattdessen den Tubus an. In Windeseile holte er sein Stethoskop aus der Tasche seines Oberteils, steckte sich die Hörer in die Ohren und legte den Membrankopf erst auf die eine, dann auf die andere Seite des Brustkorbs von Herrn Himmelreich. Genauso wie ich es damals bei Schlunk gesehen hatte, nur viel schneller. Übung macht halt doch den Meister.

Während Ebert mit dem Stethoskop horchte und durch Drücken des Ambu-Beutels mehrere kurze Beatmungsstöße in die Lungen von Herrn Himmelreich lenkte, hatte er bereits wieder die zuckende Linie auf dem EKG-Bildschirm im Blick. Als er das Stethoskop absetzte, sagte er laut und ruhig:

»Eindeutig Kammerflimmern. Da Sie korrekterweise schon dreimal defibrilliert haben, geben wir einmal Adrenalin, bevor wir es das nächste Mal elektrisch versuchen.«

Er drückte mir den Ambu-Beutel in die Hand und nahm Teresa die Paddles des Defibrillators ab. Nickend bejahte ich seinen fragenden Blick, ob ich mir die Beatmung über den Ambu-Beutel zutraute. Dann sagte er: »10 bis 15 Stöße pro Minute!«

Alles klar. Das sollte hinhauen. Langsam und regelmäßig drückte ich los. Der Brustkorb hob und senkte sich unmerklich, während der Pfleger ihn nach wie vor ungerührt mit intensiver Herzdruckmassage bearbeitete. Er drückte so tief, dass er fast die Wirbelsäule erreichte. Als ich kurz aufblickte, sah ich, dass der andere eine Spritze aufgezogen hatte und gerade dabei war, eine Infusion vorzubereiten. Meine drei Schwestern hatten sich in die Ecken des Raums zurückgezogen. Kollege Ebert überzeugte sich nochmals kurz, dass ich meine Beatmungsarbeit korrekt erledigte, und ließ sich dann von dem Pfleger die Spritze reichen.

»Adrenalin. 1 auf 10. Willst du auch Nabi?«

Anscheinend war nun der Zeitpunkt für den Einsatz von Medikamenten gekommen. Allerdings gibt es kaum etwas, was bei klinisch Toten noch hilft. Adrenalin ist das einzige Mittel, dem man eine positive Wirkung zuschreibt. Es gilt als das Notfallmedikament schlechthin. Es quetscht die letzten Reserven aus dem sterbenden Körper und zwingt die Blutgefäße, sich ein letztes Mal zusammenzuziehen und Druck im Gefäßsystem aufzubauen. Am Herz wirkt es dazu tatsächlich wie eine Art Zündkerze, die der versagenden Pumpe noch mal einheizt. Wenn die EKG-Aufzeichnung der Herzströme von Herrn Himmelreich eine Nulllinie ergeben hätte, hätten wir, anstatt zu defibrillieren, gleich Adrenalin geben müssen. In der Hoffnung, dass es das Herz dazu bringen würde, wieder eine elektrische Aktivität aufzubauen.

Herr Himmelreichs Herz jedoch zeigte Kammerflimmern, wie Ebert erkannt hatte. Das bedeutete, dass es, wenn auch chaotisch und ohne Effekt, elektrische Aktivität im Herzen gab. Um diese Aktivität in geordnete Bahnen zu lenken, hatten wir dreimal defibrilliert – korrekt und leitliniengerecht. Nur leider erfolglos. Wenn drei Defischocks nichts bewirken, empfehlen die Leitlinien, es als Nächstes mit Adrenalin zu versuchen. In der Hoffnung, so das Ansprechen des Herzens auf den nächsten Elektroschock zu verbessern.

Kollege Ebert setzte die Spritze an die Flexüle am linken Unterarm von Herrn Himmelreich, die Océane am Vortag nach mehrmaligen Fehlversuchen unter Tränen gelegt hatte. Dann drückte er ab. Die Flexüle funktionierte zum Glück noch, und die farblose Flüssigkeit verschwand im Körper von Herrn Himmelreich. Dann wies er den Pfleger an, auch das bereitgestellte »Nabi« anzuschließen – eine Natriumbikarbonatlösung mit leicht basischem Ph-Wert, um die Säuren in Herrn Himmelreichs Körper zu neutralisieren, die sich aufgrund des Sauerstoffmangels inzwischen gebildet hatten. Dann konnte das Adrenalin auch besser wirken.

Während das Nabi einlief, bereitete Ebert die nächste Defibrillation vor. Ich blickte noch mal auf die Uhr. 14.13 Uhr. Viele Chancen hatte Herr Himmelreich nicht mehr.

Alles lief wie gehabt: Der Ruf »Alle weg«, der plötzlich abbrechende Alarmton, der sich bäumende Körper. Auch der verbrannte Geruch war derselbe. Eher schlimmer. Dann der vertikale Strich mit der folgenden horizontalen Nulllinie am Monitor.

Dann aber geschah etwas Neues. Die Linie auf dem Monitor machte keine chaotischen, wilden Bewegungen mehr. Stattdessen beschrieb sie eine kurze Aufwärtsbewegung, gefolgt von einem trägen Abfall, um schließlich zur Nulllinie zurückzukehren. Dann eine kurze Pause. Dann folgte eine weitere Aufwärtsbewegung, träger Abfall, Nulllinie. Und so ging es weiter. Die Kurve war zwar etwas deformiert, zeigte aber ohne Zweifel einen QRS-Komplex – den richtigen Rhythmus des Herzens! Ebert war erfolgreich gewesen. Charon bekam Gegenwind.

Es ging ein kurzes Raunen durch den Raum. Eine meiner Schwestern kreischte auf, der Brustkorbdrücker kommentierte das Geschehen sogar mit einem lauten »Yeah«. Ich ballte unwillkürlich die Faust. Ein kleines Lächeln um Eberts Lippen zeigte, dass auch er sich freute. Dann bedeutete er dem Drücker, mit seinen Kompressionen aufzuhören, und fasste an den Hals von Herrn Himmelreich.

»Er hat einen Puls!«

Neugierig fasste ich an die andere Halsseite. Tatsächlich konnte man bei leichtem Druck so was wie einen Pulsschlag erahnen.

Schwach zwar, aber immerhin. Das Herz von Herrn Himmelreich schlug wieder von selbst! Hasta la vista, Charon!

In meiner Begeisterung hatte ich ganz vergessen, weiter meinen Beatmungsbeutel zu bearbeiten, was mir einen strengen Blick vom Kollegen Ebert einbrachte. Schnell nahm ich meine Tätigkeit wieder auf.

Dann kam richtig Leben in das ausgekühlte Zimmer. Ebert verlautete, dass wir den Patienten schnellstmöglich auf die Intensivstation bringen sollten. Für den Transport mussten wir den auferstandenen Herrn Himmelreich allerdings wieder in sein Bett bugsieren. Alle mussten anpacken. Ebert, dessen Vertrauen in meine Beatmungsfähigkeiten dann doch an seine Grenzen stieß, übernahm den Kopf und die händische Beatmung als den vulnerabelsten Part der Aktion. Mit vereinten Kräften und unter den klaren Kommandos von Ebert gelang es uns aber problemlos, Herrn Himmelreich hochzuheben und mehr oder weniger sanft auf seinem Bett zu platzieren.

Ebert überprüfte mit dem Stethoskop nochmals die korrekte Belüftung beider Lungen sowie Monitor und Halspuls, um sicherzugehen, dass Herr Himmelreichs Herz immer noch einen Rhythmus hatte und auch einen Blutauswurf erzeugte. Dann ging es los. Teresa öffnete die Tür. Als ich nach draußen blickte, erkannte ich Frau Reuters Kopf in der Tür gegenüber. Sie erschien mir wie eine Spinne in ihrem Nest, die auf Beute für die Befriedigung ihrer Neugier wartete. War jetzt aber auch egal.

Ebert erklärte, dass wir nun nicht mehr gebraucht würden. Den Transport zu der ein Stockwerk höher gelegenen Intensivstation würden er und seine Jungs übernehmen. Da ich immer noch das Gefühl hatte, dass es sich bei Herrn Himmelreich eigentlich um meinen Patienten handelte, bestand ich darauf, mitzukommen. Ebert stimmte zu. Wahrscheinlich war er ganz froh, jemanden dabeizuhaben, der den Intensivmedizinern etwas zur

Vorgeschichte des überlebten Todes von Herrn Himmelreich erzählen konnte. Reden war ja bekanntlich ohnehin die Domäne von uns Internisten.

Als wir aufbrachen, sah ich, wie Frau Reuter spinnengleich aus ihrem Zimmer krabbelte und sich sofort auf eine der konsterniert und erschöpft wirkenden Schwestern stürzte, um sie auszusaugen. Am Ende der Station begegneten wir Pilar und Océane, die wohl gerade von einem Spaziergang zur Wiederherstellung des seelischen Gleichgewichts von Océane zurückkamen. Als Océane den beatmeten, totenblassen Herrn Himmelreich erkannte, der sie noch vor 20 Minuten lüstern angesehen und dabei über Viagra und Puffbesuche referiert hatte, geriet ihre seelische Verfassung erneut in arge Schieflage. Ihre Augen weiteten sich vor Schreck und Angst. Auch Pilar blickte so entsetzt, dass ich einen kollektiven Heulanfall befürchtete und froh war, in Eile zu sein.

Als wir auf der Intensivstation eintrafen, wo uns die Schwestern bereits angekündigt hatten, wurde gerade umgeschoben, um Platz für uns zu schaffen. Während wir warteten, bekamen wir ein Beatmungsgerät, sodass Kollege Ebert nicht mehr selber drücken musste, und die Kollegen legten, quasi zwischen Tür und Angel, einen arteriellen Zugang. Damit konnte man den realen Blutdruck ableiten und war nicht mehr auf das Fühlen der Halspulse angewiesen. Außerdem konnte man arterielles Blut abnehmen und einen verlässlichen Sauerstoffgehalt bestimmen. Es zeigte sich, dass wir wirklich nicht schlecht gewesen waren. Der Sauerstoffpartialdruck lag bei 75 mmHg und die konsekutive Sättigung bei 93 Prozent. Diese Werte sprachen eindeutig für Leben. Und ein Blutdruck von 85 zu 60 ohne stützende Katecholamine zumindest nicht per se dagegen. Charon konnte einpacken.

Ich erzählte den Kollegen auf der Intensivstation, was ich von Herrn Himmelreich wusste. Dabei überging ich seine Problemchen mit der Prostata und dem Wasserlassen und beschränkte mich auf sein Herz. Ich berichtete, dass er wohl bereits einen Infarkt erlitten und sich ziemlich aufgeregt hätte, bevor ich ihn kurz darauf in klinisch totem Zustand vorfand. Die Gründe für seine Aufregung verschwieg ich. Sie waren für das weitere Vorgehen irrelevant. Mein Chef hatte auf der Intensivstation ohnehin nicht den besten Ruf.

Als die Intensivschwestern schließlich ein normales EKG mit zwölf Kanälen abgeleitet hatten, bestätigten die Hebungen über allen Brustwandableitungen die Verdachtsdiagnose: klassischer Vorderwandinfarkt. Gleichzeitig sah man im EKG auch noch die Spuren des letzten Infarkts, von dem Herr Himmelreich gesprochen hatte. Damals war es wohl die Hinterwand gewesen. Kein Wunder, dass dieses gebeutelte Herz den richtigen Rhythmus nicht gleich wiedergefunden hatte.

Sofort begannen die Intensivkollegen, Herrn Himmelreich mit den vielen Medikamenten zur Behandlung des Herzinfarktes zuzuschütten. In wenigen Minuten würden sie ihn zur weiteren Therapie ins Herzkatheterlabor verlegen. Ebert, seine Jungs und ich machten uns davon.

»Gute Arbeit, Herr Kollege!«, sagte Ebert anerkennend auf dem Flur. »Kammerflimmern erkannt, dreimal defibrilliert und es war alles vorbereitet, als wir kamen! Und sogar ans Kühlen haben sie gedacht! Wirklich Respekt. Nicht schlecht für einen Internisten. Waren wohl länger auf der Intensivstation, was?«

Das Lob des Dr. Ebert ging mir runter wie Öl. Allerdings reichte es nicht ganz, meine Selbstzweifel verschwinden zu lassen. Wenn Ebert Herrn Himmelreich gefunden hätte, dann wäre vermutlich alles viel schneller gegangen. Und richtiger. Und professioneller. Und alles.

Andererseits konnte ich nichts dafür, dass es mir an Erfahrung fehlte. Oder dass ich Internist und kein Anästhesist war. Verschiedene Situationen erfordern verschiedene Fähigkeiten. Das Glück, dass immer gerade der richtige Fachmann neben einem steht, wenn man diese oder jene Nöte hat, ist dann doch eher selten. Meistens läuft eben nicht gerade ein Urologe über den Flur, wenn die Prostata die Harnröhre abquetscht. Und es kommt auch selten der Endoskopiker just dann durch die Tür, wenn der Magen oder die Speiseröhre blutet. Und erfahrungsgemäß ist eben auch kein Anästhesist in der Nähe, wenn jemand mit einem Herzinfarkt tot umfällt. Bei vielen, denen so etwas passiert, ist überhaupt niemand in der Nähe. Bei Herrn Himmelreich bin immerhin ich da gewesen und habe dafür gesorgt, dass sein ganz persönliches Himmelreich noch ein wenig würde warten müssen.

Ein Zyniker mag behaupten, dass er es dort vermutlich besser gehabt hätte als in der Hölle, die ihn hier auf Erden für den Rest seines Lebens womöglich erwarten würde. Schließlich hatte Herr Himmelreich drei bis vier Minuten kompletten Kreislaufstillstand und Sauerstoffmangel erlitten. Es stand zu befürchten, dass insbesondere sein Hirn sich nicht mehr vollständig erholen würde und der Tod im Vergleich zu einem Leben als hirnloser Pflegefall eine Gnade gewesen wäre.

Doch was hätte ich tun sollen? Ein Arzt hat nicht zu entscheiden, was würdiges Leben ist. Er hat Leben zu erhalten. Das hatte ich versucht. Und ich hatte alles gegeben. Ich hatte sogar ans Kühlen gedacht, wie der Kollege richtig bemerkt hatte. Okay, ich hatte die Fenster aufgemacht, um den Kotzegestank loszuwerden. Nicht, um Herrn Himmelreich zu kühlen. Aber manchmal macht man unbewusst eben auch mal Dinge richtig. Und nicht immer nur falsch.

Seriöse Studien zeigen nämlich, dass klinisch tote Patienten, die während der Reanimation gekühlt wurden, einen klaren Benefit haben. Wenn man sie kühlt, steigen ihre Chancen, nicht als »Gomer« zu enden, dramatisch. Je früher man mit dem Kühlen beginnt, desto besser. Insofern hatte das Fensteraufreißen seinem Hirn vielleicht tatsächlich was gebracht.

Auf der Intensivstation war Herr Himmelreich dann auch sofort an ein richtiges Kühlsystem angeschlossen worden. Zumindest hatte ich gesehen, wie man ihm seltsame Schläuche auf den Körper geklebt hatte. Als ich später nachlas, erfuhr ich, dass sich Kühlflüssigkeit in den Schläuchen befunden hatte. So konnte man den Körper um einige Grad abkühlen. Ob damit sein Hirn gerettet werden konnte? Ich hoffte es für ihn.

Ich kam nach einigem Überlegen jedenfalls zu dem Schluss, dass ich mir keine Vorwürfe machen musste. Und als ich auf meine Station zurückkam und plötzlich Prof. Renner, Dr. Ranner und Schlunk da waren, um sich meine Geschichte anzuhören, machten auch sie mir keine. Sie lobten mich sogar für mein Vorgehen und mein beherztes Eingreifen. Also hakte ich das Ganze ab. Wenn ich ehrlich bin, war ich vor allem stolz, dass ich das erste Mal in meinem Leben intubiert hatte.

Meine Welt war also in Ordnung. Und Herrn Himmelreichs weiteres Schicksal würde sich auf der Intensivstation entscheiden. Ich war raus. Zum Glück hatte ich zu ihm keine besonders emotionale Bindung aufgebaut. Er blieb für mich das, was er vor seinem Herzinfarkt gewesen war: ein anstrengender und lüsterner älterer Herr, der uns beschimpft hatte.

Kann es sein, dass ich abgebrühter geworden war?
Vielleicht.

DER ABSCHIED ODER
ALLES AUF ANFANG

Während der nächsten Wochen wurde es ruhiger. Die Semesterferien waren vorbei, und »Little Europe« musste wieder zurück in die Hörsäle der Heimatländer. Zum Abschied gab es ein großes Essen bei uns auf der Station mit nationalen Spezialitäten. Am Ende platzten allen fast die Bäuche vor Chorizo, Foie gras und Tzaziki, und wir stanken ordentlich nach Knoblauch. Dann waren Kostas, Pilar und Océane weg, und man musste zwar weniger erklären, aber dafür wieder alles selber machen. Ich vermisste vor allem Pilar und ihr großes Herz. Manchmal, nach einem langen Kliniktag, wenn ich alleine zu Hause saß, verspürte ich sogar einen Hauch von Einsamkeit. Nicht schlimm und nicht oft, aber doch spürbar. Als Gegenmaßnahme beschloss ich, einfach noch mehr zu arbeiten. Die klassische Standardlösung der Workaholics, seit Jahrzehnten erprobt.

Wobei sich bei den Ärzten in dieser Hinsicht zuletzt etwas zu ändern scheint. Die Medizin wird laut Statistik nämlich immer »weiblicher«. Inzwischen sind über 60 Prozent der Medizinstudierenden Frauen. Und die wollen wohl nicht nur arbeiten, sondern auch noch Kinder kriegen, sich selbst verwirklichen und wer weiß was sonst noch. Jedenfalls achten sie mehr auf die berühmte Work-Life-Balance als die männlichen Mediziner früherer Tage. Das, so ist zu lesen, sei mit ein Grund für den Ärztemangel: Eigentlich gibt es mehr Ärzte als je zuvor. Da diese jedoch zunehmend weiblich sind und neben der Arbeit noch andere Dinge im Kopf haben, sinkt die effektive Arbeitszeit der Mediziner. Letztlich liegt es also an den Frauen.

Meine persönliche Work-Life-Balance hatte dagegen ziemliche Schlagseite. Kaum Privatleben, umso mehr Arbeit. Immerhin war man in der Klinik nie alleine. Manche Patienten mit chronischen Leiden kamen auch immer wieder, sodass man sie schon fast wie alte Bekannte begrüßte. Herr Petzold zum Beispiel mit seinem Morbus Crohn und seinen Popofisteln kam alle paar Wochen wegen irgendeiner Untersuchung oder einer erneuten Verschlechterung. Da er fast gleichalt war und eigentlich ganz nett, waren wir zwischenzeitlich sogar beim »Du« gelandet, was mir der Oberarzt dann aber wieder ausgeredet hatte. Eine gewisse professionelle Distanz in der Beziehung zu seinen Patienten sei wichtig, hatte er argumentiert, und ich hatte mit Herrn Petzold gesprochen, und wir hatten beide es eingesehen und sagten jetzt wieder »Sie«

In meinen seltenen freien Stunden hatte ich allerdings immer häufiger das Gefühl, dass irgendetwas fehlte, und fragte mich manchmal, ob eine feste Freundin mir nicht vielleicht guttun würde? Trotz der Tatsache, dass an Frauen natürlich vieles zu bemängeln ist. Siehe oben.

Die Ereignisse der nächsten Wochen überzeugten mich dann jedoch, solche Gedanken schnell wieder zu verwerfen. Es ging los, als ich eines Abends nach Hause gehen wollte und gegen 19.30 Uhr bei den schlecht beleuchteten Fahrradständern nach meinem Fahrrad suchte. Plötzlich war Anke hinter mir aufgetaucht, hatte mir die Hände auf die Augen gelegt und »Na, wer bin ich …?« gesäuselt.

Ich konnte es nicht fassen. Ich hatte gedacht, dass diese Geschichte endlich vorbei war. In den letzten Wochen hatte mich

Anke zum Glück ziemlich in Ruhe gelassen. Und jetzt diese Säuselattacke. Mir wurde fast übel. Anscheinend hatte sie mir aufgelauert. Vielleicht hatte der beginnende Frühling ihre Gefühle wiedererweckt, sodass sie es noch mal versuchte. Ich war inzwischen aber an dem Punkt, wo ich überhaupt nicht mehr verstehen konnte, wie ich jemals mit dieser Frau eine Affäre hatte beginnen können. Alle Entschuldigungen wie Alkoholnebel, Rachebedürfnis und die Eigentlich-bin-ich-ja-verführt-worden-Nummer zogen nicht mehr. Ich konnte Frauen, die sich anbiedern, einfach nicht ausstehen.

Schroff und vielleicht auch ein wenig beleidigend wies ich Anke mit den Worten »Keine Zeit!« ab, während ich mein Fahrrad aufschloss. Anke schluchzte auf. Wenn mir etwas noch mehr zuwider ist als sich anbiedernde Frauen, dann sind es sich anbiedernde und dabei heulende Frauen. Entsprechend wurde ich noch schroffer und beleidigender und sagte zu ihr: »Hau ab, Anke, ich will dich nicht mehr sehen, du nervst mich!« Dieses Statement ließ Anke endgültig in Tränen ausbrechen. Zum Glück bekam ich die Heulerei nicht mehr mit. Ich stieg auf mein Fahrrad und brauste davon.

Als ich zu Hause war und wieder in meiner Einsamkeit hockte, hatte ich den ganzen Abend lang ein schlechtes Gewissen. Schließlich war so viel Gemeinheit eigentlich nicht meine Art. Das behauptete zumindest mein Selbstbild. Kurz überlegte ich gar, mich zu entschuldigen. Aber als ich zwei Wochen später auf einer Party die etwas rundliche, aber verdammt heiße Carla kennenlernte und die Party bei mir zu Hause in trauter Zweisamkeit noch bis in den Morgen weiterging, waren alle Selbstzweifel vergessen, und es ging mir wieder richtig gut. Der Frühling war gerettet. Das Ganze erwies sich zur Abwechslung noch dazu als erstaunlich unkompliziert, weil weder Carla noch ich mehr wollten, als gelegentlich eine Nacht zusammen zu verbringen.

Und damit war Anke endgültig Vergangenheit. Tatsächlich lauerte sie mir auch nicht mehr auf. Als ich Jahre später erfuhr, dass sie sich einen mir nur peripher bekannten Gynäkologen geschnappt hatte und auch gleich schwanger geworden war, hatte ich sogar wieder positive Gefühle für sie und wünschte ihr das Allerbeste. Als ich, wiederum ein paar Monate später, hören musste, dass der Gynäkologe sich kurz nach der Geburt ihres gemeinsamen Kindes von ihr getrennt hatte, tat sie mir aufrichtig leid. Auch wenn ich den Kollegen aus der Frauenheilkunde irgendwie verstehen konnte. Nach dieser letzten Nachricht verlor sich die Spur der aufdringlichen Anke dann im Gewirr der Zeit. Letztlich sollten wir beide bloß Episoden im Leben des anderen bleiben.

Die Sache mit Carla bewirkte aber nicht nur, dass Anke endlich aus meinem Leben verschwand. Die Affäre mit ihr war so erfrischend und unkompliziert, dass auch meine Gefühle für Teresa endlich aus meinem Herzen hinausbugsiert wurden. Mit diesen Gefühlen hatte ich kurz nach der Geschichte mit Herrn Himmelreich und seinem überlebten Tod nämlich noch mal Probleme bekommen. Während der Reanimation war zwischen uns ja alles sehr professionell geblieben. Trotzdem war danach alles wieder hochgekommen. Nicht nur für mich. Für beide Seiten. Das zeigte sich, als ich circa eine Woche nach dem kurzen Stelldichein mit Anke, wieder so gegen 19.30 Uhr, erneut bei den Fahrradständern stand und mein Rad aufschloss.

Es war ein schöner Abend, mild und trocken, und zum ersten Mal in diesem Jahr konnte man den Frühling riechen. Ich war gut gelaunt. Der Tag war gut gewesen. Als ich gegen zehn Uhr morgens auf Visite war und angesichts einer alten, demenzkranken Patientin, die sich immer wieder einnässte und einkotete, die Hoffnungslosigkeit meiner Bemühungen einmal mehr vor Augen hatte, war ich nämlich Zeuge eines kleinen Wunders geworden. Eines Wunders der modernen Medizin. Nicht ganz so spektakulär wie, sagen wir, das von Lourdes, aber die Storys von Marienerscheinungen und Kranken, die plötzlich wieder gehen können, kommen ja auch von der katholischen Kirche. Und die übertreibt es bekanntlich ganz gerne. Mein Wunder hingegen war keine Erscheinung, sondern ganz real und aus Fleisch und Blut. Im Grunde war es ein »Weniger-ist-mehr«-Wunder. Vor mir und meinem Visitenwagen stand nämlich plötzlich Frau Hager. Und sie sah beinahe so aus, wie ihr Name es verhieß: schlank. Oder zumindest fast. Sie musste mindestens 60 Kilogramm verloren haben, schätzte ich.

Ich habe sie zunächst gar nicht wiedererkannt, als sie die Station betrat und dann schnurstracks auf mich und den Visitenwagen zusteuerte. Als sie mich mit »Hallo, Dr. Teeg!« begrüßte, war ich entsprechend irritiert. Meine Irritation wuchs, als sie mit gespielter Empörung fortfuhr: »Wie, Sie erkennen mich nicht?« Ich starrte sie an und hatte keine Ahnung, wer sie war und was sie von mir wollte.

Das passierte mir leider immer wieder. Viele Patienten, die irgendwann mal bei uns gewesen waren und mit dem einen oder anderen Anliegen zu uns zurückkamen, begrüßten mich wie einen alten Freund und erwarteten, dass ich mich genauso gut an sie erinnerte wie sie sich an ihren Doktor.

Da waren sie bei mir aber leider an der falschen Adresse. Mein Gedächtnis für Namen ist ein Graus. Ich war schon froh, wenn ich mir die Namen der aktuell von mir betreuten Patienten merken konnte. Oft genug musste ich die Schwestern fragen, wie der Patient aus Zimmer soundso noch mal heißen würde. Namen waren mir einfach nicht wichtig. Dafür war ich auch nicht sauer, wenn jemand den meinigen vergaß. Das kam allerdings eher selten vor. Die meisten Patienten wussten meinen Namen noch Jahre später. Aber sie hatten ja auch nur einen Arzt. Ich hingegen hatte viele und ständig wechselnde Patienten. Jedenfalls geriet ich immer wieder in Peinlichkeiten, wenn mir völlig unbekannte Patienten vor mir standen, um mir zu danken oder mir etwas für die nette und gute Behandlung zu schenken. Da war dann viel Schauspielerei gefragt.

Zum Glück hatte Frau Hager an diesem Morgen die delikate Situation schnell und gnädig aufgelöst. Sie hatte mir mit »Frau Hager! Die ehemals dickste Frau, die Sie je gesehen haben …?!« auf die Sprünge geholfen und mich in ungläubiges Erstaunen versetzt.

Sie erzählte mir, dass sie nach ihrer Operation Anfang November des letzten Jahres bereits 50 Kilo abgenommen hätte. 50 Kilo in vier Monaten! Wow. Und die Kilos purzelten noch immer. Sie wirkte auf mich wie ein ganz anderer Mensch. Sie war nicht nur dünner, sondern auch fröhlicher und zugewandter. Weniger verbissen. Wie jemand, der nach langen Jahren der Finsternis auf einmal wieder Hoffnung schöpft. Und ihre Hoffnung war ansteckend. Als ich schließlich ins Zimmer der armen demenzkranken und inkontinenten Oma ging, horchte ich nicht nur ihre entzündeten Lungen ab, sondern streichelte ihr sogar die Hand. Mindestens eine Minute lang.

Meine gute Stimmung hatte bis zum Abend angehalten. Als ich jetzt vor den Fahrradständern stand und gut gelaunt in den Feierabend starten wollte, pfiff ich sogar vor mich hin. Da bemerkte ich eine weibliche Gestalt, die um die Häuserecke bog und schnurstracks auf mich zuging. Ich wunderte mich, da sich in diesem Seitenhof des Klinikgebäudes eigentlich nur die Fahrradständer befanden und außer meinem keines mehr da war. Ich vermutete, dass es Anke war, und machte mich bereit, auf mein Fahrrad zu springen und davonzudüsen. Doch die weibliche Gestalt, die nun in den Lichtkegel der einsamen Laterne trat, welche die Fahrradständer beleuchtete, war nicht Anke. Es war Teresa. Meine Teresa, an die ich seit der Reanimation von Herrn Himmelreich wieder ständig hatte denken müssen. Ich hatte sogar wieder angefangen, von ihr zu träumen. All der ganze Shit, den man so macht, wenn man wohl doch immer noch verliebt ist.

Nach der Geschichte mit Herrn Himmelreich war Teresa mir weiterhin konsequent aus dem Weg gegangen. Sie hatte mich nie direkt angesehen, war nie mit mir auf Visite gekommen und hatte weiterhin viele Nachtdienste geschoben. Allerdings nie dann, wenn ich Nachtdienst hatte.

Vor dem Himmelreich-Zwischenfall war mir das recht gewesen. Schließlich war ich derjenige, der sauer auf sie war und nichts mehr mit ihr zu tun haben wollte. Nach der Reanimation jedoch, die wir zusammen gemeistert hatten, waren auch meine Gefühle plötzlich wieder lebendig geworden. Unsere gemeinsame Nacht war inzwischen so lange her, dass ich Teresa längst verziehen hatte. Mit ein bisschen Abstand betrachtet erschien mir ihr damaliges Verhalten gar nicht mehr so schlimm. War doch irgendwie verständlich, dass so eine Krankenschwester sich früh irgendeinen Typen ausguckt, mit dem sie sich vorstellen kann, ihr Leben zu verbringen, und dass sie das dann auch durchziehen will. Ebenso nachvollziehbar erschien mir inzwischen, dass ihr der Plan über den süßen Lockenkopf gewachsen war, als sie mich, den feschen Arzt mit der vielversprechenden Karriere, kennengelernt hatte. Umso mehr, als dann alles so stimmig gewesen war zwischen uns während dieser einen Nacht. Ist doch klar, dass sie am nächsten Morgen Panik bekam, die Notbremse zog und einfach abgehauen ist. All das fand ich auf einmal verständlich. Im Grunde war ihr Verhalten eigentlich sogar ganz süß gewesen. So viel Emotionen, so viel Verzweiflung – und das alles wegen mir. Also hatte ich nach der Reanimation beschlossen, ihr noch eine Chance zu geben.

Vielleicht würde sie ihre Meinung ändern, wenn ich ihr ein bisschen Zeit gab und ihr zeigte, dass ich es wirklich ernst meinte. Inzwischen war ich mir nämlich sicher, dass ich mehr von ihr wollte und die Sache nicht nur das übliche Techtelmechtel zwischen zwei Kollegen oder Arzt und Schwester gewesen war. Seit Herrn Himmelreich – oder vielleicht auch erst, seitdem ich Pilars Herz nicht mehr zur Verfügung hatte und diese Einsamkeit über mich gekommen war – war ich mir in dieser Hinsicht ganz sicher. Im Grunde konnte ich Herrn Himmelreich sogar dankbar sein für den Herzstillstand, den er da so mir nix, dir nix hingelegt hatte. Schließlich hatte er dazu geführt, dass ich Teresa endlich wieder länger als für den Bruchteil einer Sekunde hatte erleben dürfen. Und auch Herr Himmelreich konnte Teresa dankbar sein. Hätte ich ihre Stimme nicht gehört, wäre ich niemals umgedreht und noch einmal an seinem Zimmer vorbeigegangen. Teresa war eben einfach ein rettender Engel. Jedenfalls war mir klar geworden, dass ich es noch einmal versuchen musste.

Auch dass ich ihr bei der Reanimation dabei zugesehen hatte, wie sie Kotzbrocken aus dem Mund eines Toten mit bloßen Fingern entfernt hatte, konnte diese Gewissheit nicht erschüttern. Auf eine gewisse, vielleicht ein wenig perverse Weise war sie dadurch eher noch verstärkt worden. Jetzt nicht konkret wegen der Kotze und dem Darinrumwühlen – ich bin ja nicht wirklich pervers –, sondern wegen der Tatsache, dass Teresa überhaupt dazu in der Lage war. Dieses Wissen erzeugte in mir ein Gefühl der Verbundenheit, einen Glauben, dass sie mich verstehen konnte. Dass sie und ich im gleichen Boot saßen und die gleiche Sprache sprachen. Ich wusste, dass das etwas war, das ich mit einer Frau, die nicht im Medizinbusiness tätig ist, niemals würde teilen können. Die Mädels, die ich manchmal abends auf irgendwelchen Kneipentouren kennenlernte, sagten schon »Igittigitt!« oder »Das ist ja ekelig!«, wenn ich ihnen nur mal eine kleine Anekdote erzählte. Die waren nichts für mich. Sie verstärkten meine Einsamkeit eher noch.

Ganz anders Teresa. Die war etwas für mich! Und so hatte ich in den Wochen, die auf die Reanimation folgten, damit begonnen, bewusst Situationen herbeizuführen, wo sie mir schlecht aus dem Weg gehen konnte. Ich war nicht mehr einfach am Schwesternzimmer vorbeigegangen, wenn ich wusste, dass sie drinnen war, sondern ging, im Gegenteil, gerade hinein und sprach sie an. In den ersten Tagen nach der Reanimation hatte ich ihr täglich gesagt, wie toll sie alles gemacht hätte. Dann, als das langsam albern wurde, hatte ich ihr banale »Wie-geht's?«-Fragen gestellt oder, an besonders mutigen Tagen, ihr Komplimente über ihr Aussehen gemacht. Sie hatte darauf jedoch nie geantwortet und war immer wortlos und mit gesenktem Blick aus dem Zimmer gegangen.

Als ich nicht mehr weiterwusste, hatte ich sogar ihren Dienstplan studiert und am Ende ihrer Dienstzeiten am Krankenhauseingang unter fadenscheinigen Vorwänden auf sie gewartet. Ich tat so, als würde ich nur kurz eine rauchen oder telefonieren. Vielleicht, sagte ich mir, würde es ihr leichter fallen, wenn wir alleine wären. Wenn sie dann kam, hatte ich sie jedoch nie angesprochen. Das wäre mir dann doch zu offensichtlich gewesen. Außerdem wusste ich nicht, was ich hätte sagen sollen. Ich hatte einfach gehofft, dass sie meine Signale verstehen und, unbeobachtet wie wir dort waren, auf mich zugehen würde, um alles wieder gutzumachen.

Teresa jedoch war immer nur wortlos an mir vorbeigelaufen und hatte mich keines Blickes, keines Augenaufschlags gewürdigt. Manchmal war es fast schon demütigend gewesen. Beinahe war ich mir wie Anke vorgekommen, wobei ich diesen Gedanken schnell wieder wegschob. Die Sache zwischen Teresa und mir war natürlich etwas ganz anderes.

Jedenfalls waren all meine Versuche, den Kontakt zu ihr wieder aufleben zu lassen, erbärmlich gescheitert. Umso mehr freute ich mich, als sie jetzt, an diesem Tag voller Wunder, im Licht der

Laterne bei den Fahrradständern erschien und auf mich zukam. Ich musste ihr nicht mehr hinterherlaufen. Mich nicht mehr anbiedern. Sie kam zu mir. Alles würde gut werden.

Als Teresa näher trat, hob sie den Kopf und blickte mich an. Sie sah mir direkt in die Augen. Als ich ihren Blick unsicher erwiderte, sah ich, dass sie Tränen in den Augen hatte. Eigentlich hätte ich da schon wissen können, dass unser Wiedersehen wohl ein wenig anders laufen würde, als ich mir ein ums andere Mal ausgemalt hatte. Ich hatte mir vorgestellt, wie sie auf mich zukommen und mir um den Hals fallen würde. Dabei würde sie vielleicht auch ein paar Tränen vergießen. Aber sie würde lachen. Lachen vor Glück. Und dann würde sie mich küssen und mir atemlos zuflüstern, dass sie von nun an mir gehören würde, zumindest solange ich sie haben wollen, dass der andere passé sei, abgemeldet, quasi nicht mehr existent. Genauso wie der Scheißtraum von Haus und Kind irgendwo in der Vorstadt, puff, das alles sei jetzt weg und sie bereit, mir zu folgen, wohin ich auch immer gehen würde.

Ja, so romantisch konnte ich sein. Doch die Welt ist natürlich nicht so. Die Welt hat kein Interesse an Romantik. Deswegen geschah auch nichts von alledem. Teresa blickte mich nur mit ihren großen, braunen, tränenüberströmten Augen an. Dann begann sie zu sprechen. Sie sprach nicht von Liebe und auch nicht von Verlangen. Stattdessen teilte sie mir mit, dass sie ihren Job gekündigt hätte. Dass sie schon ab nächste Woche nicht mehr bei uns auf der Station arbeiten würde. Dann, etwas leiser, sagte sie, dass sie nicht anders könne. Dass sie es sonst nicht mehr aushalten würde. Und dann, im Flüsterton, kam das Schlimmste: Dass ich bitte, bitte aufhören sollte, hinter ihr herzulaufen. Dass ich sie bitte, bitte in Ruhe lassen solle. Dass es mit uns nichts werden könnte und – jetzt der Hammer – dass sie mich nie wiedersehen wolle.

Ich war so baff, dass ich erst mal gar nichts sagen konnte. Mein konsterniertes Schweigen nutzte die in Liebesdingen offensichtlich genauso professionell wie in ihrem Job agierende Teresa, um auf dem Absatz kehrtzumachen. Dann rannte sie los. Ich wusste nicht, was ich denken oder fühlen, geschweige denn sagen sollte. Alles, was mir einfiel, war »Teresa!!« in die milde und so verheißungsvoll duftende Vorfrühlingsnacht hinter ihr her zu rufen. Dann waren ihre Schritte verhallt. Ich wollte noch einmal rufen, ließ es aber bleiben. Es kam mir einfach zu lächerlich vor. Ich schluckte den zweiten Schrei zusammen mit einer gehörigen Portion Schmerz und Bitterkeit und verletztem Stolz und Trauer und weiß Gott was hinunter. Ich gebe zu, ich musste mehrmals schlucken, bis das alles unten war. Irgendwann packte ich mein Rad und schob es den ganzen Weg bis nach Hause. Als ich angekommen war, musste ich zum ersten Mal seit langer, langer Zeit mal wieder so richtig heulen. Schlosshund nichts dagegen.

Das war das Ende der Geschichte mit Teresa. Das Heulen hatte mir gutgetan und geholfen, das Ganze tatsächlich abzuschließen. Zwar tat mein Herz immer noch einen kleinen Sprung, wenn ich ab und an irgendwo im Krankenhaus einen schwarzen Haarschopf in Schwesternklamotten erblickte. Teresa jedoch sollte ich nie wiedersehen. Na ja und dann kam, wie gesagt, glücklicherweise diese Geschichte mit Carla und brachte meine Gefühle zumindest so weit wieder in Ordnung, dass ich den Frühling genießen konnte.

Und ähnlich wie bei Anke sollte ich von Teresa nur noch Anekdoten hören, die ich bei den Schwestern aufschnappte, die wohl teilweise noch Kontakt zu ihr hatten. Diese Geschichten klangen immerhin etwas besser als bei Anke. Heirat, Kind, Haus, wahrscheinlich mit Hund, die ganze Nummer. Dazu der vermaledeite Dödel, den sie anscheinend schon aus Kindergartenzeiten kannte und so standhaft in ihrem Herzen festgehalten hatte. Ein Jahr später dann das zweite Kind. Wahrscheinlich hatte sie inzwischen auch noch ein drittes, aber das würde ich wahrscheinlich nie erfahren. Die Welt hatte sich weitergedreht. Und inzwischen ist es mir wirklich egal. Möge sie glücklich sein. Die süße Teresa.

Bevor ich jedoch meinen Einblick in die Welt des Krankenhauses und seiner Geschöpfe abschließe, muss ich noch erzählen, was aus Freu Reuter geworden ist. Und aus Frau Kramer.

Frau Kramer war immer noch da, als Frau Hager, mit der sie damals das Zimmer geteilt hatte, zu Besuch auf Station kam. Frau Hager hatte sich auch an sie erinnert und mich sogar nach ihr gefragt. Da ich ihr keine Auskunft geben durfte – ärztliche Schweigepflicht –, hatte ich sie einfach in Frau Kramers Zimmer geschickt. Vielleicht hatte Frau Hager tatsächlich gedacht, sie könnte mit Frau Kramer gemeinsam »durch dick und dünn gehen«. Wenn ja, hätte sie sich gehörig geirrt. An Frau Kramers Stumpfsinn waren auch Frau Hagers frische Energie und Hoffnung abgeprallt. Der erhoffte »Sieh-mal-wie-gut-es-werden-kann-wenn-man-sich-bemüht-und-sich-helfen-lässt«-Effekt hatte sich nicht eingestellt. Frau Hager war bald wieder gegangen.

Andererseits hatte Frau Kramer aber auch keinerlei positive Erlebnisse im Bezug auf ihr Leiden. Im Gegenteil. Sie wurde vom Pech regelrecht verfolgt. Im Rahmen der nächsten Angiografie – der Gefäßdarstellung ihrer Beine – hatte man mehr Kontrastmittel verbraucht als eigentlich geplant. Wir hatten sie vielleicht auch nicht ganz so gut vorgewässert, wie es für Diabetesnieren eigentlich adäquat gewesen wäre. Es war aber auch schwierig gewesen wie alles bei Frau Kramer. Die für die Infusionen notwendige Flexüle hatte jeweils immer nur für Stunden durchgehalten, bevor sie wieder »para« gelaufen war und sich die Kochsalzlösung statt im Venensystem im Bindegewebe ihrer dicken Arme verteilt hatte.

Das hatte zur Folge gehabt, dass ihre Arme monströs aufschwemmten, sodass das Legen eines neuen Zugangs zunehmend unmöglich wurde. Also hatten wir angeordnet, dass sie vor der Angiografie viel trinken sollte, und die Schwestern stellten ihr jede Menge ungesüßten Tee und Wasser vor die Nase. Frau Kramer weigerte sich jedoch, so viel ungezuckertes Gesöff zu sich zu nehmen und verlangte nach Cola. Woraufhin wir uns wiederum weigerten, ihr welche zu geben. Und so war ihr Wässerungszustand nicht gerade optimal gewesen. Bei den meisten Patienten geht die Angiografie trotzdem gut. Nicht so bei Frau Kramer. Ihre Nieren hatten das viele Kontrastmittel nicht vertragen und eine kontrastmittelinduzierte Nephropathie entwickelt. Sprich akutes Nierenversagen. Das hatte ihr drei Extrawochen Krankenhaus eingebracht, um die gebeutelten Nieren zu spülen und wieder einigermaßen in Gang zu bringen. Vorher war an die erneute Operation ihres Fußes, die eigentlich anstand, ohnehin nicht zu denken.

Also lag Frau Kramer drei weitere Wochen träge in ihrem Bett herum. Was sie nicht davon abhielt, weiter ordentlich zu futtern. Natürlich gaben die Schwestern ihr nur kalorienreduziertes Essen mit maximal 15 Broteinheiten. Aber es fand sich immer jemand, der dieser armen dicken Frau, die schon ihren halben Fuß verloren hatte, etwas vom Kiosk besorgte. Nicht wissend, dass – grob vereinfacht – jeder Schokoriegel und jedes Sahnebonbon ihren Fuß noch weiter abfaulen ließen. Wir Ärzte wussten uns gegen die grottigen Zuckerwerte von Frau Kramer nicht anders zu helfen, als mit der Anti-Zucker-Allzweckwaffe Insulin aus allen Rohren zu schießen und ständig die Dosis zu erhöhen. Ihr Nierenversagen machte die Gabe anderer Diabetesmedikamente ohnehin unmöglich.

Das führte dazu, dass Frau Kramer zu allem Überfluss auch noch eine Unterzuckerung erlitt. Eines Morgens um kurz vor acht – ich war eben erst angekommen und schlüpfte gerade in meine Arzthose – kam eine aufgeregte Schwester zu mir. Frau Kramer sei nicht ansprechbar! Ich dachte an Herrn Himmelreich und stürmte los. Als ich ihr Zimmer betrat, atmete Frau Kramer zum Glück noch. Allerdings ging ihr Atem schnell und flach. Schweißperlen standen ihr auf der Stirn, und ihre Augen waren nach oben verdreht, sodass nur noch das Weiß ihrer Augäpfel zu erkennen war. Während ich überlegte, was Frau Kramer fehlen könnte, kam die alte Schwester Gertrud herein. Zum Glück hatte sie heute Dienst. Mit all der Erfahrung ihrer 40 oder auch 50 Schwesternjahre ließ sie ihren Blick durchs Zimmer schweifen und stellte dann mit stoischer Miene fest: »Doktorschen, hier tut wasch fehle.« Als ich sie verständnislos anblickte, erklärte sie mir, dass eigentlich ein Frühstück auf dem Tisch neben Frau Kramers Bett hätte stehen müssen. Schließlich sei es jetzt acht Uhr. Und um acht würde in jedem vernünftigen Krankenhaus dem Patienten ein Frühstück serviert.

Sie hatte recht. Der einzige Grund, einem Patienten sein Frühstück zu verweigern, wäre eine morgendliche Untersuchung, für die er nüchtern bleiben musste. Dann verblieb sein Frühstück im Schwesternzimmer – ein Umstand, der mich schon des Öfteren davon abgehalten hatte, mich wieder am Vorrat von Gertrud oder irgendeiner anderen Schwester zu bedienen, wenn mein Mittagessen mal wieder ausgefallen war.

Mithilfe von Schwester Gertruds Beobachtung fiel die Rekonstruktion der Kausalkette, warum sich Frau Kramer in diesem bemitleidenswerten Zustand befand, nicht weiter schwer. Tatsächlich hätte Frau Kramer nämlich an diesem Morgen eine Sonografie bekommen sollen. Wir wollten uns ihre Nieren, die sich nur mühsam erholten, noch einmal ansehen. Für Sonografien ließen unsere Schwestern die Patienten sinnvollerweise nüchtern. Dann war weniger Luft im Bauch, und man konnte besser sehen. Also hatte Frau Kramer kein Frühstück bekommen.

Wie wir im Nachhinein herausfanden, war das Frühstücksausteilen an diesem Morgen von einer Schwesternschülerin besorgt worden. Für die Insulinspritzen hingegen war natürlich eine ausgelernte Schwester zuständig. Und beide hatten ihren Job besorgt. Die Schülerin hatte sich an ihren Zettel gehalten, auf dem die Worte »Frau Kramer – nüchtern« gestanden hatten. Also hatte sie ihr kein Frühstück gebracht. Leider hatte die ausgelernte Schwester dennoch Insulin gespritzt. Sie hatte nicht gewusst oder nicht daran gedacht, dass Frau Kramer nüchtern bleiben sollte und entsprechend auch kein Insulin hätte bekommen dürfen.

Zum Glück war Gertrud eine alte Füchsin und hatte von dem fehlenden Frühstück und der schwitzenden, leblosen Frau Kramer messerscharf geschlossen, dass Frau Kramer einen Zuckerschock haben musste. Wir überprüften diesen Verdacht, indem wir Frau Kramer »stixten« und ein Tröpfchen Blut aus ihrer Fingerkuppe nahmen, das wir an den Messstab eines Blutzuckermessgeräts hielten. Das Gerät zeigte den Wert 32 mg/dl. Auch wenn die Schwelle für eine Unterzuckerung individuell sehr unterschiedlich sein kann und es keinen allgemein gültigen Grenzwert gibt, war das verdammt wenig. Für Frau Kramer, deren Zuckerwerte sich normalerweise im dreistelligen Bereich bewegten, war es sogar rekordverdächtig wenig. Gleichzeitig war es aber auch der Beweis, dass sie durchaus gute Werte erreichen könnte, wenn sie einfach weniger essen würde. Die Bestätigung, dass es sich bei Frau Kramers jetzigem Zustand tatsächlich um eine Unterzuckerung handelte, erhielten wir, als wir einige Ampullen Glucoselösung aufzogen und ihr in die Vene jagten. Zum Glück hatte sie an diesem Morgen einen funktionierenden Zugang. Sekunden, nachdem die Ampullen mit der hochprozentigen Glucoselösung in Frau Kramers Blutkreislauf angekommen waren, öffnete sie die Augen und guckte Gertrud und mich stumpfsinnig an. Dann öffnete sie den Mund. Ich erwartete ein Stöhnen, ein Schluchzen, vielleicht auch ein »Wo bin ich?«. Aber Frau Kramer blieb sich treu. Sie sagte: »Hunger!«

Der Ultraschall wurde für diesen Tag abgesagt, und Frau Kramer bekam etwas zu essen. Die beiden Schwestern, die das Ganze verbockt hatten, wurden zur Stationsschwester bestellt und abgemahnt. Ich wunderte mich zwar, warum die Schülerin auch bestraft wurde, schließlich hatte sie eigentlich nichts falsch gemacht. Aber vielleicht sollte sie einfach lernen, dass Lehrjahre bei der Pflege keine Herrenjahre sind. Ich beschloss, mich rauszuhalten. Der Fall war aufgeklärt, die Schuldigen waren gefunden, und da Frau Kramer sich schon am nächsten Tag nicht mehr an den Vorfall erinnerte, war das Ganze erledigt.

Frau Kramers Pechsträhne aber wollte nicht abreißen. Als ihre Nieren wieder leidlich arbeiteten, war sie endlich operiert worden und hatte ein weiteres Stückchen ihres Fußes verloren. Da die Chirurgen nur einige Zentimeter amputiert hatten und keine weiteren Funktionseinschränkungen zu beklagen waren, war der Verlust eigentlich verschmerzbar. Dann aber wollte die Wunde nicht richtig heilen und infizierte sich. Und zwar nicht mit irgendwelchen Keimen, sondern mit so multiresistenten Krankenhaus-Problem-Bazillen. Frau Kramer musste isoliert werden und bekam ein Einzelzimmer. Jeder, der in ihr Zimmer wollte, musste sich verkleiden, damit man die problematischen Keime nicht zum nächsten Patienten weiterschleppte. Dadurch wurde Frau Kramer noch einsamer als zuvor. Und natürlich fraß sie gegen dieses Gefühl an. Ihr Zucker wurde noch schlechter, was wiederum die Wundheilung verschlechterte. Und so weiter. Es war ein Teufelskreis. Sie lag weitere vier Wochen bei uns, bis sie eines Tages plötzlich verschwand. Nicht, weil sie entlassen worden wäre, weit gefehlt, sondern weil Oberarzt Dr. Ranner sich endlich gegen die Chirurgen durchgesetzt und erreicht hatte, dass Frau Kramer auf ihrer Station weiter betreut werden sollte, da sie mit ihrer nicht heilen wollenden Wunde eigentlich längst eine chirurgische Patientin war.

Jahre später, bei einer Rotation auf die Nephrologie, traf ich sie dann doch noch einmal wieder. Sie hatte nur noch ein Bein und war noch dicker geworden. Ich erfuhr, dass ihre durch den Zucker ohnehin ständig verklebte Niere nach dem x-ten Versagen schließlich nicht wieder angesprungen war. Deswegen hing sie jetzt an der Dialyse. Als ich den nephrologischen Kollegen kundtat, dass Frau Kramer ursprünglich mal mit mehr oder weniger intakten Nieren und beidfüßig auf unserer Station gelegen hatte, durfte ich mir Sprüche anhören. Ob wir denn auch wüssten, dass Zuckerkrankheit schlecht für die Nieren und die Durchblutung der Extremitäten sei? Und dass es in der Behandlung von Diabetes nichts bringe, Endoskope irgendwo reinzuschieben, sondern dass man den Zucker gut einstellen müsse, möglichst bevor die Nieren kaputt seien? Ob ich eventuell an einer Fortbildung über die Behandlung des diabetischen Fußsyndroms interessiert sei? Ich grinste gequält und verneinte, sagte ansonsten aber nichts. Dass ich ihr damals tatsächlich den Zeh abgebrochen hatte, ging die Nephrologen schließlich nichts an. Da auch sie die grausigen Zuckerwerte von Frau Kramer nicht in den Griff bekamen, wurden die Sprüche bald weniger. Letztlich war Frau Kramer ein hoffnungsloser Fall, und es ging bei ihr eh nur noch um Schadensbegrenzung.

Doch während Frau Kramer heute vielleicht immer noch über die Flure der Dialysestation humpelt, findet man die Überreste von Frau Reuter inzwischen auf irgendeinem Friedhof in den nobleren Vororten der Stadt. Bei ihr war es dann doch schnell zu Ende gegangen. Nach der Episode mit Herrn Himmelreich war sie mit jedem Tag gelber geworden. Ihre Augen, ihr Gesicht, ihr ganzer Körper. Der Gallenfarbstoff, der sich nicht mehr in die Galle entleeren konnte, war aus dem Blut ausgetreten und hatte sich im Körper breitgemacht. Wahrscheinlich wäre sogar ihr Gehirn gelb gewesen, wenn man es entnommen und betrachtet hätte. Eine Obduktion war aber nicht nötig gewesen. Die Todesursache war schließlich eindeutig.

Hatte Frau Reuter bis dato relativ wenig Schmerzen gehabt, so musste sie kurz vor ihrem Tod dann doch noch ein bisschen leiden. Denn das Eindringen des Gallefarbstoffs in die Haut hatte bei ihr einen ausgeprägten Juckreiz verursacht, sodass sie sich ganze Körperteile blutig kratzte. Wir versuchten alles, um ihr zu helfen. Der Chef höchstpersönlich machte sogar noch eine ERCP und legte ihr einen Stent – ein kleines Plastikschläuchchen – in den Hauptgallengang, um den Abfluss der Galle zu verbessern. Auch das half nicht. Denn der Hauptgallengang war ja frei. Die Galle staute sich schon in der Leber, wo die kleinen Kanäle von den täglich zunehmenden Metastasen zusammengedrückt wurden und die Galle nicht mehr weiterleiten konnten. Entsprechend stiegen die Werte des Gallenfarbstoffs täglich weiter. Immerhin ließ der Placeboeffekt der aufwendigen Prozedur und des persönlichen chefärztlichen Einsatzes Frau Reuter kurzzeitig eine gewisse Besserung verspüren. Wahrscheinlich war sie einfach bloß glücklich darüber, wie sehr der angebetete Professor sich um sie bemühte.

Als Frau Reuters Zustand kurz nach der ERCP jedoch auch subjektiv wieder schlechter und sie zunehmend verwirrter wurde, griffen wir zum einlullenden, aber wohltuenden Morphium. Wie immer, wenn Patienten starben. Das nahm Frau Reuter alle Schmerzen, alle Angst und sogar ihren Juckreiz. Einige Tage später war sie dann tatsächlich gestorben. Prof. Dr. Renner hatte sich an dem Abend, bevor er nach Hause gegangen war, sogar persönlich von ihr verabschiedet. Knapp 20 Minuten später hatte Frau Reuter ihren letzten Atemzug getan. Ganz so, als hätte sie nur noch auf diese Verabschiedung gewartet.

Da ich an diesem Abend Nachtdienst hatte, war ich es, der ihr durch die Leichenschau und das Ausfüllen des Totenscheins quasi die letzte Ehre erwies. »Todesursache Leberversagen« schrieb ich in die erste Zeile, bei – zweite Zeile – »Metastasenleber«, bei – dritte Zeile – »metastasiertem Dickdarmkarzinom«. Anschließend war ihr Leichnam von den wie üblich grotesk adrett gekleideten Bestattern abgeholt worden und im Kühlhaus des Krankenhauses verschwunden, um von dort seiner letzten Ruhestätte übereignet zu werden.

Somit war Frau Reuter der dritte Patient, den ich behandelt hatte, bei dem nicht ich, sondern der Tod gewonnen hatte. Der erste war Herr Wolf gewesen. Sein Tod war mir deutlich näher gegangen. Der zweite Herr Pawlowski. Nachdem wir die Varizenblutung in seiner Speiseröhre vorläufig gestillt und ihn auf die Intensivstation gebracht hatten, war er dort nach einigen Wochen Siechtum so unspektakulär verstorben, dass ich es erst einen Monat später über den Flurfunk, also von den Schwestern, erfuhr. Herrn Pawlowski hatte ich noch weniger gekannt als Frau Reuter, und ich hatte nichts gespürt, als ich die Todesnachricht mitgeteilt bekam. Zwar hätte mich interessiert, was medizinisch geschehen war und warum all die Apparate der modernen Intensivtherapie, welche die verschiedenen Organe unterstützen oder ersetzen, ihn nicht am Leben hatten halten können. Darüber wussten die Schwestern allerdings nichts zu berichten. Sie erzählten stattdessen von seiner Frau, die wohl eine schreckliche Szene auf der Intensivstation gemacht hatte, weil sie nicht wahrhaben wollte, dass ihr »Erwin« gestorben war. Ich hatte lapidar entgegnet, dass der gute Erwin – mit gesundem Menschenverstand betrachtet – wohl eher Glück hatte, endlich erlöst worden zu sein. Von seinem Leiden, und, wer weiß, vielleicht ja auch von seiner Frau.

Ich hatte witzig sein wollen. Die Schwestern waren jedoch entrüstet und warfen mir vor, herzlos und unmenschlich zu sein. Sie äußerten viel Verständnis für die Frau von Herrn Pawlowski, vor allem die älteren. Ich schloss daraus, dass ihnen Probleme mit trinkenden Ehemännern privat womöglich nicht gänzlich unbekannt waren, sagte aber nichts mehr.

Vielleicht hatten die Schwestern ja recht. Schließlich waren sie mit dem Schmerz der Angehörigen besser vertraut und reagierten oft einfühlsamer auf deren Ängste als wir Ärzte, die wir häufig nur die medizinische Seite sahen. Auch wenn ich nicht verstehen konnte, wie man einem Leben an der Seite eines üblen Trunkenbolds auch noch hinterhertrauern konnte. Aber letztlich sind die Lebensmodelle und -lügen eines Menschen seine Privatsache. Wer weiß, in welchen Wahn ich mich in meinem weiteren Leben noch hineinsteigern werde. Ich beschloss jedenfalls, mich in Zukunft mit meinen Ansichten zurückzuhalten.

Interessanterweise äußerten die Schwestern im Fall von Frau Reuter keinerlei Bedauern über ihren Tod. Zu sehr war sie uns selbst in den letzten Tagen mit ihrer klebrigen Neugier und ihrer kompletten Verweigerung, die Realität und ihr eigenes Schicksal anzunehmen, auf die Nerven gegangen. Eine berühmte Theorie behauptet ja, dass es bei Menschen, die dem eigenen Tod ins Auge sehen, fünf Sterbephasen gibt. Die erste Phase ist Verweigerung (»Das kann nicht sein!«), die zweite Zorn (»Warum ich?«), die dritte Verhandeln (»Ich bin ja bereit zu zahlen, aber nicht mit dem Leben. Der Preis ist zu hoch!«), die vierte Resignation (»Es ist eh alles sinnlos ...«) und die fünfte schließlich Akzeptanz. Wenn die Theorie stimmt, dann war Frau Reuter irgendwie in der ersten Phase hängen geblieben. Damit hatte sie meines Erachtens eine große Chance verpasst. Wann, wenn nicht ganz am Ende, soll ein Mensch endlich seinen Frieden finden? Wer das Ende vergeigt, der hat in meinen Augen das Entscheidende verpasst. Dass sich der Friede, so mir nix, dir nix, unter der Erde schon von selbst einstellt, hat mir noch nie eingeleuchtet. Aber vielleicht bin ich tief in meinem Inneren auch nur vom Katholizismus meiner süddeutschen Heimat verdorben. Letztlich hat, ganz postmodern und unspirituell, der Morphinperfusor für Freu Reuters Frieden gesorgt.

Fehlt noch der Bericht über das weitere Schicksal von Herrn Himmelreich. Nein, kein vierter Toter. Im Gegenteil. Endlich mal was Positives. Herr Himmelreich war schon nach wenigen Tagen wieder aufgewacht! Er hatte tatsächlich »nur« einen Herzinfarkt gehabt. Bei der Herzkatheteruntersuchung, die gleich nach seiner Ankunft auf der Intensivstation durchgeführt worden war, hatte man herausgefunden, dass der »RIVA« – der Ast der linken Herzkranzarterie, die nahezu die gesamte Herzvorderwand mit Blut versorgt – komplett verstopft war. Irgendein dicker Arterioskleroseplaque hatte sich gelöst und war so weit in das Gefäß hineingespült worden, dass er es komplett verschlossen hatte.

Die Kollegen vermuteten, dass wir durch das Rumgedrücke auf seinem Brustkorb inklusive Rippenbrechen nicht nur einen Notkreislauf hergestellt, sondern interessanterweise auch erreicht hatten, dass der die Herzkranzarterie verstopfende Plaque porös geworden war und wieder ein kleines Blutrinnsal durchgelassen hatte. Vielleicht war nur deswegen sein Herz überhaupt wieder angesprungen. Aber das war natürlich Spekulation. Hauptsache, es hatte geklappt. Im Herzkatheterlabor hatten die Kollegen dann den Rest erledigt und den Plaque abgesaugt oder mit einem Stent in die Gefäßwand gedrückt. Was weiß ich, wie die das im Einzelfall machten. Jedenfalls hatte die Prozedur gut geklappt. Die linke Koronararterie von Herrn Himmelreich war wieder komplett frei – überall »TIMI-III«-Fluss, wie es im Katheterbericht geheißen hatte. Also volles Rohr. Keine Behinderung mehr.

Nachdem sein Herz fürs Erste wieder auf Vordermann gebracht worden war, lautete die große Frage, wie es um das Hirn von Herrn Himmelreich bestellt war. Das konnte man schließlich nicht so leicht reparieren. Aber auch hier hatte Herr Himmelreich Glück. Als sich sein Kreislauf nach einigen Tagen auf der Intensivstation stabilisiert hatte, das Herz wieder verlässlich schlug und man im Herzultraschall sehen konnte, dass wohl nur eine kleine Narbe an der Vorderwand zurückbleiben würde, hatte man die Maschinen und die ganze Unterstützung sukzessive zurückgefahren. Über einen Zeitraum von 24 Stunden hatte man die Narkosemittel ausgeschlichen und Herrn Himmelreich, als er Anzeichen machte, tatsächlich wach zu werden, vorsichtig extubiert – immer in Bereitschaft, ihm sofort einen neuen, frischen Tubus reinzuschieben, falls er es noch nicht schaffen sollte, alleine zu atmen. Schließlich wusste man nicht, was für ein Bewusstsein da erwachte. Die Chance, dass es einem hirngeschädigten, apallischen Wesen gehören könnte, war hoch. Und ob dieses Wesen auch daran denken würde zu atmen, keineswegs sicher.

Doch Herr Himmelreich hatte von Anfang an ans Atmen gedacht. Nach einigen Tagen »Durchgangssyndrom« – einer Art Reorientierungsphase des Gehirns, das nahezu alle Intensivpatienten durchmachen, die einige Zeit in einem künstlichen Koma verbracht haben – war er zunehmend klarer geworden. Er wusste, wer er war und dass er Himmelreich hieß. Er erinnerte sich allmählich auch daran, wo er war. Zwar traten nachts noch Phasen von kompletter Verwirrtheit mit schlimmer Aggressivität gegenüber Inventar und Personal auf, die dazu führten, dass man Herrn Himmelreich zwischenzeitlich am Bett festbinden musste. Doch sie wurden bald kürzer und seltener. Am Ende war nahezu seine ganze Erinnerung wieder da. Von den Minuten vor und den Stunden und Tagen nach seinem überlebten Tod wusste er allerdings nichts mehr. Wären die Schmerzen ob seiner gebrochenen Rippen und der fehlende Schneidezahn nicht gewesen, hätte der ebenso staunend wie skeptisch dreinblickende Herr Himmelreich uns wohl nicht geglaubt, dass sein Leben beinahe zu Ende gewesen wäre.

Insgesamt war es also eine schöne Erfolgsgeschichte. Für mich sowieso, weil die gute Regeneration von Herrn Himmelreich eindrucksvoll die Qualität unserer Reanimationsmaßnahmen bestätigte. Als Herr Himmelreich wieder völlig klar war, wurde ich ihm entsprechend als sein strahlender Retter präsentiert und war sehr stolz. Ein bisschen von dem Glanz strahlte auch auf unsere Abteilung ab. Zumindest wurde Prof. Dr. Renner beim Besuch des »von uns Geretteten«, wie er sich ausdrückte, nicht mehr ganz so feindselig empfangen wie sonst. Die Amnesie von Herrn Himmelreich, die bewirkte, dass er sich an die Minuten vor dem Infarkt nicht mehr erinnerte, hatte außerdem zur Folge, dass die Vorgeschichte nicht wieder aufgerollt wurde und von Prostata- und Erektionsproblemen keine Rede mehr war. Außerdem war Herr Himmelreich nun deutlich demütiger. Für ihn waren wir alle, vom Rea-Team bis zu den Kollegen aus dem Katheterlabor, nur noch Retter und Helfer. Selbst sein Urologe und sein Hausarzt waren plötzlich die besten Menschen auf der Welt.

Als er schließlich entlassen wurde, versprach Herr Himmelreich, diesmal alle seine Pillen zu schlucken. Jede einzelne wolle er nehmen, betonte er, schließlich wolle er seinen Tod auf keinen Fall ein zweites Mal erleben. Auch wenn er da langfristig natürlich schlechte Karten hatte, waren wir froh über seine neu gewonnene Compliance. Auch zum Zahnarzt wollte er gehen, obwohl er die von meiner Intubation herrührende Zahnlücke mit einem Stolz trug, als wäre sie ein Ehrenmal. Zum Schluss versprach er uns sogar, sich das mit der Prostataoperation noch einmal zu überlegen. Zwar hätte er bis auf Weiteres genug vom Krankenhaus, aber anscheinend würden Ärzte ja doch wissen, wovon sie reden. Was das betrifft, hätte er seine Lektion gelernt, da bräuchten wir gar keinen Bammel zu haben.

Mehrere Monate später flatterte zu Weihnachten dann eine Karte für mich ins Krankenhaus. Sie war von Herrn Himmelreich. Er bedankte sich noch einmal bei mir und versicherte, dass er brav alle seine Medikamente nehmen würde. Und im PS stand, dass er sich vorgenommen habe, sich im nächsten Jahr endlich die Prostata operieren zu lassen. Und ich hatte endlich mal wieder das Gefühl, doch etwas Sinnvolles und Richtiges zu tun. Und dass Arzt zu sein alles in allem ein toller Beruf ist.

Nach der Entlassung von Herrn Himmelreich, dem Abschied von »Little Europe« sowie dem Weggang von Teresa war es eine Zeit lang relativ ruhig gewesen. Der Frühling hatte sich endgültig durchgesetzt, Schnee und Eis waren verschwunden. Die Tage dauerten wieder länger als die Nacht, und die Welt begann zu duften. Entsprechend wurden auch die Gemüter beschwingter. Was im Winter noch mühsam und schwer ausgesehen hatte, klappte plötzlich ohne Probleme. Zwar war das krankenhaustypische »Sommerloch«, in dem die Patientenzahl aus unklaren Gründen immer deutlich sank, noch weit entfernt, aber irgendwie ging alles leichter von der Hand. Auch dank der weiterhin regelmäßig stattfindenden Treffen mit Carla war bei mir jedes Gefühl von Einsamkeit und Tristesse verschwunden. Zwar verstand Carla mich in medizinischen Dingen nicht, dafür aber in bestimmten anderen Bereichen umso besser. Ich war also eigentlich zufrieden.

Zumindest so lange, bis irgendwann Ende März auch Nina plötzlich nicht mehr da war. Sie wurde vom einen auf den anderen Tag auf die Intensivstation versetzt. Dort musste unsere Abteilung eine bestimmte Anzahl an Stellen besetzen. Und nachdem dort eine Kollegin gegangen oder, wie man munkelte, gegangen worden war, war jetzt Nina als Nächsterfahrene dran. Zack, weg war sie.

Nun war der Verlust ihrer Person durchaus verschmerzbar. Insbesondere für Schlunk, der wie befreit wirkte und wieder zu alter Höchstform auflief. Schlimmer war, dass niemand kam, der Nina ersetzt hätte. Laut Prof. Dr. Renner war »die Verwaltung«

mit ihren Sparmaßnahmen schuld. Anscheinend gab es für unsere Abteilung nun eine Planstelle weniger. Man ging wohl davon aus, dass Schlunk und ich das Ganze schon wuppen würden.

Also hielt Prof. Dr. Renner einen salbungsvollen Vortrag, dass wir jetzt alle an einem Strang ziehen müssten und dass er wohl wisse, was wir täglich leisten würden. In der Praxis bedeuteten diese warmen Worte allerdings nur, dass Schlunk und ich die Betreuung der Zimmer von Nina unter uns aufteilten und abends meistens noch mal eine Stunde länger da waren. Meine Visiten machte ich nun immer alleine, außer wenn einmal pro Woche der Oberarzt oder der Chefarzt mitkamen. Prof. Dr. Renner, der uns am meisten entlastet hätte, wenn er einfach gar nicht mehr aufgetaucht wäre, hatte jedoch plötzlich kaum noch wichtige Termine und erschien häufiger als je zuvor auf Station. Seine warmen Worte hatte er schnell wieder vergessen und war bei der Visite meist unausstehlich bis bösartig. Oberarzt Dr. Ranner hingegen lernte ich trotz seiner etwas spießigen, umständlich korrekten Art immer mehr schätzen, da er uns positiv unterstützte, wo er konnte, und sich bemühte, uns unnötige Arbeit vom Leib zu halten.

Zum Glück ging diese anstrengende Zeit genauso plötzlich wieder zu Ende, wie sie angefangen hatte. Anscheinend hatte der liebe Gott ein Einsehen, dass es so mit mir nicht weitergehen konnte. Denn eines Morgens verbreitete sich die Nachricht auf der Station, dass Nina schwanger sei. Ein Blick in das beamende Gesicht von Schlunk ließ vermuten, dass er davon ausging, dass es seine Gene waren, die in Ninas Bauch weitergegeben wurden. Relevanter als die Frage, ob es wirklich ein Kind war, was der Beziehung der beiden gefehlt hatte, erwiesen sich jedoch die arbeitsmedizinischen Konsequenzen. Die schwangere Nina durfte nämlich keinen Schichtdienst mehr machen und nicht mehr mit infektiösem Material hantieren wie zum Beispiel Blut. Eigentlich durfte sie gar nichts mehr, zumindest nicht auf der Intensivstation. Also bestellte Prof. Dr. Renner mich noch am gleichen Morgen zu sich. Hatte er mich bei seinen Chefvisiten nicht immer nur freundlich behandelt, war er jetzt offenbar der Meinung, dass er sich mich sehr gut als Intensivmediziner vorstellen könne. Ich muss ihn mit großen Augen angeguckt haben. Jedenfalls wurde er selbst kurz unsicher, ob das, was er gerade von mir behauptet hatte, tatsächlich der Wahrheit entsprach. Immerhin schob er noch die Bemerkung hinterher, dass ich ja »zumindest handwerklich« so geschickt wäre. Der Rest würde schon werden. Ich glaube, er wollte nett sein.

Ich überlegte nur kurz. Renner hatte recht. Es würde schon werden. Ich war schließlich kein Anfänger mehr. Außerdem hatte sich bei mir in den letzten Wochen das Gefühl eingestellt, dass meine anfangs steile Lernkurve ein wenig abgeflacht war. Deswegen war etwas Neues schon okay. Die Versetzung in den Bereich der »Intensive Care« war jedenfalls um einiges besser als irgendeine Rotation auf eine andere »Normalstation« des Krankenhauses. Nicht zuletzt empfand ich ein Gefühl der Genugtuung gegenüber Renner. Anscheinend hatte er keinen besseren. Und ein Leben ohne seine wöchentliche Visite konnte ich mir sehr gut vorstellen. Ich sagte zu.

Dann ging es ganz schnell. Der Arbeitsschutz für Schwangere will schließlich ernst genommen werden. Sonst schimpft der Betriebsarzt, der im Krankenhaus sonst eher wenig zu sagen hat. Nina wurde schon am nächsten Tag in die Poliklinik versetzt, wo sie bis zur Entbindung nur noch Sprechstunden geben und keine praktischen Tätigkeiten mehr übernehmen würde.

Und ich? Ich musste mich schon am nächsten Tag dem Chef der Nachbarabteilung vorstellen, zu der auch die Intensivstation gehörte. Er fragte mich, ob ich mich denn mit hämodynamischem Monitoring, dem Legen von Rechtsherzkathetern oder zumindest mit Beatmungseinstellungen auskennen würde? Ich erzählte frei von der Leber weg – schließlich kam ich von der Hepatologie –, was ich so wusste. Das war zugegebenermaßen nicht viel. Der Mann grummelte irgendetwas von »nur bedingt geeignet ...«, hatte aber anscheinend auch keinen Besseren. Schließlich sagte er, dass ich am nächsten Morgen um 7.30 Uhr auf der Intensivstation antanzen sollte.

Abends räumte ich auf der Station meinen Schrank leer und verabschiedete mich von den Schwestern sowie dem nicht mehr ganz so beamenden Schlunk. Als ich ihn fragte, wer mein Nachfolger auf seiner Station sein würde, sagte er, dass er, was das beträfe, bisher nur auf Achselzucken und eine Mauer des Schweigens gestoßen sei. Auf dem Nachhauseweg kaufte ich mir eine Menge Bücher über hämodynamisches Monitoring, das Legen von Rechtsherzkathetern und Beatmungseinstellungen. Meinem neuen Chefarzt würde ich es schon zeigen.

Am nächsten Morgen war ich pünktlich zur Stelle.